河南中医药大学传承特色教材

中医文化学

（供中医学、针灸推拿学、中西医临床医学及相关专业用）

主编　贾成祥

U0346310

中国中医药出版社
·北　京·

图书在版编目（CIP）数据

中医文化学/贾成祥主编 . —北京：中国中医药出版社，2020.8（2021.7重印）

河南中医药大学传承特色教材

ISBN 978 - 7 - 5132 - 6087 - 9

Ⅰ. ①中…　Ⅱ. ①贾…　Ⅲ. ①中国医药学 - 文化学 - 中医药院校 - 教材

Ⅳ. ①R2 - 05

中国版本图书馆 CIP 数据核字（2020）第 006343 号

中国中医药出版社出版

北京经济技术开发区科创十三街 31 号院二区 8 号楼

邮政编码　100176

传真·010-64405721

保定市中画美凯印刷有限公司印刷

各地新华书店经销

开本 787×1092　1/16　印张 10.75　字数 235 千字

2020 年 8 月第 1 版　2021 年 7 月第 2 次印刷

书号　ISBN 978 - 7 - 5132 - 6087 - 9

定价　42.00 元

网址　www.cptcm.com

社 长 热 线　010 - 64405720

购 书 热 线　010 - 89535836

维 权 打 假　010 - 64405753

微信服务号　zgzyycbs

微商城网址　https：//kdt.im/LIdUGr

官 方 微 博　http：//e.weibo.com/cptcm

天猫旗舰店网址　https：//zgzyycbs.tmall.com

河南中医药大学传承特色教材

编审委员会

河南中医药大学传承特色教材

《中医文化学》编委会

主　编　贾成祥

副主编　彭　新　臧云彩

编　委　（以姓氏笔画为序）

李　宁　张晓利　范　敬　魏孟飞

前 言

　　教育部和国家中医药管理局《关于医教协同深化中医药教育改革与发展的指导意见》（教高〔2017〕5 号）中指出："改革中医药课程体系：推进中医药课程内容整合与优化，构建以中医药传统文化与经典课程为根基，以提升中医药健康服务能力为导向的课程体系。"2019 年 10 月发布的《中共中央国务院关于促进中医药传承创新发展的意见》中指出，要改革中医药人才培养模式，强化中医思维培养，改革中医药院校教育。在此背景下，河南中医药大学总结近十年来仲景学术传承班和中药传承班的办学经验，进一步优化培养方案和课程体系，同时进行相关学术传承特色教材建设，组织编写传承特色系列创新教材。本套教材共计 16 种，分别为《中医训诂学》《中医文化学》《国学经典导读》《仲景方药学》《仲景辨治学》《仲景经方案例导读》《仲景学术历代医家研究与传承》《本草名著选读》《中药理论专论》《经典中成药》《中药药剂学》《中药炮制学》《中药资源与栽培》《中药鉴定学》《中医方药学》《中医理论基础》。该系列教材主要配套仲景学术传承班和中药学术传承班教学使用，同时适合中医学、中药学相关专业研究生及医学爱好者学习使用，也可作为临床工作者、医学科研人员的参考用书。在编写过程中，我们参考了其他高等中医药院校相关教材及资料。限于编者的能力与水平，本套教材难免有不足之处，还要在教学实践中不断总结与改进。敬请同行专家提出宝贵意见，以便再版时修订提高。

河南中医药大学传承特色教材编审委员会

2020 年 4 月

编写说明

　　中医文化学是中医专业教育不可或缺的重要基础课程。然而近代以来，西学东渐，中国传统文化逐渐迷失；西医引入，传统中医阵地不断失守。及至20世纪中叶的"文革"，包括中医在内的中国传统文化又遭到严重的破坏。直至改革开放，经济建设取得成效，"功成治定，礼乐乃兴"，文化作为民族的精神和软实力日益凸显其重要地位，中医学作为打开中华文明宝库的钥匙更为国人所尊崇，中医文化的基础作用也越来越受到重视。中医文化学是通过对中医学的形成发展与社会文化关系的研究，分析中医学体系、范式和特色形成的文化根源，揭示中医学形成发展的社会机制和内在规律。《中医文化学》教材的编写，旨在为学习、研究、传承、发展和传播中医学开掘源头活水。

　　本教材是河南中医药大学针对中医传承班编写的教学改革教材，内容主要包括中医文化的社会基础、思想基础、哲学基础、基本理念、核心价值和思维方法，适用于中医学、针灸推拿学、中西医临床医学及相关专业在校学生和广大中医爱好者。

　　基于教学改革的需要和要求，本教材的编写注重以下特色：

　　1. 实用。贴近中医，力求使中国传统文化与中医有机地融合，以说明中医学理论及其思想理念的所以然，真正为中医学类专业的学生学习提供认识论和方法论依据。

　　2. 简洁。对于涉及中国传统文化的内容，不追求知识的系统与完整，而注重其与中医学理论的关联性和契合点。

　　3. 明晰。力争做到以中国传统文化与中医学的契合点为重要的知识点，从文化角度探寻中医学之基础，两者相得益彰，更加明晰地表现文化与中医学的关联性。

　　本教材由贾成祥担任主编，确定全书的编写思路，制定详细的编写大纲。全书共分九章，具体编写分工如下：第一章由贾成祥编写；第二章由范敬编写；第三章由臧云彩、张晓利、魏孟飞、范敬编写；第四章由臧云彩、彭新、李宁编写；第五至第七章由魏孟飞编写；第八章由张晓利编写；第九章由范敬编写。

　　本教材编委会成员集思广益，尽心竭力；尽管如此，实际效果尚待教学实践的检验。敬请同仁能指出其疏漏、指正其不足、帮助其完善，我们将不胜感激，特致谢忱。

《中医文化学》编委会

2020 年 5 月

目　录

第一章　绪　论 …………………… 1

第一节　中医文化 ………………… 1

一、文化的概念及其本质 ………… 1

二、中医文化的内涵 ……………… 3

第二节　中医文化学 ……………… 5

一、中医文化学的内涵 …………… 5

二、中医文化学研究的对象 ……… 5

三、中医文化学研究的方法 ……… 5

四、中医文化学研究的意义 ……… 7

第二章　中医文化的社会基础 …… 10

第一节　内陆型文化 ……………… 10

第二节　农业型文化 ……………… 12

第三节　宗法型文化 ……………… 14

第四节　道统型文化 ……………… 15

第三章　中医文化的思想基础 …… 18

第一节　易学文化与中医学 ……… 18

一、易学文化概述 ………………… 18

二、易学文化的核心内容 ………… 22

三、易学文化对中医学的影响 …… 30

第二节　儒学文化与中医学 ……… 33

一、儒家的渊源与流变 …………… 33

二、儒家文化的核心内容 ………… 37

三、儒家文化对中医学的影响 …… 40

第三节　道学文化与中医学 ……… 44

一、道学文化的渊源与流变 ……… 44

二、道学文化的核心内容 ………… 49

三、道学文化对中医学的影响 …… 57

第四节　佛学文化与中医学 ……… 65

一、佛学文化的渊源与流变 ……… 65

二、佛学文化的核心内容 ………… 71

三、佛学文化对中医学的影响 …… 73

第五节　兵家文化与中医学 ……… 76

一、兵家文化的渊源与流变 ……… 76

二、兵家文化的核心内容 ………… 80

三、兵家文化与中医学 …………… 82

第四章　中医文化的哲学基础 …… 85

第一节　道 ………………………… 85

一、道观念概述 …………………… 85

二、中医学之道 …………………… 86

第二节　气 ………………………… 89

一、气观念概述 …………………… 89

二、中医学之气 …………………… 90

第三节　阴阳学说 ………………… 93

一、阴阳学说概述 ………………… 94

二、阴阳学说溯源 ………………… 94

三、中医学之阴阳 ………………… 95

第四节　五行学说 ………………… 98

一、五行学说概述 ………………… 98

二、五行学说溯源 ………………… 98

三、中医学之五行 ………………… 99

第五节　"天人合一" ……………… 102

一、"天人合一"思想概述 ……… 102

二、"天人合一"思想溯源 ……… 103

三、中医学之"天人合一" …… 104

第五章　中医文化的基本理念 … 107
　第一节　中医学的生命认知 …… 107
　　一、生命乃气化过程 …… 107
　　二、生命为有机系统 …… 108
　　三、生命重在功能 …… 110
　第二节　中医学的疾病认知 …… 111
　　一、疾病概述 …… 111
　　二、病因 …… 112
　　三、病机 …… 113
　第三节　中医学的诊疗观念 …… 114
　　一、防治未病 …… 114
　　二、调和阴阳 …… 115
　　三、辨证论治 …… 115
　　四、治病求本 …… 115
　　五、扶正祛邪 …… 116
　　六、三因制宜 …… 116

第六章　中医文化的核心价值 … 118
　第一节　构建和谐的生命环境 …… 118
　　一、人与自然和谐 …… 118
　　二、人与社会和谐 …… 119
　　三、自我身心和谐 …… 120
　第二节　追求生生的价值取向 …… 121
　　一、生生之道 …… 122
　　二、生生之德 …… 122
　　三、生生之具 …… 122
　　四、生生之气 …… 123
　　五、生生之效 …… 124
　第三节　赞天化育的终极理想 …… 124
　　一、至诚尽性：仁慈精诚方为苍生
　　　　大医 …… 125
　　二、尽人之性：发现并扶助病患的

　　　　自愈本能 …… 125
　　三、尽物之性：转化利用万物的
　　　　药用属性 …… 126
　　四、赞天化育：中医的终极理想
　　　　 …… 127

第七章　中医文化的思维方式 … 128
　第一节　象数思维 …… 128
　　一、象数思维概述 …… 128
　　二、中医文化中的象数思维 …… 129
　第二节　直觉思维 …… 133
　　一、直觉思维概述 …… 134
　　二、中医文化中的直觉思维 …… 135
　第三节　整体思维 …… 136
　　一、整体思维概述 …… 136
　　二、中医文化中的整体思维 …… 137

第八章　中医文化的制度规范 … 140
　第一节　中国古代的医政制度 …… 140
　　一、先秦时期的医政制度 …… 140
　　二、秦汉时期的医政制度 …… 140
　　三、三国两晋南北朝时期的医政
　　　　制度 …… 141
　　四、隋唐时期的医政制度 …… 142
　　五、宋元时期的医政制度 …… 143
　　六、明清时期的医政制度 …… 143
　第二节　中国古代的医学教育 …… 144
　　一、隋唐时期的医学教育 …… 144
　　二、宋元时期的医学教育 …… 145
　　三、明清时期的医学教育 …… 146
　第三节　中国古代的医学规范 …… 146
　　一、思想规范 …… 147
　　二、行为规范 …… 147

第九章　中医文化的物质形态 … 149
　第一节　器具 ……………… 149
　　一、脉枕 ……………… 149
　　二、针具 ……………… 149
　　三、针灸铜人 ………… 149
　　四、串铃 ……………… 150
　　五、招幌 ……………… 150

第二节　药店 ……………… 150
第三节　医院 ……………… 152
第四节　典籍 ……………… 154
第五节　药王庙 …………… 155

主要参考书目 …………… 157

第一章　绪　论

　　中医文化有机地融合了易学、儒学、道学、佛学、兵学的思想理念、思维方法和价值取向，成为中国传统文化的典型代表。本章内容从介绍文化的概念开始，进而探讨中医文化、中医文化学及其研究的对象、研究的方法、研究的意义，勾勒本教材的基本框架，表现其基本思路，介绍其基本内容。

第一节　中医文化

一、文化的概念及其本质

　　文化是人类社会最复杂的现象之一，它无所不在又难以把握。人们对文化从不同的角度、范围、层面进行探讨，给予不同的诠释和界定。因而文化的概念极其繁多，有宏观的也有微观的，有具体的也有抽象的，有整体的也有局部的。

　　1952 年，美国文化人类学家克罗伯（A. L. Kroeber，或译为克鲁伯）和克拉科亨（Clyde Kluckhohn，或译为克拉克洪）合著了一部综述性的著作《文化——有关概念和定义的回顾》，其中列举了西方学术界从 1871～1951 年 80 年间出现的各种文化定义达 164 种。1952 年之后，世界各地关于"文化"的新定义更是层出不穷，据统计，到现在已有将近 300 种之多。可见，在文化的概念界定和定义问题上，想取得统一的认识是非常困难的。

（一）西学关于文化的定义

　　英国人类学家泰勒，被称为人类文化之父，他在《原始文化》"关于文化的科学"一章中给文化下定义时说："文化或文明，就其广泛的民族学意义来讲，是一复合整体，包括知识、信仰、艺术、道德、法律、习俗及作为一个社会成员的人所习得的其他一切能力和习惯。"这一综合性的现象描述，将文化解释为社会发展过程中人类一切创造的总称，包括物质技术、社会规范和观念精神。这是迄今为止最有影响的文化定义，泰勒也是第一个在文化定义上具有重大影响的学者。

　　英国学者汤林森提出："所谓文化，乃是指特定语境之下，人们从其种种行动和经验汲取种种意义，并从生活中领悟甘苦。"

　　美国学者丹尼尔·贝尔指出："我所谓的文化……指的是象征形式的领域。""对我来说，文化本身是为人类生命过程提供解释系统，帮助他们对付生活困境的一种努力。"

"真正富有意义的文化应当超越现实，因为只有在反复遭遇人生基本问题的过程中，文化才能针对这些问题，通过一个象征系统，来提供有关人生意义变化却又统一的解答。"

汤林森和丹尼尔·贝尔关于文化的定义，深入分析可以发现，他们都是从人的生存意义和价值取向来定义文化的，而生存意义和价值取向确实是文化的核心问题。

德国学者斯宾格勒说："文明是文化不可避免的最终命运。""文明是一种人性发展（即一种文化发展）所达到的最外在、最不自然的状态。"

奥地利心理学家弗洛伊德认为："一般地说，我们的文明是以对本能的遏制为基础的。"并指出："人类文化，我的理解是：人的生活由之上升到动物水平之上并以之区别于野兽的生活。""一方面，人类文化囊括了人所获得的全部知识和用以控制自然力并满足人的需要而获取福利的方法；另一方面，还包括调整人与人之间的关系的一切体制。"

斯宾格勒和弗洛伊德是从文化在人类文明发展进程中的作用来定义文化的，体现了文化对人类文明的引领作用。

（二）国学关于文化的定义

提到中国传统学术对文化的定义，人们首先探寻到"文化"一词的来源，要追溯到《周易·贲卦》的象辞："刚柔交错，天文也；文明以止，人文也。观乎天文，以察时变，观乎人文，以化成天下。"继之，又从汉代刘向的著述中找到例证，论述"文化"一词形成的渊源和过程。《说苑·指武》曰："圣人之治天下也，先文德而后武力，凡武之兴，谓不服也；文化不改，而后加诛。"还有《北齐书·文苑传序》说："夫玄象著明，以察时变，天文也；圣达立言，化成天下，人文也。"从而认为文化是"人文化成"之义，突出文化对于人的精神、思想的培育、教化作用。

在中国传统学术看来，文化是潜藏在物质之内又游离于物质之外的，能够体现风土人情、传统习俗、生活方式、文学艺术、行为规范、思维方式、价值观念等民族精神的东西。如梁启超指出："文化者，人类心能所开释出来的有价值的共业也。"后来的学者也都提出观点，认为："文化不是文学、艺术、法律等具体意识形态的组合体，而是隐藏在背后的东西。"指出："文化是人类所创造的精神产品和物质产品上所表现的精神因素。""如果把物质成果作为文化看待，应着眼于它所表现出的精神价值，如审美价值、认识价值、表征价值，而抛开了它的使用价值。"

梁漱溟被称为中国文化之父，对文化做了专门、深入而又全面的研究。他指出："文化是生活的样法。""文化是一种文明所形成的生活的方式。""文化就是吾人生活所依靠之一切。""所谓文化不过是一个民族生活的种种方面。总括起来，不外三个方面……精神生活方面，如宗教、哲学、科学、艺术等是。文艺是偏重于感情的，哲学科学是偏重于理智的……社会生活方面，我们对于周围的人——家族、朋友、社会、国家、世界——之间的生活方法，都属于社会生活一方面，如社会组织、伦理习惯、政治制度及经济关系是……物质生活方面，如饮食起居种种享用，人类对自然界求生存的各种是。"

（三）文化的本质

尽管给文化下定义非常困难，也尽管文化的定义纷繁众多，但毕竟还是可以看出其中的最核心的本质。基于中国传统学术的认识和马克思早期著作《1844 年经济学哲学手稿》中的"人化自然"的说法，现在学界一般都认同文化的本质是自然的人化。

自然的人化，包括两个层面的内容：一是自然界的文明化，就是人类改造自然并从自然界获取生活资料以方便于人类生活需要的物质文化，中国传统称之为"化土成器"；二是自然人的文明化，就是人类改造自身并使之脱离动物的自然本能而向着社会伦理方向发展的精神文化，中国传统学术称之为"以文化人"。自然的人化这一对文化本质的认识，揭示了文化所包含的物质文化和精神文化的全部内涵。

现在人们大多把文化分为物质文化、制度文化和精神文化。

二、中医文化的内涵

文化既是既往历史的记忆，又是未来发展的引领。在中医既往历史和未来发展中，文化在其中发挥着重要的纽带作用。只要中医文化不灭，中医就会永存。只有中医文化不灭，中医才能永存。

既然文化包括物质文化、制度文化和精神文化，那么中医文化也就是与中医相关联的物质、制度和精神的总和。

（一）物质层面的中医文化

与中医相关的器物是中医文化的重要标识，反映了中医学发展过程中不同阶段的实际应用。如悬壶（药葫芦）、串铃、青囊，这些是行医的标志。此外，中医用以诊脉的脉枕，砭、针、灸、药四大医术所使用的砭石、针具（石针、骨针、银针）、艾炷及制药的各种工具，如粉碎药材的铁药碾（又称碾槽、铁研船、铁研槽、铁铅、研槽，古代是用碾子、石磨、铜杵臼等把药材压成粉末），用于切制根及根茎、藤木、果实、全草等类药材以成各种规格的片、丝、块、段的切药刀（又称铡），炮制药物的炒药锅、炒药灶、铁汤罐、木蒸甑，用于量取药物的刀圭、戥子（戥秤），还有宋代医学教学模型针灸铜人等，都为中医所特有。

（二）制度层面的中医文化

制度层面的文化，实际包括了制度和行为，古代又称之为礼俗文化。在上为礼，在下为俗；礼是制度规范，俗是行为习俗。中国古代在不同历史时期都有不同的医事制度，主要包括医学行政管理、医学教育、分科及考核升迁等方面的组织机构与政令。如《周礼》记载："医师掌医之政令，聚毒药以共医事。凡邦之有疾病者，疕疡者，造焉，则使医分而治之。岁终，则稽其医事，以制其食。十全为上，十失一次之，十失二次之，十失三次之，十失四为下。"说明了医师的职责范围及对医师的考核制度，并且把医生分为食医、疾医、疡医、兽医四类，各有分工。

中医诊断疾病的方法望、闻、问、切四诊，就属于中医的行为方式；中医治病的六大医术砭、针、灸、药、按跷、导引，是中医治病的行为方式；在后来的具体行医实践中，有坐堂医，也有走方医，这是中医传统的行医方式。在不同时代、不同地域，都有具体的不同的习俗。

（三）精神层面的中医文化

精神层面的中医文化包括中医的道德规范、中医的基本理念、核心价值，以及中医用药治病的思维方法。这是中医文化的核心所在。

随着战国秦汉之际中医理论体系的基本形成，中医的道德规范也基本确立，在儒家思想影响下，"仁"成为中医道德体系的核心，形成了"医乃仁术"的基本观念。儒以仁为根，仁以孝为本。医学从拯救生命、保护健康出发，践行着儒家的伦理，体现着儒家的仁爱，完善着仁人的境界。东汉张仲景在《伤寒论·序》中提出："上以疗君亲之疾，下以救贫贱之厄，中以保身长全，以养其生。"在长期的传统社会里，这一直是学习医学的潜在动力。唐代孙思邈的《大医精诚》，从"精"（医术精湛）和"诚"（医德高尚）两个方面构建了行医规范，尤其是从医生"用心精微""无欲无求"、全心全意地"普救含灵之苦"的思想出发，对"大医之体"和"为医之法"都提出了明确而具体的要求，被誉为医学道德的宣言书。宋代林逋《省心录·论医》说："无恒德者，不可以作医，人命生死之所系。"明代王绍隆《医灯续焰》曰："医以活人为心。故曰，医乃仁术。"清代喻昌《医门法律》指出："医，仁术也。仁人君子必笃于情，笃于情，则视人犹己，问其所苦，自无不到之处。"都把医生对患者的仁爱之心置于首要的地位予以强调。

基于对生命本质和生命形成根源的认识，受"中天下而立"的中原文化之中和思想影响，中医学形成了自身的基本理念，这个基本理念就是中和，就是阴阳和。在中医学看来，阴阳和是生命的源头，阴阳和是健康的保障，阴阳和是卫生的理想，致中和是治病的原则。

在中和理念的基础上，受"和实生物，同则不继"及"天地之大德曰生""生生之为德"等儒家仁学思想的影响，中医又形成了自身的核心价值，这就是"生生"。《汉书·艺文志》曰："方技者，皆生生之具。"中医不仅追求"生生之具"，而且追求"生生之道"。"生生"包括两个层次：一是使生命生存，解决的是生命的生存问题；二是使生命繁衍，解决的是生命的发展问题。终极目标是使生命繁衍不息，代代相传，以至无穷。因为生命的本质是天地之气，生命根源于阴阳和，所以生命之气有赖于天地之气，只有天地阴阳之气和顺了，生命之气才能和顺。如果天地阴阳之气失调而不顺，生命就会处于疾病的状态。反过来说，如果生命处于阴阳失调的病态，也必然影响到天地阴阳之气的和顺。因此，通过中医药这样的"生生之具"来纠偏救弊，实际上是在鼎力帮助天地阴阳之气恢复其自身的和顺，帮助天地阴阳之气恢复其"生之元"的功能。所以明代医家杨继洲说："此固圣人赞化育之一端也，何可以医家者流而小之邪！"唯有赞天化育，万物方能生生不息。正是因为中医的境界追求立足高远，所以中医应当成为全人类医学发展的最高境界和理想目标。

关于中医用药治病的思维方法有多种，清代医家徐灵胎在《神农本草经百种录》中指出："凡药之用，或取其气，或取其味，或取其色，或取其形，或取其质，或取其性情，或取其所生之时，或取其所成之地，各以其所偏胜而即资之疗疾，故能补偏救弊，调和脏腑。深求其理，可自得之。"这是中医用药治病的根本法要，就是根据药物的四气五味、升降浮沉、性味归经来遣方用药，其中的思维方法是取类比象的象思维。这是中医学最根本、最重要的思维方法。

第二节　中医文化学

一、中医文化学的内涵

中医文化学是把中医作为一种文化现象进行研究的医学人文科学，是通过对中医的形成发展与社会文化关系的研究，分析中医体系、范式和特色形成的文化根源，揭示中医不同于其他医学的文化特色及其形成发展的社会机制和内在规律，为继承和发展中医学提供认识论和方法论的依据，并最终达到弘扬中国传统文化的目的。

中医学具有科学属性，属于生命科学；中医学又具有文化属性，属于生命哲学。中医学的科学属性表现在它是自然科学中的应用科学，有诊疗疾病的理、法、方、药，有确实可靠的治疗效果，这是决定中医学生死存亡的根本所在。中医学的文化属性表现在中医学从其对生命的认知到对生命的养护，从诊断疾病到用药治病等中医理论体系的形成，主要是以中国传统文化为基础的。科学是文化的基础，文化是科学的向导，文化对科学的发展具有引领其思维路径和发展方向的重要作用。广义而言，一切科学都属于文化，文化既是一切科学的起点，也是一切科学的最终归宿，哲学被认为是面向灵魂的医学。中医学本身就是从中国传统文化母体中孕育形成的生命哲学，并且在其发展过程中始终都潜藏着中国传统文化润物无声的滋养和有机的会通融合。

二、中医文化学研究的对象

中医文化学以中医文化作为研究对象，或者说中医文化学是把中医学作为一种文化现象进行研究，它不是研究中医学作为科学本身的诊断疾病的方法和治疗疾病的技术，也不是研究中医学的理论、文献、历史，而是研究中医学作为科学所特有的社会基础、思想基础、哲学基础、基本理念、核心价值和思维方法，研究中医学发展的社会文化机制、内在规律及其表现出来的人文精神，其主要的任务是为中医学这一生命科学提供理论依据和思想理念。

三、中医文化学研究的方法

中医文化学的研究方法有多种，这里介绍常用的两种方法，即文献法和比较法。

（一）文献法

中医是植根于中国传统文化而形成的具有浓郁人文精神的生命科学，没有中国传统文化，就没有中医。研究中医文化学首先要回答中医之所以如此的社会文化渊源，而这一切都需要查阅大量的文献。这里所说的文献主要包括中国传统文化的经典和中医理论的经典，前者如《周易》《论语》《道德经》《孙子兵法》《吕氏春秋》《淮南子》《春秋繁露》和史志文献等，后者如《黄帝内经》《伤寒杂病论》及历代医家的代表性著作等。尤其应当注意阅读古代医家的医论、医话和古代中医著作的序言，如《黄帝内经素问注》《伤寒论》《类经》《外台秘要》《新修本草》《医方集解》等的序言，这些医论、医话和序言体现了古代医家的思想理念，荟萃了中医文化的精华。对这些文献资料进行整理、归纳、分析、提炼，就会得出有针对性的研究结论。使用文献法，必须注意尽可能全面掌握文献资料，认真甄别真伪，对文献资料作出理性、公允的评述。

通过对国学经典和中医经典文献的研究，然后进行内在逻辑的深入分析和联系，最终建立中医文化学的知识体系。

（二）比较法

天地之间的事物是相互联系、相互依存的整体，事物的发展变化总是表现出共性与个性的统一，普遍性和特殊性的统一。通过比较，既可以求其同，又可以求其异；既可以同中求异，又可以异中求同。

中医学与哲学、中医学与文学、中医学与历史、中医学与艺术等，虽然是不同的学科领域，有其个性和特殊性，但是其中有一以贯之的文化基因而使之相互联系，表现出共性和普遍性。通过比较，可以建立其中的联系，研究其联系的纽带，发现其中的文化渊源和流变。例如，中和是中医学的核心理念，可以通过人体自身的和谐、人与社会的和谐、人与自然的和谐，解释中和思想的普适性。同时，讲中和，必然要进一步地理解"和而不同"。"和而不同"的思想为中华民族提供了深厚的思想文化基础，也对整个人类文明的发展作出了巨大贡献。随着社会的发展和人类文明的进步，如何正确处理人类与自然、科学与人文、现实与长远的关系，如何构建人与人、国与国之间的和谐及人与自然的和谐，都可以从中和理念中找到思想和文化的根源。

要进行比较分析，首先要注意双方是否具有相似性或相关性，也就是可比性。比较分析的优点在于凸显问题的实质、利于知识的提取。比较可以分为横向比较和纵向比较。比如中医文化中的天人相应说，可以通过纵向的历史比较，分析先秦和汉唐不同历史时期的不同理解，滤除渣滓，取其清流，使之更好地为中医服务。再如可以通过《黄帝内经》的"四气调神大论"和"异法方宜论"两篇的时间与空间的对比分析，归纳出中医文化的整体观念。时间和空间是认识问题的深层问题，任何事物的存在都必然存在于一定的时空，任何事物的变化从根本上说都是时空的变化。能够统领时间和空间的理论必然观照到整体联系，从而形成系统。

在中医文化学的研究中，不论使用什么样的方法，都应该具有一种批判的精神和批判的思维，大胆怀疑，小心求证。要打破既有观念的束缚，对长期悬而未决与尚存争议的问题提出疑问，积极思考，然后深入到问题的实质，提出新的看法或解决问题的可能。这是科学解决问题的必由之路。比如关于中医是否科学的问题，科学的方法就是对这两个相反的观点都提出怀疑，然后再深入分析两者争论的焦点、立论的基础和价值的取向，从而揭示中医的认识论、方法论及其独特的思维方法和文化根源。再比如中医为什么要用阴阳五行学说来构建其理论体系？中医理论体系是如何构建的？中医的重要学说诸如"肾为先天之本""脾胃为后天之本"及"命门学说"等是如何形成的？这些问题必将在怀疑和求证的过程中得以厘清，中医理论及其学说的所以然就会昭然若揭。

四、中医文化学研究的意义

文化是民族的血脉，是民族的灵魂，积淀着民族最深层次的精神追求。一个民族的觉醒首先是文化的觉醒，一个国家的强大有赖于文化的支撑。文化是民族生存发展和国家振兴繁荣取之不尽、用之不竭的力量源泉。随着世界多极化、经济全球化、社会信息化、文化多样化的深入发展和科学技术的日新月异，文化与经济的结合更加密切，经济的文化元素和文化含量日益提高，文化的经济功能越来越强；同时，文化与科技的结合也更加密切，尤其是当科技发展到人工智能程度越来越高的今天，理性的文化引领和干预作用就显得尤为重要。中医学之所以在人类健康和生态医学中有着重要的地位和影响，其根本就在于其中的文化理念和文化境界发挥着重要而深广的作用。

（一）奠定学习中医的文化基础

中医学与中国传统文化是血肉相连的有机整体，中医理论体系得以构建的基础是中国传统文化，中医理论体系的丰富和发展依然得益于中国传统文化。继承和发展中医，必须从中国传统文化中寻找源头活水。研究中医文化学就是要为中医理论的研究提供认识论、方法论，为中医专业的学习寻求知识源泉和文化基础。中医文化学就是要研究中医作为科学所特有的社会基础、思想基础、哲学基础、基本理念、核心价值和思维方法，研究中医发展的社会文化机制、内在规律，其主要的任务是为中医学这一生命科学找寻其理论依据和思想理念。比如用以构建中医理论成为中医认识论和方法论的阴阳学说和五行学说，本身就是中国传统文化的重要内容，阴阳学说始于《周易》，《庄子》说"易以道阴阳"；五行学说源于《尚书》，《尚书·洪范》对五行的内容及各自特征及功能做了详细的叙述。在整个中医理论体系中具有极其重要的地位，对于中医学阐释生理病理和预防诊疗疾病提供理论基础的藏象学说，就是利用五行相生相克的关系在时序上的表现即"春胜长夏，长夏胜冬，冬胜夏，夏胜秋，秋胜春"来构建肝、心、脾、肺、肾之间相生相克的联系，从而构建了五脏的功能系统。

然而，长期以来，由于传统文化知识的缺乏，使得博大精深的中医理论的学习与继承成为无源之水。对东方文化颇有研究的德国慕尼黑大学东亚系波克特教授早在 20 世纪 80 年代就指出："中医药在中国至今没有受到文化上的虔诚对待，没有确定其科学传统地位而进行认识论的研究和合理的科学探讨，没有从对人类的福利出发给予人道主义的关注，所受到的是教条式的轻视和文化摧残。这样做的不是外人，而是中国的医务人员。他们不承认在中国本土上的宝藏，为了追求时髦，用西方的术语胡乱消灭和模糊中医的信息。"实际上还有一个原因，就是这些"中国的医务人员"缺乏研究和诠释中医的文化基础。

诚然，发展是最好的继承，然而，只有继承才能发展。中医的科学研究必须在传统中医理论指导下进行，必须彻底改变长期以来遵循西医思路和方法进行中医研究的做法。中医研究的方向不能遵循西医科研的路线，而是要在继承传统中医基本理论、方法和经验的基础上，充分吸收现代科学成果，加以完善和发展，建立真正独立的中医辨证论治体系和科研体系。传统文化的母体孕育了中医学的诞生，中医学在发展过程中也受到了传统文化的滋养和哺育。中医文化学的根本任务之一，就是传授中国传统文化，探求和发掘中医理论的文化基础，教给学生中医学乃至整个中国传统文化的思维方法，保证使学生学到的是原汁原味的纯正的中医。只有明白中医的根本问题，才能继承真正的中医。继承也好，发展也罢，关键的问题在于是否把握了中医的精神、中医的理念、中医的思路和方法。

（二）探寻医学未来的发展方向

中国传统文化与中医文化的关系是双向互动的关系。一方面，中国传统文化对中医文化具有基础支撑的作用；另一方面，中医文化对中国传统文化具有反哺作用，使传统文化得到进一步的丰富和发展。再有，中医文化对中医学乃至整个人类医学的发展方向具有重要的引领作用。

纵观中医发展的历史，在其发展过程的任何阶段，都渗透着浓郁的文化精神。《左传·召公元年》记载医和为晋平公诊病论及社稷君臣。《国语·晋语》同样记载了这一历史事件，其中，文子曰："医及国家乎？"对曰："上医医国，其次疾人，固医官也。"提出了医生的境界和追求。唐代孙思邈《备急千金要方·诊候》提出医有三品，"上医医国，中医医人，下医医病"，这可以说是古代医生的三种境界。再联系此后的一些说法和中医确有的高妙，我们认为中医有四种境界：下医医病，中医医人，上医医国，至医赞天。深入分析，中医的四种境界也是医学发展进步的内在逻辑和必然规律："医病"是以疾病为中心，相当于生物医学模式；"医人"是以健康为中心，相当于心身医学模式；"医国"是以社会为中心，属于社会医学；"赞天"是以生态为中心，属于生态医学。而"赞天化育"是古老的中医学所具有的最高境界，也是中医学的核心价值。人类医学正是从生物医学发展到心身医学，再到社会医学和生态医学，这是医学发展演进的过程，这个过程既是医学进步的必要付出和必然代价，也是医学发展的必由之路和向善之路。时至今日，在医学已经被金钱、机械和人工智能严重异化的情况下，我们必须激活这一属于中医学的人文精神及其核心的价值取向，以引领本来就属于医学的人文精神的回归。

中医文化从对生命根源于"阴阳和"的认识开始，不断深入地探求着"生生之道"，逐渐形成了中医药文化的基本理念，即构建中和的生命环境。这个中和的生命环境包括了人体自身的内部环境（包括生理和心理）和人体所处的外部环境（包括社会环境和自然生态），且两者之间又是相互联系的。"上医医国"涉及的是治国理政的理念，"至医赞天"关乎生态文明意识和生态文明建设。大健康观念所追求的不仅是个体身体健康，还包含精神、心理、生理、社会、环境、道德等方面的完全健康。国家卫生健康工作也从"以治病为中心"转向"以健康为中心"。中医文化把治病思路与治国理念、预防疾病与政府决策、医学宗旨与卫生管理、医赞化育与生态保护等联系起来，具有超越生命科学之上的、更为广泛和深远的、可以推而行之的文化理念和人文精神，这种文化理念和人文精神将引领人类医学的发展方向。

（三）弘扬中华民族的优秀文化

中医文化学研究中医学与传统文化的联系，观其会通，可以发现，中医学蕴含着丰富的文化内涵和深广的文化意义，深刻体现了中华民族的认知方式和价值取向，潜藏着丰富的中华民族的文化精神。追溯其文化渊源，探求中医学与传统文化的相互融通，两者相得益彰，充分显示了中医学和以儒家仁学为代表的中华文化的核心价值与终极目标都是"生生之道"。其中所蕴含的浓郁的生态文明意识，引领着现代社会建设和整个人类文明的发展方向。把握中医文化的核心价值，可以认识到中医文化的先进性和普适性，从而树立中医文化的自信，并以此为引领，牢固树立以健康为中心的医学思想，推动人类医学事业的健康发展，进而以中医学开启中华民族文化的宝藏，为中华民族文化的弘扬与传播开辟先行之路。

仁是儒家思想的核心内容，仁是一切美德的总和，仁学思想是孔子构建的道德体系。这一道德体系之所以称之为"仁学"，古老的中医学之所以被称之为"仁术"，究其深层的根源，我们发现"仁"原本是生命的种子，如杏仁、桃仁、核桃仁等。果实的核心和生命的种子称为"仁"，孔子以"仁"作为儒家的最高道德，其间的关联及含义之深刻非常耐人寻味。清代李彣在《金匮要略广注》指出："盖仁者，天地生物之心，即万物所以生生之理，譬桃、梅诸果，含于核中者，皆谓之仁。将此仁种于土中，复生千万亿桃梅诸树，且结为千万亿桃梅诸果之仁，皆此生机流衍于无穷也。"所以梁漱溟先生说："在我的心目中，代表儒家道理的是生。"《周易·系辞下》曰："天地之大德曰生。"程颢《河南程氏遗书》卷二说："生生之谓易，是天之所以为道也。天只是以生为道，继此生理者只是善也。"把自然的生生之理进一步引申到人类的生生之德。由此可见，儒家仁学的终极目标和崇高境界是生生不息。正因为儒家仁学思想的境界如此崇高，所以1988年1月在巴黎召开的以"面向二十一世纪"为主题的第一届诺贝尔奖获得者国际大会上发表了著名的《巴黎宣言》，其中指出："人类要在21世纪生存下去，必须回首2500年前，从孔子那里汲取智慧。"这里面所谓的孔子智慧应该就是这种"生生"的核心价值，世人坚信其能够引领人们在21世纪的继续生存。这足以说明以儒家为代表的中华文化是没有成为过去而且属于未来的先进文化。

第二章　中医文化的社会基础

任何一种理念、一种思想、一种文化都不是凭空而来的，必然有其形成的客观环境条件和社会主观因素。本章从古代中国的地理环境、生产关系、宗族制度和文化传统四个方面，探讨中医文化赖以形成的社会基础。

第一节　内陆型文化

一个国家和民族所处的地理位置、气候条件等因素，是塑造一种文化模式的关键要素之一。不同的地理环境通过对人们生活方式、生产方式的影响，会产生不同的思想观念和文化模式。我国处在亚洲大陆的东部，地形地貌复杂多样，平原、高原、山地、丘陵、盆地多种地形齐备，山区面积广大，约占全国总面积的 2/3；地势西高东低，大致呈三个阶梯状分布。中国境域内，江河纵横，土地肥沃，物产丰富，有着丰饶的生存资源和广阔的生存空间。辽阔的土地不仅为中华儿女提供了完全自给自足的生存条件，而且蕴藏着雄厚的发展潜能，使其能不断地自我调节和更新，并且进退自如。中华民族在几千年的历史进程中，曾经遭受过多次外族的入侵，而始终能保持文化的持续与完整，正是有赖于这不可多得的广阔内陆基地。

我国属季风性气候，大部分地区处在北温带，气候温和，四季分明。中国是一个地域辽阔的国家，地理位置比较优越，特别是东部地区，气候温暖多雨，夏季与雨季同步，为农业的发展提供了适宜的条件，尤其是黄河中下游地区是先民生活的最适宜地区。在中国传统文化产生和发展的过程中，农业文化是基础，因为它是以满足人们最基本的生存需要（衣、食、住、行）为目的的，它既是中华民族的生存方式决定的，又反过来影响和塑造着中华文化。中国位于东亚大陆，东临浩瀚无边的太平洋，西有高耸入云的青藏高原和广袤无垠的戈壁沙漠。中国国土的陆地界限基本上是以河流、山脉、沙漠、戈壁等自然屏障作为分界线的，如东北有鸭绿江、图们江、乌苏里江及黑龙江，东部和东南部是一片汪洋，北面有沙漠和戈壁，西部和西南部有帕米尔高原、喜马拉雅山脉。封闭性的国土环境是中国文化赖以形成的不可忽视的重要因素。就中国国土的内部环境来看，境内多山，交通不便，为封闭的自给自足的小农经济的产生和形成提供了基础，也为封建割据创造了有利条件。封闭的国土环境和内部多山的阻隔形成了特别完备的"隔绝机制"，中国传统文化就是在这样的地理环境下得以形成并延续的。

中国既辽阔又闭塞的地理位置、层递式的地势特点和有规律的气候特征对中国传统文化的孕育和形成起着举足轻重的作用。

　　中国疆域广阔，各地区的气候环境有着较大的差异。不同地形的气候条件和自然资源影响着人们的饮食习惯，而不同的饮食习惯又造就了各地居民的体质差异。比如西北地区气候寒冷干燥，所以人们的饮食结构以牲畜肉和乳制品为主，人们的体格就较为壮硕；东南地区气候温暖湿润，人们的饮食多以米面果蔬为主，因此人们的体格较为柔弱。而不同的体质使得人们容易罹患的疾病也不一样。生活在西北地区体格健硕的人，由于肌肤腠理致密，所以患外感疾病就相对较少；生活在东南地区体格柔弱的人，由于肌肤腠理疏松，所以患外感疾病就相对较多。同样罹患外感疾病，治疗生活在西北地区的人们，多用麻黄、桂枝重剂发表；治疗生活在东南地区的人们，多用荆芥、防风发表，药量宜轻。

　　中医学的运用随着地域环境而有所变化，这就是中医"三因制宜"原则中的"因地制宜"。《素问·五常政大论》中谈到异地人群体质与寿命的区别时指出："高下之理，地势使然也。崇高则阴气治之，污下则阳气治之，阳胜者先天，阴胜者后天，此地理之常，生化之道也……高者其气寿，下者其气夭。"篇中还论述了地域对疾病病因病机及治疗大法的影响："岐伯曰：西北之气散而寒之，东南之气收而温之，所谓同病异治也。故曰：气寒气凉，治以寒凉，行水渍之。气温气热，治以温热，强其内守。必同其气，可使平也。假者反之。"《素问·异法方宜论》记载得更为细致："东方之域，天地之所始生也，鱼盐之地，海滨傍水，其民食鱼而嗜咸……其病皆为痈疡，其治宜砭石……西方者，金玉之域，沙石之处，天地之所收引也，其民陵居而多风……其病生于内，其治宜毒药……北方者，天地所闭藏之域也，其地高陵居，风寒冰冽，其民乐野处而乳食，脏寒生满病，其治宜灸焫……南方者，天地所长养，阳之所盛处也……其民嗜酸而食胕，故其民皆致理而赤色，其病挛痹，其治宜微针……中央者，其地平以湿，天地所以生万物也众，其民食杂而不劳，故其病多痿厥寒热，其治宜导引按跷。"这里不仅说明了由于各地的地形、水文、气候等地理条件的不同，使得各地居民有不同的生活习惯，而且分析了由于环境和生活习惯的不同，往往还影响到人体的健康状况，因而会产生不同的疾病，同时也需要不同的方法，因地制宜给予治疗，才能取得较好的效果。

　　唐代以前，中国政治、经济、文化的中心在黄河流域一带，包括对疾病的医疗经验也以北方为主。宋元以降，随着政治、经济、文化中心向东南转移，南方的地理气候及疾病对医家临床产生了重要影响，最终促使温病学说脱离伤寒而独立，成为中医学术发展的一大变化。这种变化需要在较为典型的地域环境下才能形成。很多中医学术流派的形成与地域环境有着紧密的联系，如宋金时代河间（今属河北）著名医家刘完素开创的河间学派。刘完素所处，正是金兵入侵，赵宋南渡，形成北金南宋的南北对峙局面的时代。此时华北地区已沦为民族战争的战场，人民大众流离失所，处于深重的灾难之中，极为恶劣的生活环境导致热性病不断流行，给人们的生命带来极大的威胁。加之"完素生于北地，其人禀赋多强兼以饮食醇酿，久而蕴热，与南方风土原殊。又完素生于金时，人情淳朴，习于勤苦，大抵充实刚劲，亦异于南方之脆弱。"人们感受风寒之后，也往往容易化生火热。这些都是导致火热病流行的客观原因。刘完素结合临床实践，深入钻研医学理论，加深了对火热病证的认识，形成了"火热论"的学术思想体系，提出了辛凉解表、清热攻里、养阴退阳的治疗原则与方法，开辟了论治外感热性病的新途径。

宋室南渡之后，政治、经济、文化中心也随之南移，江南经济文化日益繁盛。在此背景下，学术水平较高的医家也逐渐增多，朱丹溪就是其中的代表。他在融合前人学术之长的基础上，大力赞扬金代医家的创新，但又指出其不同。其立论的基础，非常强调地域区别，例如在讨论李杲升阳益气之法时指出："西北之人阳气易于降，东南之人阴火易于升，苟不知此，而徒守其法，则气之降者固可愈，而于其升者亦从用之，吾恐反增其病。"从朱丹溪开始，江南名医辈出，他们沿袭朱丹溪注重地域差异的观点，使中医学术面貌出现了较大的变化。众多江南医家在常年接触大量病例的过程中，积累了诸多与北方医家不一样的实践经验，随后经过二三百年的酝酿，才形成卫气营血辨证、三焦辨证等温病辨证体系。

第二节　农业型文化

如果说农业的产生是人类从蒙昧走向文明，那么古老的中华文化至少存在了万年左右。通过一系列的考古发现，可以看出农业是中华民族赖以生存和发展的主要经济形式。比如甲骨文的记载，可以确认远在商代，农业便是早期华夏居民最基本的生存手段，甲骨文辞中有不少与农作有关的记载，还有一些涉及国计民生的基本词语的字形也与农业生产活动密切相关。特有的地理位置使中国成为世界上农业发展最早的国家之一，黄河、长江流域是中国农业文化的摇篮。中国古史传说中的神农氏遍尝百草，历尽艰辛，选择出可供人们食用的谷物；接着又观察天时地利，创制斧斤耒耜，教导人们种植谷物。于是农业文明出现了，在黄河流域和长江流域遍布原始农业的遗址。如距今七八千年的河南新郑裴李岗和河北武安磁山以种植粟为主的农业部落，距今七千年左右的浙江余姚河姆渡以种植稻为主的农业部落，以及陕西西安半坡遗址等。近年又在湖南澧县彭头山、道县玉蟾岩及江西万年仙人洞和吊桶岩等地发现距今上万年的栽培稻遗存。现存于河南博物院的石磨盘、石磨棒是裴李岗文化时期的典型器物，主要用于谷物的脱壳，是我国现存最早的成套粮食加工工具，反映了古人娴熟的石器加工技巧和先进的粮食加工技术，表明此时已经进入到锄耕农业阶段，见证了当时中原地区较为先进的农业生产水平。

在农业文化背景下，古人形成了应时守时、因地制宜的观念。农作物的生长离不开时序节令，所以中国古人主张不违农时；农作物的种植不能离开土地，所以古人学会了因地制宜；作物生长化收藏与大自然周期变化的关系使古人认识到，必须遵循自然的规律才能实现农业丰收，从而保证族群的生存繁衍。这些观念直接形成了顺应自然、利用自然的民族文化心理。同时古人十分关注影响农业生产的各种因素，也说明了顺应自然、利用自然的能力有所提高。

农业文化的发展不仅为人们提供了物质生活资料，也为科学和文化的发展创造了有利条件。为了提高农业生产力，随着认识自然和改造自然能力的提高，中华先民逐渐创立了天文历法、水利、百工（如制陶、冶炼）等以服务农业生产。天文历法为天人相应提供了纽带性的、可操作的系统工具；水利百工的生产实践也为进一步认识并提炼形成包括气、阴阳、五行在内的自然哲学观念奠定了基础。

古人在生产劳动的过程中认识自然，在时序交替中顺应自然，这种简单重复、稳定持久而又悠然闲适的生产和生活方式逐渐塑造了中华民族温和细腻的民族性格，形成了追求安定、勤劳务实、崇尚中庸的生活态度，这是农业文化影响下中华民族恒久不变的价值取向和思维方式。

以农业为立国之本的观念对中国文化产生的影响主要表现在：第一，从农业生产中了解认识了春生、夏长、秋收、冬藏的自然规律；第二，农业生产的节律性形成了中国人安分守己、缺乏开拓、因循守常的性格特点；第三，农业型文化决定了中国人的恋土情结和乡土意识。《尚书·大传》论"五行"曰："水火者，百姓之所饮食也；金木者，百姓之所兴作也；土者，万物之所资生也，是为人用。"指出了"土"在五行中的重要性。《国语·郑语》曰："故先王以土与金、木、水、火杂，以成百物。"表明"土"在人们的生产和生活中比其他四行更为重要。这是农业生产以土为本思想的体现。受此影响，中医学极为重视"土"（脾土），有"后天之本""四时脾王"之说。

中医学的起源和发展与农业文化有着紧密的联系。比如前面提到的神农氏不仅教导子民们种植五谷，而且亲尝百草，识别药物的作用。因此，神农氏既被中华民族尊奉为中国农业文明的始祖，也是传说中中医药的发明者。

《尚书·洪范》最早记载了五行思想："水曰润下，火曰炎上，木曰曲直，金曰从革，土爰稼穑。"有学者指出，五行与农耕联系紧密：农作物的生长离不开水的滋润，"润下"即指水具有滋润、下行的特性；火是人类最早会驾驭的自然力之一，在刀耕火种的农业生产中广泛使用，"炎上"即指火具有炎热、上升、光明的特性；"曲直"是指木有可弯可直的特性，木是人类最早用于制作工具的自然材料之一，自古以来很多农具都是木制的；"革"即变革，"从革"即指金（金属）有顺从意愿而变化（成为所需的形状）的特性，在冶炼技术逐渐发展的过程中，金属也因其可塑性而常用于制作农具；"稼穑"指种植和收获谷物的农事活动，而土是庄稼生长的物质基础，后来引申为具有生化性质和作用的事物与现象。后来，中医学经典著作《黄帝内经》吸收了五行思想，用五行的生克制化关系来解释疾病的产生、发展、转归和预后，从而说明五脏的生理功能及其相互关系。由此可见，中华先民很早就已经把在农耕生活中逐渐认识形成的自然观和方法论用以指导医学。比如，中医学中把脾胃称之为"后天之本"，将五行中的土与脾胃相配。《素问·灵兰秘典论》曰："脾胃者，仓廪之官，五味出焉。"《素问·六节藏象论》曰："脾、胃、大肠、小肠、三焦、膀胱者，仓廪之本，营之居也，名曰器，能化糟粕，转味而入出者也，其华在唇四白，其充在肌，其味甘，其色黄，此至阴之类，通于土气。"

《灵枢·五味》曰："胃者，五脏六腑之海也，水谷皆入于胃，五脏六腑皆禀气于胃……谷始入于胃，其精微者，先出于胃之两焦，以溉五脏，别出两行，营卫之道。"杨上善认为脾为四脏之本，"土旺四季，四季皆有土也；脾长四脏，四脏皆有脾也"。

水谷化生气血精微以供养全身，全赖脾的转输和散精功能。他还指出："土为五谷之精，以长四脏，故为身之本也。"在疾病发展过程中，尤其是虚损之病，从脾胃论治或者兼顾脾胃是重要的治疗原则。

第三节　宗法型文化

在人与人的关系中，最基本、最原始的是人与人之间的自然关系，即以婚育为前提所形成的血缘或血亲关系。以农业文化为主的小农经济模式不需要大量集体劳动，更适合以血缘为基础的家庭——家族小集体劳作单位。有史以来，血缘是人类团结的一个重要因素。人类越进步，则其分化越甚，而其组织的方法也越多，于是有所谓血族团体。血族团体，开始必然以女子为中心。因为夫妇之伦没有建立，父亲不可知，即便可知，父子的关系也不如母子关系亲密。人类是社群动物，而不是家庭动物，所以其聚居，并不限于两代，于是逐渐形成母系氏族。每一个母系氏族都有一个名称，即所谓的姓，一姓总有一个始祖母。由于生产的转变，财产和权力都转入男子手中，婚姻也不再是男子入居女子的氏族，而变成女子入居男子的氏族。于是组织也以男子为主，母系氏族逐渐变为父系氏族。氏族之组织，是根据血缘关系。血缘之制既兴，人类自将据亲缘的远近，以别亲疏。

同姓虽疏远而仍同居，所以生活共同，利害亦共同。在同居之时，固有其紧密的组织，等人口多了，不得不分居，而彼此之间仍有一定的联结，此即所谓宗法。在中国传统社会里，这种自然形成的血缘关系不断地被强化、延伸，以至于上升演变为一种制度——血缘宗法制度。这一制度绵延数千年而不变，从而构成中国传统社会的一大基本特征。

血缘宗法制度，就是以血缘关系的远近亲疏作为区分高低贵贱的准则法度。宗法制度的实质在于族长对宗族的政治、经济、宗族祭祀活动等拥有绝对的支配权，也就是对整个宗族或成员实行家长式的统治。这种权利上与国家政权相结合，下与每一个宗族成员相联系，形成了一个与国家权利相辅相成的、统治着每一个宗族成员的、特殊的权力机构。因此中国社会宗法制度的根基就在于"宗族"两个字。宗族就是指拥有共同的祖先，有着共同血缘关系的人的集合体。宗与族互为依存，同宗者必同一血缘，共祭同一祖庙；同族者必有共同的所尊之祖、所敬之宗。在"宗族"这一概念中，祖先崇拜和血缘关系被有机地结合在一起，血缘关系是祖先崇拜的基础，祖先崇拜又是强化血缘关系的纽带。就这样，祖先崇拜和血缘关系不断地被强化和延续，成为中国传统社会赖以存在的核心，形成了绵延几千年的血缘宗法制度。

后来血缘与国家政权结合起来就形成了国家政权中的宗法世袭制度。在中国，夏禹死后，他的儿子启夺取了王位，废除了尧、舜时代的王位"禅让制"，开始实行王权世袭制。有着血缘关系的父子、兄弟之间承继王位的制度就这样形成了。王位和官职的世袭，便形成了中国社会的家天下。王族是国家政权组织的主体，由它联系着许多旁系、支系贵族，构成家族统治网。

宗法制度社会有三大特点：其一是父权系统和孝道观念。这是宗法社会的基础，在以血缘关系为纽带组成的大家庭中，父亲居于统治地位，拥有至高无上的权力。作为人子必须孝顺父亲，服从家长，恪尽孝道。在这样的大家庭里，还有一套严格的贵贱尊卑等级制度，一切都要按辈分大小，还要严格区分嫡庶长幼的尊卑关系。实行着嫡庶有别、长幼有序的血缘宗法原则。其二是夫权。封建的血缘宗法社会是以男权为中心的社会，上至皇帝，下至大小官吏及宗族中的族长、家长都是由男性担任。自从原始氏族公社结束以后，妇女就一直处于从属依附的地位，丈夫对妻子有着占有和支配的权力，而妻子只能在家中操持家务、侍奉公婆、生儿育女，严守着"三从四德"的律条。其三是君权。君权是父权的延伸，"君为国父，父为家君"。在传统的封建社会里，皇帝拥有至高无上的权力，所谓"普天之下，莫非王土，率土之滨，莫非王臣"。皇帝的意志就是法律。

儒家学说的政治理想就是把血缘宗法思想贯彻于整个社会生活之中，使家族制度和国家制度融合为一，从而形成"家国同构"的社会结构。汉代董仲舒提出的"三纲"，即"君为臣纲，父为子纲，夫为妻纲"，正是这一社会结构的典型体现。

血缘宗法制度是中国社会最基本、最重要的社会组织制度，它是一系列国家制度和其他社会制度的重要基础。宗法关系和宗法观念存在于社会的政治、经济、法律、文化等诸多领域，构成了中国传统社会的一个基本特征。它既有历史的必然性的一面，又有其落后、保守、愚昧的一面，从而对中国传统文化的发展产生了复杂的影响。

这种宗法观念不仅存在于政治、经济、文化、法律等领域，同样在科技领域也有所反映。比如在中医理论中，方剂学中的君臣佐使等。君臣本是政治术语，古代天子、诸侯都称君，辅佐君者称为臣。古代医学家将君臣佐使引入药物配伍组方中，成为方剂组成的基本原则。《素问·至真要大论》曰："主病之谓君，佐君之谓臣，应臣之谓使。"即用君臣的权力职责类比各药在方剂配伍中的地位和功能。在《素问·灵兰秘典论》中，古代医家以君臣官职类比五脏六腑的功能，将心比作君主之官，将肺比作相傅之官，将肝比作将军之官，将脾胃比作仓廪之官等，将脏腑关系类比为君臣关系，这显然受到宗法型文化的影响。受宗法观念影响，医学被赋予了更为重要的伦理色彩，甚至成为尽忠尽孝的体现，习医旨在"上以疗君亲之疾，下以救贫贱之厄，中以保身长全"。另一方面，由于后期儒家对宗法文化中忠孝思想的强化，宣扬"身体发肤受之父母"，以及尊重祖先的伦理要求，尸体解剖在古代中国是不被允许的。

第四节　道统型文化

中国文化是世界古老文明中唯一没有发生过根本性断裂的文化，这在世界文化史上可以说是一个奇迹。究竟是什么原因赋予了中国文化如此顽强的生命力，使其具有如此稳定的结构并绵延至今呢？除了特殊的地理环境、以农立国的生产方式、儒家思想和儒生的稳定作用、科举制度的自我调节机制之外，尊经尚古、重传承的道统观念也发挥了重要作用。

　　"道统"是宋明理学家称儒家思想授受的系统。"道统"一词是由朱熹首先提出的，他曾说过："子贡虽未得道统，然其所知，似亦不在今人之后。"（《朱文公文集》卷三十六）"道"就是指作为儒家核心思想的"仁义道德"。千百年来，传承儒家之道有个历史发展的过程。这个过程正如朱熹的弟子黄榦所说："尧、舜、禹、汤、文、武、周公生，而道始行；孔子、孟子生，而道始明。孔孟之道，周、程、张子继之；周、程、张子之道，文公朱先生又继之。此道统之传历万世而可考也。"注重"道统"是以儒家文化为主体的整个中国传统文化的根本特点。

　　由于儒家文化的源远流长并受到历代提倡和重视，所以儒家文化就成为中国文化的正统。中国文化中的厚古薄今传统始于孔子，他曾明确宣称自己"好古，敏以求之者也"。他不仅言必称先贤，而且以"信而好古，述而不作"作为自己的行为准则。然后孟子提出"创业垂统"，荀子总结出"百王之无变，足以为道贯……理贯不乱"的思想。由此形成"道也者，不可须臾离者也"的正统观念。到汉代，武帝倡导"复古更化"运动，即承继尧舜以来的道统，改造秦代遗留的恶俗。到了唐代，韩愈又发动儒学复古运动，大力提倡恢复儒道正统，并强调道统的承传性质。

　　唐代是佛教发展的鼎盛时代，创宗立派、寺庙林立、信徒众多、译经隆盛，对唐代社会产生了重要的影响。佛教的盛行，不仅影响到中国的政治、经济，更重要的是严重地冲击了儒家思想，影响到中国本土儒家文化的主导地位。韩愈认为，佛乃夷狄，甚不合于圣人之道，"佛本夷狄之人，与中国语言不通，衣服殊制，口不言先王之法言，身不服先王之法服，不知君臣之义，父子之情"。他认为，佛教在唐代与老氏一道，"其害已不下于杨墨"，故"愈乃欲全之于已坏之后"，"虽灭死万万无恨"。如何"全之于已坏之后"？韩愈认为应当"人其人，火其书，庐其居，明先王之道以道之"，坚持以强制手段取缔佛教。他其实就是要抵制佛教以重建儒家的正统地位，以"明先王之道"。韩愈认为"道莫大乎仁义，教莫正乎礼乐刑政"；并认为"孔子传之孟轲"的"道"是孔子之后到韩愈时千余年来的唯一正统。他的道统说唤醒了儒家沉睡的道统意识，使儒家学者从较长时期的昏沉中惊醒。由于韩愈道统说的影响，儒学发展至理学，道统意识尤为凸显。苏东坡在《潮州韩文公庙碑》中云："自东汉以来，道丧文弊，异端并起。历唐贞观、开元之盛，辅以房、杜、姚、宋而不能救。独韩文公起布衣，谈笑而麾之，天下靡然从公，复归于正，盖三百年于此矣。文起八代之衰，道济天下之溺。"以继承道统而自命的儒家学者具有强烈的担当意识，认为自是道统的继承者，传继道统和弘扬道统是自己义不容辞的学术使命，自己有义务将儒者之道继承下来，并发扬光大，然后还要传接下去，也就是张载所说的"为往圣继绝学"。直到近代，著名的革命家孙中山也曾说："中国有一个道统，尧、舜、禹、汤、周文王、周武王、周公、孔子相继不绝，我的思想基础就是这个道统，我的革命就是继承这个正统思想来发扬光大。"

　　孔子所创立的儒家学说是中国传统文化的正统，凡是与儒家思想相抵触的思想、学派都被视为异端而遭受排斥，所谓"别有学术，便是异端"。它可以包容和吸收其他的文化思想，但总是在封闭中开放，在排斥中吸收，绝不允许其他的文化思想与之分庭抗礼。实际上，道统思想并不局限于儒家，道统思想不只儒家有，墨家、道家、佛教等其他思想系统，乃至一些民间的社团组织如梨园、武术、医学、手工艺等各行各业也都有自己的师承和正统观念。如金代易州（今河北省易县）人张元素，致力于研究脏腑证候的病机与治疗，在吸取前人成就的基础上，极大地促进了脏腑辨证学说研究的发展，此后师承授受者不乏其人，形成了著名的易水学派。李杲传张元素之学，在其脏腑辨证学说的影响下，独重脾胃理论的研究。罗天益传李杲之学，并有所发挥，他在李杲论饮食劳倦伤损脾胃的基础上，进而将饮食所伤分为食伤和饮伤，将劳倦所伤分为虚中有寒和虚中有热，同时制方选药，形成了较为完整的辨证论治体系，极具实用价值。

　　由于道统观念，所以形成了中华文化在纵向的历时发展上崇古守常，重宗派传承因袭而轻权变、恶革新的文化特征。医学的主流，犹如读书人都尊奉朱熹所注释的四书五经一样，以为《黄帝内经》《难经》《伤寒杂病论》宜尊奉而不可非。自宋以来，儒家理学思想渐成社会正统思想，知识分子们的学派虽然各不相同，但对于格物致知之学都颇为重视，同时这种学风也影响到当时的医家，金元医家刘完素、朱丹溪等受到濂洛关闽之学的影响，理学家们常谈论的理、气、性、命等，也正是医家一向重视和研究的目标。

　　另外，中华文化以宗法制为基础所构建的伦理政治文化，又决定了中国传统文化尊崇正统而排斥异端的特点。道统意识在学术研究和学术讨论中的负面作用也普遍存在，那种唯我独尊，视不同意见者为异端，试图以自己一家之言建立学术界话语权威的做法，是学术正常发展的障碍，这在学术研究中是应该摒弃的。比如清代的黄元御认为仲景之学除孙思邈外，没有一人是有"一线微通"的。他自己治病好用温补之药，却辱骂薛己、张介宾、赵献可等人用栀子、牡丹皮、芍药、麦冬、黄柏、龟甲等药，认为祸首是钱乙的六味汤丸，而泻火滋阴之法发于刘完素、朱丹溪二人，遂以刘、朱二人为"二悍"，薛、张等人为"群凶"，谓"二悍作俑，群凶助虐"。黄元御又因他们多用此等滋阴之药，言其"遂成为海内恶风，致令生灵夭札，死于地黄者最多"。他还指责李杲、陶华等人有如"徐世勣少年无赖作贼，逢人便杀"等。

第三章　中医文化的思想基础

　　任何行动，都要受到一定思想和观念的指导和引领。一切与客观实际相符合的思想都是正确的思想，它对客观事物的发展起促进作用；反之，则是错误的思想，对客观事物的发展起阻碍作用。中医文化的思想基础主要有易学、儒学、道学、佛学和兵学。

第一节　易学文化与中医学

　　易学文化源于《易经》之学，是中国古代思想、智慧的结晶，被誉为"大道之源"。易学文化是中国古人通过长时间的仰观俯察所总结出来的宇宙规律、自然大道。《易传·系辞下》言："古者包牺氏之王天下也，仰则观象于天，俯则观法于地，观鸟兽之文与地之宜，近取诸身，远取诸物，于是始作八卦，以通神明之德，以类万物之情。"《易经》是中国文化最古老、最系统、最厚重的典籍，是中国乃至世界人类文化的基础。自春秋时期以来，易学前后相因，递变发展，影响并形成了百家之学。自孔子作《易传》以后，《周易》被儒家奉为儒门经典，六经之首。而道家亦将之奉为道门要典。《四库全书总目提要·经部》说："易道广大，无所不包，旁及天文、地理、乐律、兵法、韵学、算术、以逮方外之炉火，皆可援易以为说。"后世从不同的角度，以不同的方式对《易经》进行了深入的研究与诠释，从而派生出了儒家文化、道家文化、法家文化、兵家文化、中医文化等不同的思想学术，形成了以易学文化为基础的百家思想。

　　中医文化的形成与发展是伴随着易学文化的发展而不断前进的，有"医易同源"之说。隋唐大医孙思邈曾言："不知易，不足以言太医。"

一、易学文化概述

　　易学是以《易经》为核心，从解释《周易》经、传出发并阐释其思想在不同领域中的运用与实践而形成的一个庞大的学术思想体系。自商周时期《易经》成书，到春秋时期孔子为《易经》作注释而成《易传》，之后又经历代先哲们的不断研究与拓展，易学文化逐渐形成了蔚为可观的思想体系。因此学习和研究易学不仅要研究《易经》，而且还要研究《易传》及历代易学家对其所做的各种解释与思想拓展，以及其对中国文化各个领域所产生的深远影响，从而更加深入地了解中国文化的本质。

（一）《周易》的名称及含义

　　《周易》为《易经》的古称，在春秋时期就有《周易》的称法，如在《春秋左氏传》这部史书中就多次提到"周易"一词。春秋至战国时期由孔子及其弟子为解释《周易》而作的《易传》成书，遂《周易》与《易传》并称为《易》，如《庄子》所谓"易以道阴阳"、《荀子》中所提及的"善易者不占"之"易"就包含了《易传》。西汉以后，汉武帝为了加强中央集权，采纳大儒董仲舒的建议实施了"罢黜百家，独尊儒术"的政策，效仿先秦与汉景帝把道家黄帝与老子的著作称经的做法，也把孔子儒家的著作称为"经"。因而《周易》被奉为儒家的"六经之一"，于是《周易》和《易传》被称为《易经》，或直接称为《易》。自此以后，《周易》《易经》《易》混合使用，有称《周易》，有称《易经》，有称《易》，其含义一致，均指六十四卦及《易传》，一直沿用至今，仍然没有严格区分。有的学者为了区分《周易》经传之不同，称六十四卦及卦爻辞为《周易古经》，称注释《周易古经》的十篇著作（《易传》）为《周易大传》。

《周易》名称的含义自古以来众说纷纭，对"周易"二字都有不同的认识与见解。

1. "周"的含义 历来对"周"字含义的认识主要有以下三种。第一种观点认为，《周易》是在周代成书的，并在周代广泛传播与运用，所以用"周"来表明其成书的朝代。如汉代经学家郑玄在《易赞》中就提及："夏《易》曰《连山》，殷《易》曰《归藏》，周曰《周易》。"唐代经学家孔颖达《周易正义》中说："又文王作《易》之时，正在羑里，周德未兴，犹是殷世也，故题周别于殷，以此文王所演故谓之周易，其犹周书、周礼，题周以别余代。"宋代朱熹《周易本义》亦言道："周，代名也。"第二种观点则认为，"周"为地名。如孔颖达在《周易正义》序文里说："《周易》称，取岐阳地名，《毛诗》云'周原膴膴'是也。"岐阳即周朝的发源地今陕西省岐山县。"周原"即周国的土地之义。第三种观点认为，"周"是普遍、包含一切的意思。如郑玄《易论》中说："周易者言易道周普，无所不备。"唐代陆德明《经典释文》中说："周，至也，遍也，备也，今名书，义取周普。"清代姚配中在《周易姚氏学》中列举《系辞传》"易与天地准，故能弥纶天地之道""知周乎万物""周流六虚"等来佐证"周"即"周普"之义的观点。

2. "易"的含义 对"易"字的理解则更为纷繁。第一，从象形字的角度认识，"易"由"蜥蜴"而得名，此说出自东汉许慎的《说文解字》："易，蜥蜴、蝘蜓、守宫也，象形。""易"是"蜥蜴"的本字，像蜥蜴之形，又因蜥蜴能够变色，善变，被古人视为测知刚柔屈伸、阴阳消长的神物。第二，"易"为"日月"，"易"字由"日""月"二字构成，上为"日"为阳，下为"月"为阴，进而以"易"字代指"阴阳"。《周易·系辞传》曰："悬象著明，莫大乎日月。"又曰："日月之道，贞明者也。"《易纬·乾坤凿度》言："易名有四义，本日月相衔。"郑玄《易论》中说："易者，日月也。"东汉魏伯阳《周易参同契》曰："日月为易，刚柔相当。"日是阳气最精者，月是阴气至柔者，"易"象征阴阳推移变化的哲学意味。第三，生生之谓易。此说出自《周易·系辞传》"生生之谓易"。言宇宙万物生生不息、变动不居的生命哲学。第四，"易"为卜筮之义。《管子·山权》曰："易者，所以守成败吉凶者也。"郑玄《周礼·春官·太卜》注："易者，揲著变易之数可占也。"第五，"易"包含三层含义，即"简易、变易和不易"。孔颖达在《周易正义序》中引用东汉郑玄的注言道:"易一名而含三义也,简易一也,变易二也,不易三也。"第六,认为"易"为逆数。《周易·说卦传》曰:"易,逆数也。"言《周易》卦从下向上发展,来逆推万物的过去和未来。

(二)《周易》的作者与成书年代

《周易》的作者与成书年代在易学史上一直都存在一些争议。据《周礼·天官》《山海经》等典籍记载,我国上古有"三易",《周礼·春官·大卜》曰:"大卜掌三易之法,一曰《连山》,二曰《归藏》,三曰《周易》,其经卦皆八,其别皆六十四。"即《易经》有三易之说:一为《连山易》,二为《归藏易》,三为《周易》。"三易"的不同之处在于:第一,出现的年代不同。《连山易》相传为神农时代的《易》,《归藏易》相传为黄帝时代的《易》,而《周易》则为周朝时期的《易》。第二,其始卦不同。《连山易》以艮卦开始,《归藏易》以坤卦开始,而到了《周易》则以乾卦为开始。由于《连山易》和《归藏易》已经流失绝传,今已不可见其存本,只剩下《周易》流传至今,所以通常所说的《易经》就是指的《周易》。

《周易》的作者一般认为是"三圣",而其成书年代则是经历了"三古"。东汉史学家班固在《汉书·艺文志》中将其总结为"人更三圣,世历三古",颜师古注云:"伏羲为上古,文王为中古,孔子为下古。"上古由伏羲氏画八卦。《周易·系辞下》记载:"古者包牺氏之王天下也,仰则观象于天,俯则观法于地。观鸟兽之文与地之宜,近取诸身,远取诸物,于是始作八卦,以通神明之德,以类万物之情。"中古由周文王重八卦而为六十四卦并为之作爻辞。《史记·太史公自序》云:"西伯拘羑里,演《周易》。"《周易·系辞传下》曰:"《易》之兴也,其当殷之末世,周之盛德邪?当文王与纣之事邪?"下古孔子为《易经》作十翼而为《易传》,从而形成了今天所见到的《周易》。相传孔子在晚年读《易经》爱不释手,如痴如醉,把编结《易经》简册的牛皮线绳都磨断了多次,"韦编三绝"即出典于此。他还说"假我数年,五十而学《易》,可以无大过矣。"这种观点也最为汉代学者所接受,并在汉代广为流传。当然,这种观点也受到了不少古今学者的质疑。

目前学术界比较一致的看法是,《周易》成书于西周前期,《易传》成书于战国时期。又由于古代学者但做学问而不甚求名利,著书立说多有托古的传统,其所撰之书多托名于伏羲、神农、黄帝、孔子等圣人,因此历代都有学者对《周易》是否为"三圣"所作有所怀疑。一些学者根据《周易》之爻辞的记载,以及对1973年长沙马王堆三号墓出土的帛书《周易》的分析,认为《易经》成书于殷商之际,非伏羲、文王所作;而《易传》皆先后出于春秋至战国中期,并非出自一人之手,乃集众人之大成。

(三)《周易》的定位

古人都对《周易》有较高的评定,对其推崇备至。首先,在《礼记·五经解》中对"五经"做总结性评价提到《易经》时说:"洁、净、精、微,易教也。"据说这是孔子在整理《易经》后所做的解释。孔颖达《礼记正义》言:"易之于人,正则获吉,邪则获凶，不为淫道，是洁静。""洁静"，言《周易》是教育人们从善去邪的洁静之道。"精微"，精深微妙，言《周易》阐明宇宙万物变易之理，精当深奥，广大悉备，无微不尽。《周易·系辞上》曰："夫易，广矣大矣！以言乎远，则不御；以言乎迩，则静而正；以言乎天地之间，则备矣。"又曰："夫《易》，圣人之所以极深而研几也。唯深也，故能通天下之志；唯几也，故能成天下之务。"朱熹注："研犹审也，几微也。所以极深者，至精也，所以研几者，至复也。"说明《易》因其穷极深奥的抽象理论，研究极其细微的运动变化，所以能开通人的思想，判定天下的具体事物。一说"洁"即"度量"，认为《易》教以"洁"，就是齐之以数，准之以数，教育人们体会领悟象数相依存的连贯性，从而穷理尽性，格物致知。同时，《礼记·五经解》对"五经"也提出了批评性的评价，而讲到《周易》的流弊时则总结为"《易》之失，贼"，因为《周易》是一门囊括天文、地理、人事等各种学问与天地大道的知识，如果通晓《周易》之学而用之于歧路，则亦会流弊无穷。

自《易经》诞生以来，一直蒙着一层神秘色彩的迷雾，甚至被误定为一部"占筮之书"；但其本质却是通过占筮的隐语来探索与诠释自然与宇宙的变化规律。它是中国传统思想文化中天地自然变化之道与人文实践的理论根源，是古代汉民族思想、智慧的结晶，被誉为"大道之源"，是华夏传统文化的杰出代表，亦是中华文明的源头活水。无论是中国的天地之观、人文思想，还是治国之道、齐家之法、修身之要，乃至百业之规，无不受易学文化的指导与影响，其内容极其丰富，对中国几千年来的政治、经济、文化等各个领域都产生了极其深刻的影响。《易经》为易、诗、书、礼、乐、春秋群经之首，设教之书，在我国文化史上享有崇高的地位。《易经》是中华文化的总源头，《易经》讲的是宇宙、社会、人事最高的道理，是宇宙万物系统模型。变易是最普通最平凡的道理，历史上人们一直用《易经》来指导安邦治国齐家修身，只是由于其文字艰深，过于精练，在芸芸众生中学易者不多，所谓"百姓日用而不知"。

（四）易学的发展历史

从《易经》产生伊始，历代先贤就开始了从不同的角度与层面对其进行阐释解读研究，并探索其理论在各个层面的实践与应用，从而形成了一门学问——"易学"。

易学的发展过程与当时的社会意识形态有着不可分割的联系，因而每个阶段都有其历史特点，在一定程度上折射出了不同时代的思想文化。

西周初年至西周末年为易学的萌发阶段，《尚书·洪范》《周礼·天官·筮人》等文献史料都有相关记载。春秋战国时期是易学的奠基阶段，是易学的形成时期。以《左传》《国语》为代表，在形式上借用占筮之法来研究世间万物的"象"与"数"，进而探究其自然规律，形成了占筮派，即"象数派"。以《易传》为代表，通过儒家学派的进一步理论拓展，使《易经》在天地自然人文之道等诸多方面的理论得到显现，进而向易理方面发展，形成了"义理派"。"象数派"和"义理派"的形成和不断争鸣对垒，对后世易学的发展产生了深远的影响。

两汉时期的易学称为"汉易"。汉代在汉武帝"独尊儒术"的学术政策影响下，经学在当时尤为盛行，而《易经》被列为"六经"之首，于是便出现了一大批致力于《周易》研究的学者，易学逐渐发展壮大起来。汉代易学由于受先秦传统的影响，对《周易》有两种认识：一是讲"卦气""纳甲""爻辰"，把《周易》看成是卜筮之书，归"象数派"；另外一种认为《周易》是讲天地自然人事变化规律的书籍，以讲义理为主，归"义理派"。

魏晋隋唐时期，伴随着魏晋玄学的兴起，易学也取得了新的成就，是易学史上承前启后的关键时期，其主要特点是将《周易》玄学化，《周易》与《老子》《庄子》并列，成为"三玄"之一，将《周易》与老庄哲学的研究结合起来，开创了以玄学解易的新局面。其流派相对较多，主要分为三类：一是以王弼、韩康伯、孔颖达为代表的"玄学义理派"；二是以曹魏时期的管格及东晋时期的孙盛、郭璞等为代表的"象数派"；三是以南朝梁代梁武帝萧衍、唐代宗密和李通玄等人为代表的"佛易糅合派"。

宋代是易学发展的一个极为繁荣的阶段，其特点是易学与理学相结合。其重点在探讨《周易》所蕴含的义理，致力于探讨《周易》的宇宙和人生哲理，建"图书之学"，将汉易象数学进一步哲理化、数理化。宋易的发展始终存在象数与义理两大流派。北宋偏向于两派之间的相互对立，而南宋则偏向于两派之间的相互融合与影响。但二者都将《周易》高度哲理化，使易学达到了哲学的高峰，并影响了后来易学的发展。

明清易学则可分为两个阶段：一是明初至清初的宋易阶段，受宋明理学的影响，其沿袭宋代易学的象数与义理两大学术思想，因经、传以明道，借《易》以阐发其性理之学，都属于理学的范畴。二是清初至清末，因学术界再以汉代经学为研究重点，训诂学兴起，从而又进入了汉易阶段。清初易学家毛奇龄、胡渭等从考据入手，对前代许多易学文献提出了新的看法，对后来学者的影响极大。清代中期，汉学盛行，学者们用汉易解经的学风来解释《周易》经传。清代易学笃信汉易，注重文字考据，在理论思维方面少有建树，学术的道路越来越窄，是古代易学发展的一个低谷。

近代易学研究，由于考古发掘发现了大量新的文献资料，为易学研究提供了一些新的资料。近代易学流派众多，著作颇丰，研究取得了一定的成就；但由于西方文化的侵蚀与中国文化思想的流失，导致了中国传统文化的断层，使易学研究与发展出现了一定的停滞与衰落。

二、易学文化的核心内容

根据《易经》的观点看宇宙万事万物，无论天地自然的变化，还是人事社会的变迁，都有它的原则和道理，宇宙间万事万物既都有它的理，也都有它的象与数。《易经》中每一卦、每一爻也都包含着象、数、理三种涵义在内。

（一）《易经》的三大理论精华

易理，也就是易学之理，包含着三大理论精华，即阴阳对立统一、五行生克制化、天人合一。

1. 阴阳对立统一　什么是"阴阳"？阴阳是宇宙间同一个事物（或与之有关联的其

他事物）之间的两个不同的对应点，任何事物都有对立的两个面，这对应的两个面就是阴阳，这两个面是相对应的，也是统一的。如就时间来讲，有白天与黑夜之分，白天又有上午和下午之分，相对而言，则白天为阳，黑夜为阴；上午为阳，下午为阴。而就空间来讲，万物也都有内外、上下之分，则外为阳，内为阴；上为阳，下为阴。就人类来讲，又有男女、夫妻、长幼之分，如此则男为阳，女为阴；夫为阳，妻为阴；长为阳，幼为阴。宇宙间的一切事物都是相对应的，这是宇宙的法则，也是《易经》的核心。其实质就是《易经》将宇宙间的万事万物都作为"对应"的两方面来看待的。

每一个事物对立的两个面都不是孤立存在的，而是相互依存、相互统一的，即阴阳是既对立又统一的。如没有白天也就无所谓黑夜的存在，无内也就无所谓外，无上也就无所谓下。所以任何事物都存在着阴阳两个面，既对立又统一，互根互用。

2. 五行生克制化　五行生克制化学说是《易经》的又一重要理论。"五行"包含着两层含义：首先"五"，是我们的祖先将宇宙世间的万事万物归纳为了木、火、土、金、水五大类不同的属性，即万物皆有五行。而"行"，则是指这五大类属性的运动变化，同时这种运动变化又是生生不息的。在这五种属性运动变化的过程中它们既相互制约又相互生成。

五行之间有相生相克的关系。水生木，木生火，火生土，土生金，金又生水，是为相生；五行之间又存在相互制约的关系，木克土，土克水，水克火，火克金，金克木。五行制化则是指五行之间既有资助、促进，又存在着制约、拮抗的对立统一关系，从而维持事物间平衡协调，推动事物间稳定有序的变化和发展。五行的生克是万事万物运动变化的一种方式，而五行的制化则为万事万物运动变化的结果。

3. 天人合一　天人合一是贯穿于中国古代哲学的最根本、最核心的思想观念，深刻地影响着中国传统文化和古代科技的产生与发展。天人合一作为哲学理论，主要在于揭示人与自然的统一。古人所谓"天"，并不仅仅是指今人所谓的"天空"，而是指人类及人为创造的事物以外的天然的、自然的存在。"天"具有自己的运行规律与法则，"人"既是"天"运行变化的某种结果，又受到"天"的影响与制约。天与人是一种对应关系，一种主体与客体之间的和谐对应。人和宇宙之间信息全息，互补谐调。事物都是普遍联系的，宇宙就是由时间与空间结合交织构成的宇宙体，即一个庞大的时空网络。我们只要抓住时空中任何一个信息点，就可以部分检索或全息事物的整体信息。同时天人合一又包含着"天人同源""天人同序""天人同构""天人合德"等思想。

（二）《易经》的三个原则

"易"有"三易"，即"变易""不易""简易"，称之为《易经》的三大原则。"三易"说是《易经》的核心。"变易"提示万事万物的时空与表象的变化，"不易"则提示宇宙规律的永恒不变，而"简易"提示的是自然万物规律的大道至简。

1. 变易　《易经》以"易"命名，"易"即包含着变化的意思，讲万物的变化之理。世间万物，没有一件是一成不变的，在时空当中，万事万物一定在变，不可能不变。如果离开这种变化，宇宙间的万物就难以形成。"变易"就是讲的万事万物的变化之道。万事万物的变化虽然复杂，却是有规律可循的。

2. 不易 万事万物随时都在变，可是却有一项永远不变的东西存在，就是能变化出万象的规律，常说的"万变不离其宗"即指此意。"易"虽然讲变化，但是大道是永恒的，是不变的。"不易"是永恒的自然法则。同时"不易"还说明万事万物的变化是不以人的意志为转移的，阴阳相辅相成，既对立，又统一。阴阳统一，所以才有发展；阴阳有对立，所以会出现物极必反。古往今来，古圣先贤们一直受到"不易"的哲学思想启示：顺自然法则要有所作为，逆自然法则要有所不为。

3. 简易 简易，以字观之便为"简单""容易"之意。宇宙间天地自然法则本来就是简朴平易的。虽然万事万物在不停地变化，而且其变化规律又比较复杂，但是无论事物与规律如何变，其道理都是相通的，而《易经》就是将这些深奥的道理简明化，用阴阳、五行和一整套的卦象将自然界复杂的变化进行概括和表达。我们可以根据易理以小观大，从局部见全局，懂得万物生存和发展的规律。我们懂得并掌握和运用这些道理，遵循万物的变化规律，明白事物的处境与发展方向，便可达到以简御繁，明了大道至简。

（三）《易经》的三大法则

《易经》有三大法则——"象""数""理"。整部《易经》都是通过象、数、理来进行阐释的，是《易经》中最基本与最重要的内容。《易经》中的八卦都有其象，每一卦也都有其数，八卦就是象中有数、数中有象的象数符号，象与数密不可分。而象数的背后又隐含着义理。象、数、理三者相因，相互为用。

1. 象 "象"就是现象、表象之意。《系辞下》曰："是故《易》者，象也。象也者，像也。"万物皆有其象，万物都是以象的形式呈现出来的。《系辞上》云："圣人有以见天下之赜，而拟诸其形容，象其物宜，是故谓象。"总体而言，象存在于万物之中，万物皆有其象，物与象是一个统一的整体。天下事物的道理幽深难见，圣人便拟取物象以比喻其事理，将宇宙万物之象归纳于《易经》中的八个卦象之中，又将八个卦象反推于万物之中，这就是《易经》创作的基本原则。《易经》用来模拟、类推宇宙万物的象，也是在《周易》的形成与发展过程中逐步丰富和完善起来的。首先用爻象来代表宇宙中事物的阴阳属性，再以卦象来类比万物，又将万物之象归类于八个卦象之中。《易经》就是用卦象、爻象来表示世界生成发育的万有现象，从中寻求其变化的原则，从而形成了一套完整的"易象"理论。

2. 数 "数"不仅仅是简单的我们可见的数字与数学，它还包含着一个事物的运动与变化规律。一件事或物怎么变、向哪一个方向变，这都属于数的范畴。数与象和卦是一个有机的整体，数不仅仅存在于自然之数（一、二、三、四……）之中，还存在于象之中，存在于卦之中，存在于万事万物之中。《易经》的数起源于"河洛之数"，它是集时间、空间、物象于一体的。另外，还有以六、九代表爻性阴阳的爻数，以数代表先天八卦与后天八卦的卦数，以十以内的自然数中的奇数为天数、偶数为地数所成就万物的天地之数，以及大衍之数等。

3. 理　"理"即易理，是指易经中的哲理，探讨宇宙人生的能变、所变与不变之原因。易理以阴阳理论、五行生克制化理论和天人合一理论为三大理论精华。其中阴阳理论和五行生克制化理论是人们认识事物的基础，是对事物的一种相对直观的认识，它在让人们简单认识事物的前提下，指导人们如何去看待事物、掌握事物及其运动变化规律；天人合一理论则是在人们对事物简单认识的基础上的"感性"升华。

（四）《周易》的基本知识

《周易》全书由两部分构成。一是经文部分，称为《易经》，分为上经和下经，上经三十卦，下经三十四卦，总共六十四卦。上经起于"乾卦"，终于"离卦"；下经起于"咸卦"，终于"未济卦"。六十四卦都包括卦画符号系统和卦爻辞文字系统两部分。二是传文部分，称为《易传》，包括《象传》上下、《彖传》上下、《文言》、《系辞传》上下、《说卦传》、《序卦传》和《杂卦传》七种，共十篇，称之为"十翼"，又称《周易大传》）。

1.《易经》的构成　《易经》全书共六十四卦，每卦由卦爻象符号系统和卦爻辞文字系统两部分所组成，包括六十四卦的卦符（又叫卦画）、卦名、六十四条卦辞、三百八十六条爻辞。

（1）爻的含义与分类　爻是《易经》最基本的卦画符号，是卦的最小构成单位。爻分阳爻"—"与阴爻"– –"。《系辞上》曰："爻者，言乎变者也。"《系辞下》曰："爻也者，效天下之动也。"爻的图像是仿效天下万物运动变化而产生的，是为事物的交错、变化之意，表示阴阳之交变，用之记述自然界寒暑、昼夜等各种万事万物对立统一的运动变化规律。

①爻位：爻位是指爻在卦所处的位置。一卦六爻，由下向上看，有初、二、三、四、五、上共六位。位分阴阳，初、三、五为阳位，二、四、上为阴位。阳居阳位，阴居阴位，叫当位；反之，叫不当位。当位阐释的是事物的运动发展符合自然规律，而不当位则不符合自然规律。

爻是"适时之变"的，爻象多变，不易把握。爻代表时空的一个阶段。它所处的阶段，主要由爻所处的位来表达。爻位、爻性共同构成爻题，也就是爻象。每一爻的象位都不是孤立的，它与别的爻有着各种关系。爻的吉凶，主要由爻所处的位、与别爻的相互关系（与周围各爻的承、乘、比、应关系）及该爻处在某个别卦的哪一个经卦所共同决定的。两爻相邻为比，有亲比、敌比、顺比、逆比之分。上下经卦相对应的爻位（初与四、二与五、三与上）的关系为应，若二者为异类即一阴爻一阳爻，则为正应，简称应。"应者，同志之象也"，应好，不应不好。下爻对上爻来说为承，上爻对下爻来说为乘，阴承阳为顺，阴乘阳为逆。而初爻与上爻是始与终、本与末的关系。这两爻较特殊，有时候不按当不当位看，故有初上无位之说。

②爻题：《易经》六十四卦的每一卦都有六爻，每一爻都有一个名称，称为爻名，也叫爻题。爻题由爻性和爻位组合而成。其中阳爻记作"九"，阴爻记作"六"。六十四卦的每一卦的六爻按从下往上的顺序，依次记作初、二、三、四、五、上，阳爻依次

为初九、九二、九三、九四、九五、上九，阴爻依次为初六、六二、六三、六四、六五、上六。

③爻辞：每爻都有一个含义，表达这个爻的意思的文辞叫做爻辞。每一卦都有六爻，共有六条爻辞。其中乾卦多一个"用九"的爻辞，而坤卦则多一个"用六"的爻辞（图3-1）。故《易经》六十四卦共有386条爻辞。

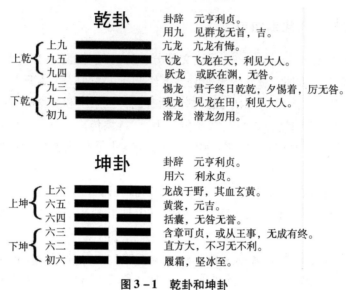

乾卦

		卦辞	元亨利贞。
		用九	见群龙无首，吉。
上乾 {	上九	亢龙	亢龙有悔。
	九五	飞龙	飞龙在天，利见大人。
	九四	跃龙	或跃在渊，无咎。
下乾 {	九三	惕龙	君子终日乾乾，夕惕着，厉无咎。
	九二	现龙	见龙在田，利见大人。
	初九	潜龙	潜龙勿用。

坤卦

		卦辞	元亨利贞。
		用六	利永贞。
上坤 {	上六		龙战于野，其血玄黄。
	六五		黄裳，元吉。
	六四		括囊，无咎无誉。
下坤 {	六三		含章可贞，或从王事，无成有终。
	六二		直方大，不习无不利。
	初六		履霜，坚冰至。

图3-1 乾卦和坤卦

④爻象与爻辞的一般通例：上爻的爻辞与初爻的爻辞密切相关。《易》的作者先拟定初爻爻辞，初爻爻辞决定论述某一问题，那么上爻爻辞所说不过是初爻爻辞所论问题的完成或终了。所以，初爻爻辞拟定较难，上爻爻辞因为是根据初爻爻辞来的，自然容易拟定。除了初上两爻以外，要明辨吉凶是非，中间二、三、四、五这四爻也十分关键，它是从初到终的中间过程，没有这四爻，是说明不了问题的。中间四爻中，五的地位突出，居君位，一般是被认为代表天子诸侯的。另三爻的吉凶悔吝往往与其同五的关系如何有关。二与四在卦中都是阴位，二距五远，所以多誉；四距五近，逼近于君，所以多惧。三与五都是处在阳位，但是五在上，处于高贵的地位，所以多功；三在下，处于卑贱的地位，所以多凶。如果三、五是阴爻，以阴柔处三、五阳刚之位，有危险。如果三、五是阳爻，以阳刚处三、五阳位，就可以胜任而不危。所以《周易·系辞下》有"二与四同功而异位，其善不同；二多誉，四多惧，近也。柔之为道，不利远者；其要无咎。其用柔中也。三与五同功而异位，三多凶，五多功，贵贱之等也。其柔危，其刚胜耶"的论述。另外，《乾凿度》中说："天地之气，必有终始，六位之设，皆由上下。故易始于一，分于二，通于三，成于四，盛于五，终于上。初为元士，二为大夫，三为三公，四为诸侯，五为天子，上为宗庙。凡此六者，阴阳所以进退，群臣所以升降，万人所以为象则也。故阴阳有盛衰，人道有得失，圣人因其象，随其变，为之设卦，方盛则托吉，将衰则寄凶。"

（2）卦的组成与分类 易卦分为经卦和别卦。经卦由阴爻或阳爻两种符号三叠而成，由三个爻组成，共八卦；别卦则由阴爻或阳爻两种符号六叠而成，由六个爻组成，共六十四卦。

1）经卦：又称小成卦，一般称之为"八卦"。《易传·系辞上》曰："易有太极，是生两仪，两仪生四象，四象生八卦，八卦定吉凶，吉凶生大业。"阴阳爻三叠便形成了☰、☱、☲、☳、☴、☵、☶、☷这八个卦形，分别称之为乾、兑、离、震、巽、坎、艮、坤这八个经卦，又叫单卦。八卦是构成《易经》六十四卦的基本元素，分别代表天、泽、火、雷、风、水、山、地八种事物属性的物象，而各个卦象都有其不同的卦性（又称"卦德"）。如《易传·说卦》曰："乾，健也；坤，顺也；震，动也；巽，入也；坎，陷也；离，丽也；艮，止也；兑，说也。"。朱熹《周易本义》载有《八卦取象歌》："乾三连，坤六断；震仰盂，艮覆碗；离中虚，坎中满；兑上缺，巽下断。"以形象的比喻来让学习者记忆八卦的卦形。参见图3-2。

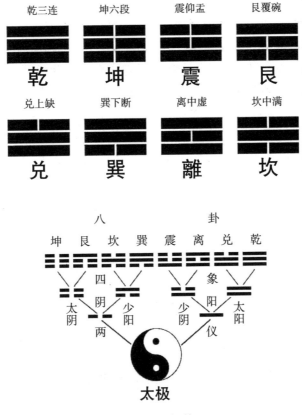

图3-2 经卦

2）别卦：由两个三爻的经卦重叠而成的六爻卦，称之为别卦。八卦两两相叠，共形成了六十四个别卦，别卦又称重卦、复卦、六十四卦。其中，下面的八卦叫做"下卦"，也叫内卦、下体；上面的八卦叫做"上卦"，也叫外卦、上体。《易经》一书主要由六十四卦构成，每一卦都是六爻，由卦画（卦符、卦象、卦形）、卦名、卦辞、爻名、爻辞组成。

①卦画：也叫卦符，即卦的符号，由六个爻象符号组成。

②卦名：卦的名称。《周易》的卦名有时可以总括全卦的内容，有时摘取卦爻辞中的常见词作卦名。总体上来讲，六十四卦是一个整体，每一卦所讲的都是六十四卦的整体的一部分时空片段。

③卦辞：卦辞是对一卦的总结与概括，及其含义的描述说明。

为了便于记忆六十四卦，后人编排了"六十四卦卦名次序歌"，如朱熹在《周易本义》中载："乾坤屯蒙需讼师，比小畜兮履泰否，同人大有谦豫随，蛊临观兮噬嗑贲，剥复无妄大畜颐，大过坎离三十备。咸恒遁兮及大壮，晋与明夷家人睽，蹇解损益夬姤萃，升困井革鼎震继，艮渐归妹丰旅巽，兑涣节兮中孚至，小过既济兼未济，是为下经三十四。"

孔子在《周易大传》中对经卦、别卦结合天、地、人三才之道进行了论述。如《周易·系辞》曰："《易》之为书也，广大悉备。有天道焉，有人道焉，有地道焉。兼三才而两之，故六。六者非它也，三才之道也。"《易·说卦传》曰："昔者圣人之作《易》也，将以顺性命之理。是以立天之道，曰阴曰阳；立地之道，曰柔曰刚；立人之道，曰仁曰义。兼三才而两之，故《易》六画而成卦；分阴分阳，迭用柔刚，故《易》六位而成章。"经卦的三爻，由上到下分别象征天、人、地三才，而别卦则上两爻代表天、中间两爻代表人、下面两爻代表地，在卦象之中隐含着天、地、人三才的变化之道。

（3）本卦、互卦、变卦、错卦与综卦　卦爻辞的内容不仅和本卦卦爻相关，与其在六十四卦中所处的位置相关，另外还和其本卦的互卦、变卦、错卦与综卦相关（图3-3）。

①本卦：本卦又叫主卦、原卦。它体现的是事物初始阶段的信息，或目前的情况。本卦提示我们要认识清楚事物当前的具体情况。

②互卦：互卦又称交互卦。具体组合方法是：本卦中的第三、四、五爻，拿出来作为互卦的上卦；本卦中的第二、三、四爻，拿出来作为互卦的下卦。上卦、下卦组合在一起，就得到了互卦。互卦体现的是事物发展的过程。互卦提示事物内部的交杂关系，每一个事物的产生与变化起必有因，而有些原因却是晦昧不明的，不小心看便看不出来，但对事物的起源及可能的未来变化却有着非常重要的影响，不可不预先观察到，这便是所谓的交互卦。

③变卦：变卦是由本卦经过某个爻的变动、变化（阴爻变阳爻或阳爻变阴爻）而得到的，也就是说变卦是由本卦变动而来的。变卦代表着事物发展变化的最终结果。

④错卦：是与本卦阴阳全颠倒的卦，即每个爻均阴变阳、阳变阴而得到的卦。错卦是一种从反面的角度来观察看待事物的变化过程与结果。错卦提示我们，立场相同，目标一致，但看待问题的角度不同，所见也就不同了。相错者相辅则相成，相背时则相离。

⑤综卦：就是把本卦倒过来看，又叫做覆卦。它们通常是从事物的反面来看事物的发展变化，立场不同时，卦象也不同。综卦提示我们万事要客观，因为立场不同，观念就会完全不同。

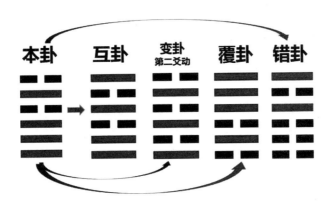

图 3-3　本卦、互卦、变卦、错卦与综卦

2.《易传》的构成　《易传》十篇是阐释《易经》经文大义之作，后人形象地称之为"十翼"，即为"经"的羽翼，喻其作用和形式犹如鸟的翅膀一般，是辅助和解释《易经》的。《易传》是目前发现的最早阐释《易经》的专著，在易学史上它第一次将《易经》的道理理论化，使其理不再那么幽奥难解。《易传》包括《彖传》《象传》《文言》《系辞传》《说卦传》《序卦传》《杂卦传》，其中《彖传》和《象传》随经分上下，《系辞传》因篇幅长也分为上下，于是由七种变为十部分，这十部分《易传》被称为"十翼"，也称《周易大传》。

（1）《彖传》　随上、下经分为上、下两篇，共六十四节。《系辞上》说："彖者，言乎象者也。""彖"是断的意思，也就是说《彖传》是按照卦象的组合来探讨吉凶问题和分别解释六十四卦卦名、卦辞和一卦大旨的。《彖传》释卦的方式有三：一是从训诂、卦象的角度解释卦名的意义；二是从八经卦的角度来解释卦象的意义；三是从卦象、爻象、义理的角度解释卦辞的意义。

（2）《象传》　随上、下经分为上、下两篇，共四百五十条，阐释各卦的卦象及各爻的爻象。其中释卦象者称之为"大象"。"大象"含有两层含义：一是用每一卦的上下卦所象征的事物来解释卦象。如《乾》卦，上下卦都是乾，乾象天，天的性质是健，故云"天行健"。二是"以天道来示人事"的方法，用自然现象比附社会人事，指出这一卦的现实意义。如《乾·象》"君子以自强不息"，是说君子要效法《乾》卦"健行"之象，始终奋发图强。解释爻象者称之为"小象"。小象主要是通过爻象、爻位、各爻不同的性质及各爻之间位置关系的不同，来分析爻义及其吉凶利弊之所以然。

（3）《文言》　是对《乾》《坤》两卦的卦辞和爻辞的详细解释，其中解释《乾》卦的称为《乾·文言》，解释《坤》卦的称为《坤·文言》。《文言》以孔子问答的形式来发挥这两卦卦辞、爻辞的精微大义，讲解其中蕴涵的天地之德、阴阳之理、君臣之义、为人处世、修齐治平、修身养性等方面的道理。清代张英在《易经衷论》中说："盖圣人举《乾》《坤》两卦，示人以读《易》之法应如此扩充体会耳。"

（4）《系辞传》　《系辞传》又称《系辞》，分上、下两篇，主要发掘、申说经文要领，诠释卦爻辞的基本义理。文中对《易经》经文选择性地辨析与阐发，既抒发

《易》理的精微，又展示出读《易》的要例。它提示了《易经》的奥秘，发掘了《易经》的思想内涵，进一步阐明了易学之理。《系辞传》是《易经》中内容最多、最为重要的一部分，指示读《易》的门径，引领我们登堂入室，是学习《周易》的必读之篇。

（5）《说卦传》　《说卦传》系统地解说八经卦所象征的事物，是阐述八卦取象大例的专论。《说卦传》共十一章，首先说明六画卦的形成和义理，接着阐述八卦的两种方式，然后集中说八卦的取象特点，强调八种基本物象及象征意义，并广引众多象例。其中八卦的性质及八卦所代表的基本事物是分析《易经》卦象与筮占应用的基础。

（6）《序卦传》　《序卦传》分析《易经》六十四卦的排列次序，揭示各卦之间的相承相因关系，提示事物相因、相反的两种发展规律。其中蕴含着自然法则与其运动变化规律的真谛。

（7）《杂卦传》　《杂卦传》"杂糅众卦，错综其义"，打乱了《序卦传》所揭示的卦序，将《易经》六十四卦重新编排为三十二对象征意义相反的卦，用精要的语言概括各卦卦义，旨在阐发事物发展的对立统一、相辅相成的变化规律。

三、易学文化对中医学的影响

《周易》作为中华文化的源头与代表，是中国文化的元典，对中国各门学科都有着深刻的影响，与中医学的关系尤为密切。《周易》是中国古代辩证思维的宝典，而中医学是运用辩证思维治疗各种疾病的典范。古代有众多医家都提出了"医易同源""不知易，不足以言太医"的说法。医易相通，中医学在诸多方面都受到易学文化理论的影响。

（一）易学阴阳理论对中医学的影响

《易经》中虽未对阴阳进行直接的论述，但是阴阳的观念已寓含于刚柔及卦爻的变化之中，阴爻与阳爻的变化即包含着丰富的阴阳思想。孔子在《易传》中提出了"一阴一阳之谓道"的论述，认为宇宙间的基本规律就是阴阳的对立与统一，阴阳的运动变化才是事物发展的动力。中医学在《周易》和当时阴阳学说思想的影响下，吸取了《周易》的阴阳理论精华，并对《周易》的阴阳思维理论予以进一步的发展，把阴阳思维理论与中医学相结合，形成了中医学的基本理论，促进了中医学的发展。《黄帝内经》不但设专篇讨论阴阳，而且全书皆贯穿了阴阳的理论思想，将阴阳理论与自然界的四时及人体生命活动的变化相结合，利用天人合一的思想，提出了四时五行（五脏）的阴阳辨证观点，灵活运用阴阳学说解释人体生理、病理的各种现象，并用以指导中医学理论的总结和疾病防治。

中医学将阴阳之间的关系归纳为对立制约、互根互用、消长平衡和相互转化等，这些都可以从河图洛书、太极图、八卦图、六十四卦图等易图中得到很好的诠释。《黄帝内经》中关于人体脏腑经络及气机变化的论述无不采用阴阳理论来加以阐释。而张仲景在《伤寒杂病论》中也是以阴阳为纲，提出了阴阳辨证的基本法则，将疾病分为阳病和阴病两大类疾病，又在阴阳理论上结合"道生一、一生二、二生三、三生万物"的思想，将天、地、人三才理论与阴阳理论相结合，将阳病和阴病又分别分为三种，形成了三阴三阳的辨证方法，即太阳病、阳明病、少阳病、太阴病、少阴病、厥阴病，从而形成了以阴阳统六经，六经统百病的六经辨证理论。而三阴三阳的学说源于六爻的理念，六经与六爻在数量上相合，阴阳结构上相似。六经中从少阴到太阳，体现了阴阳消长的变化过程，六爻位也表示的是事物由弱到强的演进过程。

（二）易学三才理论对中医学的影响

《易经》各卦均有六爻，其中，上两爻为天，下两爻为地，中两爻为人。人生活在天地之间，是合天地之气而成，因此，人与天地自然之气为合一之气。人受天地之气的直接影响，人体触冒了天地自然之气也会产生异常的变化，即天地异常的气作用于人，也会让人产生异常的变动，出现身心疾病。天地人是合为一气的，虽然分为三气，但三气之间又是互为因果、相依相生的，是不可单独分割的统一体，牵一发则动全身。这在中医学的相因制宜的理念中体现得比较全面，如因时、因地、因人制宜的理论等。

（三）易学八卦理论对中医学的影响

《周易》的八卦及六十四卦都蕴含着精妙的阴阳理论，无论是每一单卦，还是八经卦之间及六十四卦之中都体现了这一理论，对中医的阴阳学说产生了深刻的影响。《周易》八卦强调阴阳的关系，包括刚柔相济及损益相彰、水火既济等，如《周易·系辞》云"阴阳合德而刚柔有体""刚柔者，昼夜之象也""八卦成列象在其中……刚柔相推变在其中"。八卦中蕴含的阴阳理论是非常丰硕的，包括阴阳的对立制约关系、阴阳的互根互用原理，以及阴阳消长转化作用。八经卦及六十四别卦都体现了自然界阴阳消长转化的规律，以及时间方位的分布变化规律，中医学以后天八卦图为基础，合卦象、时令、方位、干支为一体，对人体疾病的预测、气机升降的分析都有很高的价值。另有八卦物象表见表3-1。

表3-1　八卦物象表

卦名	乾	坤	震	巽	坎	离	艮	兑
自然	天	地	雷	风	水雨月	火日	山	泽
人	父	母	长男	长女	中男	中女	少男	少女
五行	金	土	木	木	水	火	土	金
属性	健	顺	动	入	陷	丽	止	悦
动物	马	牛	龙	雉	豕	雉	狗	羊
身体	首	腹	足	股	耳齿	耳舌	手	口
方位	西北	西南	东	东南	北	南	东北	西
季节	秋冬间	夏秋间	春	春夏间	冬	夏	冬春间	秋
数	一	八	四	五	六	三	七	二
脏腑	大肠	脾	胆	肝	膀胱、肾	心、小肠	胃	肺

此外，八卦在中医学中还被《黄帝内经》用于九宫八风理论，以之预测气象风雨，在预防医学上有一定的价值。在中医理论方面，八卦卦象还被用于藏象生理及病理的论述，如坎卦，为水，主肾；离卦，为火，主心……既济卦与心肾相交属生理，未济卦与心肾不交属病理的关联等（图 3-4）。以及针灸学上运用八卦的理论与方法进行阐释与运用的眼针、手针、脐针、头针、小儿推拿等各种治疗方法，都是受八卦理论的影响。

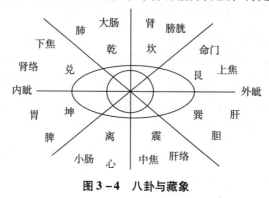

图 3-4　八卦与藏象

（四）《周易》象理论对中医学的影响

何谓"象"？《易·系辞》曰："象者，像也。"《周易》的象是通过卦象体现出来的。《黄帝内经》中的藏象学说，其渊源即为《周易》的卦象，并对其进行了发展。

《黄帝内经》中提出的"八卦藏象""六节藏象"和"五脏六腑全息藏象"三种藏象理论都是受到了《周易》象理念的影响。如《灵枢·九宫八风》以八卦藏象为基础，进一步将八卦方位与八风相对应，八风所害与八卦脏腑相对应。随着中医诊法的发展，虽然八卦藏象与邪风致病说逐渐被淡化，但脏腑"象"的内涵和时空方位特征却作为理论的核心被保存并得到不断的发展。如各种藏象学说都以离卦的特征指心，坎卦的特征指肾，并将之用于面部的望诊、舌诊等诊断方法及人体的生理及疾病的病理分析中。

在《周易》六十四别卦的六爻的指导下，形成了"六节藏象"学说，按照"人与天地相参"的原则，对立了六藏、六器与六节之三阴三阳相匹配的藏象理论。《素问·六节藏象论》重点阐述了心、肺、肾、肝、器、胆六个重要脏腑，心为阳中之太阳，肺为阴中之太阴，肾为阴中之少阴，肝为阳中之少阴，器为阴中之太阴，胆为阴中之少阳。"器"有六种，具体包括脾、胃、大肠、小肠、三焦、膀胱。《素问·至真要大论》中"天地合气，六节分而万物化生"等内容，提示了六节藏象的存在。另外"五行藏象理论"则吸收了《周易》阴阳、八卦、五行、五方、干支、四时等理论，形成了全方位模拟的全息藏象论。五行藏象学说运用五行生克的规律，将五脏所代表的人体功能系统之间相互制约、相互影响而成为的一个能够自我调节的稳态系统明确阐释。在《周易》象思维的影响下，中医藏象学说把天象、地象、人象三象合一，为中医内外相应、以外揣内的诊断特色奠定了理论基础。如《素问·五脏生成》曰："五脏之象，可以类推。"

总之，中医学的藏象学说导源于《周易》的象理论，并在天象、地象、人象三者结合中进行了进一步发展，尤其在接受易理取类比象的基础上，使法象思想有了新的突破，创立了颇具特色的中医理论核心——中医藏象学说。

第二节　儒学文化与中医学

基于"祖述尧舜，宪章文武"，孔子整理夏、商、周三代思想而创立了儒家学派，后来经过汉代董仲舒的改造和宋明时期对道教和佛教的融合而形成完整的儒家思想体系。儒学文化是中国古代的主流意识，对中国社会产生了深远的影响。

一、儒家的渊源与流变

春秋战国时期在中国古代历史上是一个大变革时期，社会形态由奴隶制向封建制过渡，旧的生产关系逐渐被打破，新的生产关系随之建立。社会生产关系的变革，促成了文化上的变革，原来文化教育上的"学在官府"逐渐崩溃，学术文化无法继续垄断在贵族手里，学术一天天下移，变为私学，儒家学派就在这种背景下诞生了。

关于儒学的起源，许多学者做过考证，说法不一，史无定论。概括起来，大约有以下几种论说。一是王官说。班固《汉书·艺文志》云："儒家者流，盖出于司徒之官。"近人章太炎仍持此说，他认为："古之学者，多出王官。世卿用事之时，百姓当家，则务农商畜牧，无所谓学问也。其欲学者，不得不给事官府为之胥徒，或乃供洒扫为仆役焉。"（《章太炎政论选集》）即古代学术皆出于王官之学，民间因专事体力劳动无所谓学问，他们为了追求学问，就必须服役于官宦，才有可能受书治学，诸子之学是官学延续的结果。二是世变说。持此说的代表人物有胡适，他说："诸子之学不但决不能出于王官，果使能与王官并世，亦定不为所容而必为所焚烧坑杀耳。"（《诸子不出于王官论》）他认为，必须有原有社会制度的破坏，先秦学术才能兴起。儒家对于儒学的起源有一套自己的说法。孔子将尧、舜、禹、汤、文、武、周、孔一脉相承地连接起来，是道统论的肇始。

关于"儒"，《说文解字》解释："儒，柔也，术士之称。"指明儒为一个职业。《周礼·天官·大宰》云："以九两系邦国之民：一曰牧，以地得民；二曰长，以贵得民；三曰师，以贤得民；四曰儒，以道得民……"郑玄注云："儒，诸侯保氏有六艺以教民者。"可见"儒"是一种教职。《周礼·地官·大司徒》也有记载："以本俗六安万民：一曰娵宫室，二曰族坟墓，三曰联兄弟，四曰联师儒……"郑玄注云："师儒，乡里教以道艺者。"师与教，显然是相联系的。

（一）先秦儒学

先秦时期的儒学处于奠基形成阶段，代表人物有儒家的创始人孔子、孟子、荀子。

1. 孔子（前551—前479年）　名丘，字仲尼，春秋时期鲁国昌平乡陬邑（今山东曲阜）人。先祖原为宋国贵族，父亲叔梁纥因避难逃到鲁国。孔子幼年丧父，少年贫穷，年轻时做过管理仓库和牛羊的小官。51岁时开始走向政治生涯的巅峰，担任鲁国中都宰（中都行政长官），由于政绩显著，曾先后任司空、大司寇。后以大司寇身份兼任鲁君相礼。因与鲁国当权派季氏政治观点不合，转而周游列国，但政治理想始终未能得到贯彻，于是回到鲁国闭门著书、立说授学，直至去世。

孔子创立了儒家学说。他奠定了儒家学说以仁、礼为核心的理论基础，构建起早期儒学的理论框架和传统儒学思想的重要支撑，后世历代儒者都是在此基础上，结合他们所处的时代特点，对这些根本思想内容进行阐释、发挥、和改造。孔子整理了儒家典籍，是中国历史上首位私人文献著述家。孔子带领弟子整理、删定了后人所谓的六经，既是儒家学派第一批最基本的教材，也是中国古代社会2000余年间儒学最基本的经典，后世儒者研究儒学，主要依据六经。孔子开创了私人讲学之风，公开招收各阶层的学生，冲破了贵族垄断文化的局面，推动了学术下移，使文化传播到民间，对中国思想文化的传播发展具有重大意义。孔子非常注重对学生进行系统知识的传授，教学科目包括六艺，即射、御、数、书、礼、乐，这其中既涵盖了历史文化知识的教授，又包括实践技能的培养。史载孔子弟子兼通"六艺"者七十二人，众多多才多艺的弟子奠定了儒家学派能够延续发展的人才基础。

2. 孟子（约前372—前289年） 名轲，字子舆，战国时期邹国（今山东济宁邹城）人。孟子为鲁国贵族孟孙氏的后代，祖先从鲁国迁到邹国。孟子自幼丧父，由母亲抚养成人。孟母严格的家教对孟子成才起了重要作用。元朝至顺元年（1330年），孟子被加封为"亚圣公"。至此，孟子成为地位仅次于孔子的先秦儒家的重要代表。孟子进一步完善和发展了儒学。初创时期儒学在内容上还比较零散，缺乏严密的论证，孟子在此基础上使儒学系统化，以"天"为出发点，以"王天下"为归宿，使早期儒学形成了一套较为细密的思想体系，儒学至孟子而始著，成为当时与墨家并列的显学。孟子创造性地将"仁"推进至"义"，在孔子提出的"爱人"的基础上解决了具体如何爱人的问题。《孟子·告子上》曰："仁，人心也；义，人路也。""仁义"合一，"居仁由义"，才是正确的道路。自孟子始，"义"便在中国道德哲学体系中具有了重要的地位，从而形成了儒家以仁义为核心和标识的道德哲学体系。关于义的起源，孟子认为是"羞恶之心"，"羞恶之心，义之端也"（《孟子·公孙丑上》），将羞耻心作为道德现实性与合理性的起点，强调"耻"对于德性人格的根本性意义。《孟子·尽心上》曰："耻之于大人矣！为机变之巧者，无所用耻焉，不耻不若人，何若人有？""人不可以无耻矣，无耻之耻，无耻矣。"孟子深化了孔子思想，为孔学提供了理论根据，并首开儒学哲学化先河，使天道、天道成为宋明理学探讨的中心问题。孟子提出的仁政主张，丰富和发展了儒家的政治学说。孟子把争取民心视为保持统治地位的根本条件，并据此提出了"君轻民贵"的口号，把西周以来的重民思想发展到了一个崭新阶段。孟子认为，君主施行仁政，应该以使人民心悦而诚服为目标，国君做出重大决定，应认真听取国人意见；天子的废立，也应该以是否"得乎丘民"而定。在君权至上的传统观念根深蒂固的古代社会，此说对古代特权思想和君主专制统治有一定的制约作用。随着儒学在社会意识形态中逐渐确立起统治地位，仁政几乎被所有统治者宣布为施政目标。

3. 荀子（约前313—前238年） 名况，战国后期赵国人。荀子十五岁时到齐国游学，在齐国都城临淄的稷下学宫居住十年，讲德修业，求师问友。他三次担任学宫祭酒，被誉为"最为老师"。荀子在继承孔子思想的同时，批判性地改造了正统儒家，形成了自己的思想特色。在人性问题上，他提倡性恶论，主张人性本恶，否认孟子的性善论，强调后天环境和教育对人的影响。荀子将"天""天命""天道"自然化、客观化与规律化，否认了天的神秘性，继而提出了"制天命而用之"的思想。他将"大儒"与"俗儒"对立，视孟子学派为俗儒。就儒学本身而言，从孔子重视内心情感（仁）到孟子重视意志力量和道德行为（义），再到荀子重视社会制度（礼、法），是先秦儒学由注重内圣之道到注重外王之道的发展演变，在此意义上，可以把荀子视为早期儒家向战国后期法家过渡的中间环节。被他赋予新义的"礼"是标志这一过渡的中心范畴。荀子还综合了先秦各家学说，批判性地吸收了其他学派的观点，建立起宏大的兼容儒、法、道各家思想的学术体系，体现出战国后期思想大融合的特点。

（二）两汉经学

两汉时期是儒学的变化创新时期，通常称之为两汉经学。汉代经学以记载儒家经典所用文字的不同为标准，分为古文经学和今文经学，实际上是汉儒对先秦儒家经典的不同理解、解释而形成的派别，两派经过长期的斗争融合，最终初步实现了经学的统一。汉朝是经学发展最为繁荣和昌盛的时期。代表人物为董仲舒等。

1. 董仲舒（前179—前104年）　西汉广川人，曾任博士、江都王相和胶西王相，是西汉时期的名儒，中国思想史上影响重大的第一位经学大师。董仲舒将儒学理论推向新的发展阶段。他把儒家的"天人合一"思想发展成为"天人感应"，使儒家向往的"人与天地参"的世界观得到了具体落实。董仲舒认为"天人同类""人副天数"，人无论在生理上、心理上、社会生活上、历史演变规律上都与天相对应，进而互相感应，自然、社会、人伦、道德等一切现象都被纳入到了这个体系之中。先秦儒学强调自我道德修养，认为圣人是至善的化身，人们只要勉力追求，就能达到理想的道德境界。董仲舒的宇宙构成论则把天地、万物、人事纳入同一个框架和模式之中，以个人顺从古代的宗法等级秩序来实现与天同体，与万物合一。董仲舒宇宙构成论体系的建立，是儒学神学化的重要标志。儒学经过董仲舒的改造，开始演变成为一个兼综阴阳、刑名之学的理论体系。

2. 古今文经学之争　汉初收集的儒家经典，多是来自民间的残篇，另有一些是由老儒生背诵出来，用当时通用的隶书记录、整理出来，被称作今文经，实即汉代整理出来的儒经。西汉中后期，又发现了几批用先秦时代古籀文书写的经书，诸如《春秋左氏传》《逸礼》《古文尚书》和当时尚未立为官学的《毛诗》，这些便成了古文经学的研究经典。今文经学派认为，孔丘是托古改制的"素王"，六经是孔子治世之说；注重阐发经文的"微言大义"，讲究弘扬义理和实际功用，使经学便于直接为统治者服务，因而深得西汉政府支持。古文经学认为，经书是古代历史记录，因此注重史实考证，讲究名物训诂。古文经学虽然在西汉不受朝廷重视，但在东汉却被立为官学。古今文经学经过长时期的争论，逐渐由分歧走向融合。古文经学派对于保存先秦典籍的文字训诂工作有重要贡献，而今文经学派则侧重于发挥儒学与政治活动结合的义理诠释工作。

（三）宋明理学

儒学发展到宋明时期，以理学的形态出现，理学更富思辨性、哲理性，试图从更高的层次上把握了自然与人的关系，使儒学更加成熟。儒学本身自我改造、自我完善的主观要求与活力，也促使它兼取释、道二家之长，完成向理学的转化。代表人物有周敦颐、张载、二程、邵雍、朱熹、陆九渊、王阳明等。

佛教传入中国以后，挑战了本土道教和儒学的地位。理学家认识到，儒学本身在形而上的层面上存在着严重的不足，从哲学本体论上论证儒家思想的正当性与必然性成为儒学的一个重要课题。理学家们为了建立儒家的形上之学，他们一方面借鉴道家和佛学在哲学本体论方面的成果，一方面在传统儒学中寻找能够用来构筑哲学形上之学的因素。在借鉴道家方面，例如，周敦颐的《太极图》就来源于道教的《无极图》，他的"无极而太极"的宇宙演化论，从用语到思想都取自道家道教。再由朱熹对《太极图说》进行注释，将周敦颐所得于道家的理论变成儒家的固有思想，克服了过去儒家重于伦理实践而疏于哲学思辩的弱点，突出了宇宙论、本体论的地位，使儒学成为有体有用、人道天道通而为一的理论形态。"道"成了理学的首要观念，加深了理的实在性和权威性，引领了后世儒学的主流理论形态。在自身哲学因素研究上，例如被列于"六经之首"而最具形上之学性质的《周易》的道器观，孔子的"仁"学，《孟子》与《中庸》对于"性"与"天"的问题的探讨。总之，理学家们吸收利用这些外来的和传统的文明成果，创造性地提出了许多富有特色的儒学形上之学的本体论概念，并给予系统的哲学论证，如周敦颐、邵雍的"太极"、张载的"太虚"、二程和朱熹的"天理"，以及陆九渊和王守仁的"本心""良知"等。传统儒学经由理学家们的改造，道德信条式的理论体系终于变成以哲学形上之学作基础的非常有逻辑层次的哲学范畴和理论结构，指归于儒家伦理的必然性、普遍性和绝对性。

知行问题的讨论是理学一个突出的特点，包括知行先后、知行轻重、知行难易等。大多数理学家都强调知行不可偏废，但都强调行的有效性、现实性。如朱熹就曾明确指出："致知、力行，用功不可偏……但只要分先后轻重。论先后，当以致知为先；论轻重，当以力行为重。"（《朱子语类·卷九·学三》）到后来的王阳明倡导"知行合一"，力图纠治知而不行的社会弊病。王夫之则批判"知先行后"和"知行合一"，他认为王阳明的"知行合一"其实是把行归入了知之中，所以他提出了"行可兼知"的观点。

（四）清代实学

清代实学是对宋明理学发展到后期空虚学风的反动，是儒学发展的又一新阶段。代表人物有顾炎武、王夫之、黄宗羲等。

清代学术一反宋明理学的空谈义理心性的陈规陋习，而以崭新的"实学"面貌出现。"崇实致用"是明清之际实学思潮的基本特征。它力戒"束书不观，游谈无根"之弊，改空谈为征实，把学术研究的范围扩大到自然、社会和思想文化各个领域，天文、地理、九经、诸史、河漕、兵工、山岳、风俗、吏治、财赋、典礼、制度、文物，莫不精究。以"经世致用"为目的，以"实事求是"为治学圭臬，注意考镜源流，不拘泥于旧注古训。他们提倡"实"字，主张"实体""实践""实行""实功""实事""实心""实念""实言""实才""实政""实风"等。总之，清代实学是以"实"字为核心，其他一切千姿百态的思想文化都蕴藏着"实"的内涵。这实质上是把中国古代儒家"修身、齐家、治国、平天下"的优良传统融汇于实学之中，是儒家"内圣外王之道"在学风方面的具体体现，是儒家思想在新的文化背景下的继承与发展。

二、儒家文化的核心内容

儒学文化以宣明教化、平治天下为己任，教以仁义礼乐，强调自身修养，注重仁而有序，反对太过与不及，崇尚中庸与和谐，构建了中国古代社会的道德规范和生活准则，对中华民族精神素质的培养起了重要作用。

（一）仁礼观

"仁"的本意是亲和的意思，指人和人之间互相亲爱。《说文解字》载："仁，亲也。""仁"在春秋时代只不过是"德"之一目，到了孔子手中获得了极大提升。孔子说仁，从来是随机而发，没有给它下过一个普遍的定义。总之，仁成为诸多德目的总德，孝、悌、忠、信、诚、敬、恕、礼、义、廉、耻、温、良、让、信、惠等，都是"仁"的推衍和发展。仁成了整个儒学的理论基石。儒家认为应当用"仁"来处理伦理社会关系，主张人和人之间应该互相尊重、互助和友善。孟子进一步发展了孔子"仁"的学说，将"仁"由个人修养上升到国家治理，提出了"仁政"的概念，强调"以民为本""为政以德"，统治者要宽厚对待百姓，轻徭薄赋，使百姓富足。在孔子看来，"仁"的核心含义为"爱人"，孔子虽然主张"泛爱众而亲仁"，但他认识到抽象的爱人是无法实现的，主张以"仁"为体、以"忠""恕"为"用"。曾子说："夫子之道，忠恕而已矣。""忠"为"积极"义，指"积极地"将己之所欲施于人，意在主动关怀他人。孔子说："夫仁者，己欲立而立人，己欲达而达人。能近取譬，可谓仁之方也已。""恕"为"消极"义，指"消极地"将己之所恶勿施于人，意在尊重他人，即《论语》所说"己所不欲，勿施于人"。

孔子提出的践履仁的原则是"克己复礼"。"克己复礼"，指克制自己，依从"礼"而实现"仁"。在孔子看来，人间秩序需要礼仪来规范。《论语》载："颜渊问仁。子曰：'克己复礼为仁。一日克己复礼，天下归仁焉。为仁由己，而由人乎哉！'颜渊曰：'请问其目？'子曰：'非礼勿视，非礼勿听，非礼勿言，非礼勿动。'"对于"仁"与"礼"的关系，钱穆认为"礼"乃"仁"之体现，"仁"乃"礼"之根源。他说："礼者，仁道之节文，无仁即礼不兴，无礼则仁道亦不见，故仁道必以复礼为重。"在此，"克己复礼"有两个关键词：一个是"守礼"，关键在于"博学于文，约之以礼"；另一个是"克己"，关键在于"为仁由己"。当然，在两个关键词当中，孔子更强调"克己"之相对于"守礼"的重要性。

"礼"的最初含义是用来祭祀的器物。祭祀有一定的仪式，祭祀之器有祭祀之仪相配合，后来祭祀的仪式也称为礼。在儒家的思想中，"礼"的意义相当广泛。《左传》引"君子"的话说："礼，经国家，定社稷，序民人，利后嗣者也。"照此意义，"礼"包括社会组织、政治体制、社会秩序等上层建筑。孔子所说的"礼"，在范围和含义上与西周的"礼"有所不同，表现出对古代思想的改造。其一，扩大了"礼"的使用范围。西周的"礼不下庶人"，孔子打破了这一传统，主张对一切人"齐之以礼"（《论语·为政》）。其二，孔子所说的"礼"的基本意思是礼仪、礼制，突出了现实政治的含义，淡化了崇敬鬼神的色彩。

孔子首先从社会学、政治学、伦理学诸方面规定了"礼"的意义和作用。他把"礼乐"同"征伐"（《季氏》）相提并论，列为天子应直接掌握的国家大事。其弟子颜渊问他治国的大事，孔子只字不讲政治方略、政策，而是告以实行古代的礼乐。孔子认为礼乐的作用是调和社会各阶层之间的关系，这是先代圣王之道的精神实质所在。统治者以"礼"办事，才能更容易"使民"，并使统治阶级内部互不僭越，避免冲突。而士阶层以"礼"事君，以"礼"约束自己的行为，恭敬地执行自己的职责，才能在社会上得到立足的地位。所以孔子规定"非礼勿视，非礼勿听，非礼勿言，非礼勿动"（《论语·颜渊》）。

礼乐不仅是国家政治的根本，而且也是个人精神修养、人格完善的基本手段。儒家将礼乐相结合，引导人们形成和谐友爱的人际关系，即由礼乐培养内在的美好的感情，进入一种崇高的精神境界。中国文化就是通过礼乐来培养、增进人们相互之间的纯真、友爱、恭敬之情，促进人的精神的升华。由孔子首倡，礼乐同仁义一样成为儒家最为重视的观念，对中华民族的精神、中华文化的发展产生了深远的影响。中国人自古以来希望国家成为礼仪之邦，讲究精神的高尚、人格的完美、言行的文雅，并且做到待人彬彬有礼、相互谦让，这些都有助于古人摆脱远古遗留下来的野蛮习性。

为适应即将形成的中央集权制度的需要，荀子对礼治思想进行了大的改造。荀子不但隆礼，而且重法。法有统治经验、社会制度、国家政策和法律法令等多重含义，法律、政令是他重法的主要内容。法律政令的作用在于齐百官、制百姓、强国家、霸诸侯。"礼者，法之大分，类之纲纪。"礼是法的总纲，法从属于礼，按照礼的原则而制定具体条例；礼比法更根本，更重要。这表明荀子在坚持儒家思想的立场上，吸收了法家的某些观念。荀子关于礼法关系的论述，较之孔孟有很大进步。孔孟主张施行德治，推行仁政，主要着眼于道德教化；而荀子则主张礼法并重。春秋战国以来的历史发展状况，使荀子清醒地意识到了法的重要性，正是由于单纯依靠道德说教已经不能解决社会问题，故而赋予了礼更多法的色彩。

（二）天命观

天命观是中国传统哲学的重要理论。在孔子之前，天命观就已经出现，"文王既没，文不在兹乎？天之将丧斯文也，后死者不得与于斯文也；天之未丧斯文也，匡人其如予何？"（《论语·子罕》）孔子上承西周，一方面承认天命，认为天有意志，保留了以

"天"为主宰之神的观念，另一方面又因"天道远人道弥""敬鬼神而远之""未知生焉知死"而把关注点放在可见的人事上，从而使儒家向轻鬼神、重人事的人本主义的方向发展。孔子之后的儒家学说在这一基础上将其人本思想发展到极致，从而与孔子和上古时期的天命观有了根本性的差异。

孔子之后，真正使儒家薪火相传的是孟荀二派。儒家学说经过孟子和荀子的传承与改造，在天命观上产生了极大的改变。

孟子的天命观是"尽心知性则知天"。孟子以"述仲尼之意"为己任，继承了孔子有关天命的认识。例如，对超越性的主宰之天心存敬畏，"若夫成功，则天也""天将降大任于斯人也""仰不愧于天"等就是这方面著名的写照。其次，将探究的重心转向人世，不问生死，不涉鬼神，多言人而少言天。但孟子与孔子又有明显的区别，那就是沿着孔子的选择方向又向前迈了一大步。如果说孔子的敬天、畏天、法天、效天是以"天"为人的道德根源的话，孟子则是从人的内心来找寻道德的依据。他提出"恻隐之心，人皆有之"，因而特别主张"万物皆备于我矣。反身而诚，乐莫大焉"，并由此导出了"尽其心者，知其性也，知其性，则知天矣。存其心，养其性，所以事天也"。孟子的这种天命在人，知人知物即知天的观点实际上割断了孔子思想中的"天"与"人"的内在联系，从而使天的存在成了一种完全无意义的虚设。如果说孔子对"天"的悬置是因为"不知"的话，那么在孟子这里是由于"不必"，二者有着根本性的差异。

荀子的天命观是"制天命而用之"。荀子批判性地吸收了诸子百家的思想。名家邓析就已经提出"天于人无厚也"的观点，认为上天对人并没有什么厚薄，天不会干预人事。荀子继承了这一观点，在此基础上改变了原始儒学的天命观，以自然性的天代替了人格化的天命，"天"便成为一种脱离了人格化和道德性的自然现象与客观规律。在这种认识下，荀子提出了"制天命而用之"的观点，认为天命能够以人的智慧而加以利用和改造。于是，儒家传统思想中的具有超越性内涵的天命观被完全消解掉了。

（三）中庸思想

"中庸"一语始见于《论语》："子曰：中庸之为德也，其至矣乎！民鲜久矣。"朱熹曾对中庸之"中"的含义有过这样的解释："中只是个恰好道理。"中庸即是把两个极端统一起来，遵循适度原则。因此，可以把中庸理解为寻求平衡的智慧。

从方法论上，中庸要求处理任何事情都要处于恰到好处的中正处，是最完善的方法。中庸即是避免过与不及，做到"允执其中"，也就是说要信守"中"的原则。在把握"中"的方法上，孔子认为首先要把握好两端。因为只有把握好了两端，才能避免极端，才能达到"中"。孔子曾说："执其两端，用其中于民，其斯以为舜乎！"（《中庸》）因为两端是随处可见的，譬如治民有过严过宽，租赋有过重过轻，行礼有过隆过简等。把握两端之后，经过量度便可以找到不严不宽、不重不轻、不隆不简的中点。要做到"中"，除了善于利用两端，儒家认为还要尽量减少私欲，最好做到无私忘我。"喜、怒、哀、乐之未发，谓之中。发而皆中节，谓之和。中也者，天下之大本也；和也者，天下之达道也"（《中庸》）。一个人没有利、欲的时候，不受爱、恨、好、恶等各种情绪的左右和影响，一切以事实和真理为准则去行动，就能做得恰到好处，即做到"中"。如果有了私欲，也不可怕，只要坚持"中节"，严格按照伦理法则加以节制，也是可以做到"中和"的。如正当的性欲表现为婚姻、爱情，"窈窕淑女，君子好逑"之类就体现了儒家既不禁欲也不纵欲的"中和"思想。如果整个人类都达到"中和"，上天、下地及位于天地间的万事万物都会各守其位、各尽其职。

从道德论来看，儒家认为中庸是一种高境界的道德标准，是一种最好的平常可行的道德。"中庸"，在《论语·子路》中写作"中行"，《孟子·尽心下》写作"中道"。"中道"，就是孔子的"仁道"。《孟子·尽心下》说："仁也者，人也。合而言之，道也。"即言"仁"的意思是人。人行仁就是"道"，孔子的"道"就是"仁道"。这里的行仁道，主要指的是一个人要自觉地不断地修养自己的品德，从而使自己成为孔子所说的圣人、君子、善人和有恒者。人做到了忘我无私，便自然"心正"，仁、礼、中庸等人文原则在其身上得以具体体现也就成为可能和必然。他认为，只有有道德的人才能做到"惠而不费，劳而不怨，欲而不贪，泰而不骄，威而不猛"（《论语·尧曰》）。反过来，如果一个人修养不够、品德欠缺、心里装满各种欲念，他观察、对待周围各种事物时难免就会发生偏颇。《大学》中说"所谓修身在正其心者：身有所忿懥，则不得其正；有所恐惧，则不得其正；有所好乐，则不得其正；有所忧患，则不得其正。心不在焉，视而不见，听而不闻，食而不知其味。此谓修身在正其心"。讲的正是这种道理。而"偏颇"同"中庸"则是格格不入的。"中庸之道"既为"至德"，是道德修养的最高境界，自然便极为难行。《中庸》中就说："天下国家可均也，爵禄可辞也，白刃可蹈也，中庸不可能也。"但同时又认为中庸之道体现于平凡、平常中，又是人人可行之道。这就是儒家关于中庸作为"君子之道""费而隐"（既广大又隐微）的所在。

三、儒家文化对中医学的影响

（一）中庸之道对中医学的影响

中庸之道"执两用中"以致中和的观念贯穿和渗透到中医学的各个方面，对中医学的生理、病理观均有深远的影响。中医学在生理上强调"阴平阳秘，精神乃治"，人体阴与阳之间既有对立、消长的关系，又有依存、转化的关系。在这一系列复杂的生理活动过程中保持相对的平衡状态是重要的条件。这种动态平衡虽然是相对的，但决不能忽视其重要性和必要性。因为只有不断地消长和不断地平衡，才能推动事物的正常发展。对人体来讲也才能维持正常的生命活动。《素问·调经论》曰："阴阳匀平，以充其形，九候若一，命曰平人。"反之，如果人体的阴阳失去了这种平衡，一方出现太过或不及，就称为"阴阳失衡"或"阴阳失调"，便属于病理状态。

中庸之道也体现在中医病因学中。中医学所反映的"失中为病"思想非常明显，《黄帝内经》认为时气失常、情志过激、饮食失节、劳逸失度等均为"失中"思想的体现。时气失常，时令气候变化超出了人体适应调节能力或时令气候变化虽不剧烈，但人体的调节能力因某些原因而低下，不能与时令气候变化相适应，从而导致疾病发生。

《素问·六节藏象论》认为："未至而至，此谓太过，则薄所不胜，而乘所胜也，命曰气淫。至而不至，此谓不及，则所胜妄行，而所生受病，所不胜薄之也，命曰气迫。"而有关情志过激为病，中医学认为七情太过也是人体重要的致病因素。如《灵枢·口问》说："大惊卒恐，则血气分离，阴阳破败，经络厥绝，脉道不通，阴阳相逆，卫气稽留，经脉虚空，血气不次，乃失其常。"饮食不节又包括了饥饱失常、五味偏嗜和饮食不洁三个方面，其中前两者更是明显的"失中"思想的体现。如《灵枢·五味》说："谷不入，半日则气衰，一日则气少矣。"《素问·痹论》认为："饮食自倍，肠胃乃伤。"《素问·上古天真论》则对"以酒为浆，以妄为常"的不良习惯给予批评。此外，中医学还认为饮食能化生阴精，分别补养五脏；但如果五味偏嗜，又能损伤五脏。《素问·至真要大论》说："夫五味入胃，各归所喜……而增气，物化之常也。气增而久，夭之由也。"过劳，包括形劳、心劳、房劳三方面的过度。形劳过度致病，如《素问·举痛论》说"劳则气耗""劳则喘息汗，外内皆越，故气耗矣"；心劳过度是因思虑过度，暗耗心血，导致心神失常，如《灵枢·本神》说"心怵惕思虑则伤神"；房劳即房事过度，容易伤肾，如《素问·生气通天论》说"因而强力，肾气乃伤，高骨乃坏"。由于疾病的基本病理变化是阴阳失调，即阴阳失去相对平衡而出现的偏盛或偏衰状态，因此中医治疗以调整阴阳为准则，"补其不足，泻其有余"，使之恢复阴阳相对平衡的状态。故《素问·至真要大论》说："谨察阴阳所在而调之，以平为期。"关于阴阳偏盛的治疗原则，《素问·至真要大论》指出"寒者热之""热者寒之"；阴阳偏衰的治疗原则，《素问·至真要大论》指出"诸寒之而热者取之阴，热之而寒者取之阳"。对"失中"所致虚实的疾病，所采用的补虚泻实的治法原则是不同的。

（二）宋明理学思想对中医学的影响

宋明理学作为宋明时期的主流意识形态，对中国古代社会后期的方方面面都产生了重大影响，后世中医学的发展与走向亦毫无例外地被深深打上了宋明理学的烙印。宋明理学开启了中医学的命门学说、气化论、体用说和先后天理论。

1. 命门学说 明代医学家以命门为人身太极，创立了多种命门学说，其思想原旨是宋儒以太极"究天人合一之原"。"太极"一语最早见于《易传·系辞》，汉代以后儒、道两家皆论说太极，但直到宋代周敦颐著《太极图说》以后，太极之论才大行于世。周敦颐通过太极图阐述了"太极→阴阳→五行→万物"的宇宙化生模式，这比以往的学说包容性更大，有更为严谨的逻辑性。阴阳鱼的思路为医学家们沿用而创立了命门学说。宋代医学家感到《黄帝内经》的五行藏象论还有不尽完善之处，认为人体应该有一个主宰五脏的、更高层次的始原机构，儒家指认这一枢机应当是周敦颐所言之太极。至明代，太极的概念在医学中广泛使用，赵献可、张介宾、孙一奎等以太极论命门，汪绂以太极论脏腑，高念祖以太极论药性，张志聪以太极论胚胎，郑钦安以太极论病机，费启泰以太极论气血。其中最具实践意义而又扩展了中医学理论体系构架者，是援用太极论说命门的命门学说。《黄帝内经》之命门为目，为睛明穴。《难经》以命门为脏之最高枢机，以肾的功能为其基本属性，寓阳气，又定位于右肾。从宋代开始，医学家们开始关注人体的动力（即"火"）及各脏腑的调节问题，遂逐渐联系命门与太极，并形成几种命门学说。宋人钱乙论及肝有相火，陈无择在《三因极一病证方论·君火论》中指出："五行各一，唯火有二者，乃君相之不同。"其后的刘完素则把相火、三焦、肾与命门联系起来，他在《保命集》中说："左肾属水，男子藏精，女子以系胞；右肾属火，游行三焦，兴衰之道游于此，故七节之傍，中有小心，是言命门相火也。"同时期的张元素也有相近的论述。至朱丹溪则在发展为相火论的同时，提出以太极之理阐述医学问题，他以天人相应之理推断人身必有一太极，但尚未明确命门就是人身之太极。直至明代，赵献可、张介宾、孙一奎等人才明确提出命门统领五脏，为人身之太极、生命之主宰。赵献可说"命门即在两肾各一寸五分之间"，创肾间命门学说；张介宾说"命门具两肾之中"，创水火命门学说；孙一奎说命门"惟具此太极之理，则日用动静之间"，创动气命门学说。此外，尚有李梴以脾胃为人身之太极，虽非命门学说，但也设立了一个高于五脏的机制。

2. 气化论　气论的发展，从战国时代稷下学派的精气论，至两汉隋唐时期的元气本体论，再发展至宋代张载的气一元论。宋以前多指认宇宙本原是多元的，除气之外还有道等。张载提出"太虚即气"的气一元论，彻底否定了道家"有生于无"和佛教"以天地万物为幻化"之说，肯定了世界物质的统一性，并提出气化之论，言"气化者，气之化也"；他的"一物两体"学说，把事物运动变化的原因归结为事物内部的一与两，是既对立又统一的关系。朱熹以此为基点，建立了哲学的气论和气化学说，这也推动了中医学气化理论的发展和完善。朱熹以气为形而下者的物质范畴，是形而上者的"理"的"生物之具"，气的分割化生万物："天地之间一气而已，分而为二，则为阴阳，而五行造化、万物始终，无不管于是焉。"这是有机论自然观的气化论。"气"是中医学理论的核心概念之一，《黄帝内经》中已有气一元的思想，《素问·灵兰秘典论》已经提出"气化"一语，《素问·经脉别论》还具体论及"饮入于胃"和"食气入胃"的气化过程。但直到朱熹创气化论后，医学家们复又重视气化理论，在《伤寒论》的错简重订与维护旧论两派的争论中，错简重订派以三纲学说立论，维护旧论派的张志聪、陈修园等人则以气化论为据，以《伤寒论》本于运气气化之理，冀图证明除《伤寒论序》《伤寒例》外，皆为仲景原文。张志聪依衬朱熹气化论为支持，吸收庞安时、成无己之论，断言："人之阳气应天气之在外，五脏五行应五运之在中，升降出入，环转无端，若为风寒所伤，始见外内浅深之病，故学者当于大论中之五运六气求之，伤寒之义，思过半矣。"三阴、三阳、五运六气皆天人一体，把《黄帝内经》的气化论，从时间、空间等要素都具体化地对应于伤寒六经，成为系统的气化学说。气化论发展了中医学的有机论人体观，也是中医学卓有特色的理论之一。

3. 体用说　宋明理学家还开拓了体用和先天后天之辨。体用之说最早见于《周易·系辞》，汉代经学与魏晋玄学均讲体用，但体用之学到宋代才臻为成熟。宋初三先生之胡瑗首倡"明体达用"之学，后在张载气一元论视野里，气是体，天地自然现象是气之用，认为体用之间，"体用不二""体用一源"。明代以后的医学家以体用说明形质与功能的关系，如李时珍用以解释药性与功能主治的关系，张介宾、叶天士以体用论脏腑特征，汪昂以体用论制方等。

4. 先后天理论　先天后天之论为邵雍象数学的重要内容，又被称为先天学。他以伏羲八卦为先天八卦，文王八卦为后天八卦，崇尚先天。明以后医学家在讨论脏腑功效时，以肝肾为人体先天，以脾胃为人体后天，并形成赵献可、孙一奎、张介宾重先天的一派和薛立斋、李士材等重后天的一派，两派均用温补，合为温补学派。

综上所述，宋明理学为中医学理论的发展提供了很多新概念和有价值的理论要素，因其重视理论，促进了宋以后医学理论的发展。

（三）天人合一思想对中医学的影响

儒家的"天人合一"思想在先秦时期就有论述，如《中庸》中说："唯天下至诚，为能尽其性；能尽其性，则能尽人之性；能尽人之性，则能尽物之性；能尽物之性，则可以赞天地之化育；可以赞天地之化育，则可以与天地参矣。"指出人只要尽其心以思行善，只要能扩展天道德性，就会达到天道、人性、物性和整个自然界、整个社会的合一。随后，西汉董仲舒进一步发展了先秦以来的"天人合一"观，提出了"天人感应"说，认为天与人为一体，天能干预人事，人的行为亦能感应上天。同时他以天人同类来论证天人合一，以同类相动来论证天人感应。如他在《阴阳义》中说："天地之常，一阴一阳。阳者，天之德也；阴者，天之刑也……天亦有喜怒之气，哀乐之心，与人相副，以类合之，天人一也。"在《人副天数》中说："天以终岁之数，成人之身，故小节三百六十六，副日数也；大节十二，分副月数也；内有五脏，副五行数也；外有四肢，副四时数也；乍视乍瞑，副昼夜也；乍刚乍柔，副冬夏也。"从人的生理结构来论证天人同类，即人体内有三百六十六个小骨节，与一年的天数相符；有十二个大骨节，与一年的月数相符；人体内有五脏，合于五行之数；外有四肢，合乎四时之数；目或视或瞑，合乎昼夜之数；人的性格有刚柔，合乎冬夏之数；人的性情有哀乐，合乎阴阳之数。总之，儒家的"天人合一"是天性与人道、自然与人文的合一，认为人与人、人与社会、人与自然界之间是和谐统一的。中医学吸取了儒家"天人合一"的思想，形成了中医理论的整体观念，认为人自身是不可分割的有机整体，人与自然、社会环境之间是统一的。这种整体观可体现于中医生理、病理、辨证、治疗、养生等各个方面。生理上，中医学认为人体是有机的整体，人体的各个组成部分在结构与功能上是完整统一的，人的形体与精神是相互依附、不可分割的，且人体生理随季节、气候、昼夜、地域的变化而作相应的适应性调节；病理上将局部与整体、外部与内部联系起来，即所谓"有诸内，必形诸外"；此外，各脏腑之间、形神之间生理上协调统一，病理上相互影响、四时气候变化、昼夜变化及地域环境的不同均对疾病有一定的影响；在诊断疾病上，通过观察分析形体、官窍、色脉等外在病理表现，推测内在脏腑的病理变化；在治疗疾病方面，调整阴阳，扶正祛邪，以及"从阴引阳，从阳引阴，以右治左，以左治右""病在上者下取之，病在下者上取之"，因时因地制宜，都是在整体观念指导下确立的治疗原则；在养生防病方面，强调形神共养，既要"饮食有节，起居有常，不妄作劳"，又要"恬淡虚无"，且要顺应四时气候变化的规律，"法于四时""春夏养阳，秋冬养阴"等。还有如五运六气学说、子午流注和灵龟八法,都体现着整体观念和"天人合一""天人相应"的思想。

(四)仁义思想对中医的影响

儒家"仁义"思想也深刻地渗透和体现于医学领域,影响着每一位医家的职业道德规范,即以"仁"作为济世救人的指导思想。如唐代医家孙思邈在《备急千金要方》中要求医家心怀仁爱,不管"贵贱贫富,长幼妍媸……华夷愚智",要"皆如至亲之想";明代龚廷贤在《万病回春》中教导医家要"一存仁心,乃是良箴,博施济众,惠泽斯深""十勿重利,当存仁义,贫富虽殊,施药无二";明代李梴《医学入门》也讲"不可过取重索也,但当听其所酬,如病家赤贫,一毫不取,尤见其仁且廉也"。此外,"仁"还是评价医生的重要标准,南齐杨泉的《物理论》指出良医应是"仁爱之士""聪明理达""廉洁淳良""其德能仁恕博爱,其智能宣畅曲解",明代龚信在《古今医鉴·明医鉴》中也说"今之明医,心存仁义"等,无不体现着中医学以人为本的仁爱传统。总之,儒家"仁义"伦理思想的价值取向、调解功能,以及"推己及人""能近取譬""将心比心"等方法、原则,均渗透于中医学家的伦理道德之中,对中医伦理学的形成和发展起到了推动作用。

综上所述,儒学在其创立、发展、完善的过程中对中医学有着广泛而深远的影响。中医学中自始至终的诸多理论观点也都体现着浓厚的儒家思想,而众多儒士从医,或著书立说,或临床医疗,也使儒家思想自然地渗透于中医学中,对中医学理论的形成和发展起到了促进作用。但同时,儒家思想中也存在某些消极因素,如其崇古尊经的保守思想阻碍了中医学的创新,儒医们厚古薄今、轻视科学,加之古代的伦理纲常,束缚了解剖学和实验医学的发展,也必然地约束和抑制了中医学的发展。

第三节　道学文化与中医学

"道学"一词,首见于《隋书·经籍志》,系指老庄道家及黄老道家之学。《宋史·道学传》曾将程朱理学称为道学,故后世亦将宋明儒学统称为道学。本节所言道学,系指以"道"为核心理念、终极信仰和方法论根据所形成的文化系统,包括先秦老庄道家思想,战国中后期至汉初盛行的黄老之学,魏晋时期调和儒道的玄学,以及兴起于汉末、盛于唐宋金元的道教之学。道学文化以虚无大道为体,以因循自然为用,其尊道贵德、道法自然、虚静无为、贵柔守雌、慈俭不争、万物玄同、体道合真等哲学思想,以及服饵、食气、导引、存思、辟谷、房中、外丹、内丹等炼养实践,对中医学的思维方式、理论学说、养生理法、医药传承等都有广泛而深入的影响。

一、道学文化的渊源与流变

(一)道学之源

有学者认为,道学的源头可远溯至母系氏族社会,道学尊崇女性、贵阴尚柔、慈俭不争的思想源自母系氏族时代年长女性的族群管理经验。现代学者通常将老子及其著作视为道家之源，但根据古籍记载，早在老子之前的漫长文明史中，就已有黄帝、许由、夏禹、皋陶、彭祖、商汤、伊尹、姜尚、管仲、孙叔敖等道学先驱。其中有关黄帝的事迹多集中在道家与道教典籍中，由传说、史料、神话、信仰交织而成的黄帝形象逐渐成为道学始祖。

黄帝，号轩辕氏，远古时期的部落联盟首领，建都于有熊（今河南新郑），亦称有熊氏。黄帝被尊为中华民族始祖、中华人文初祖、中华道祖。黄帝的历史真实性曾是史学界信古派和疑古派争论的焦点。从文化学的角度看，将神话传说据为信史固不足取，但以实证史学的方式完全否定先民关于黄帝的集体记忆和对民族文化认同符号的建构也有失偏颇。从战国到秦汉，道家学者为宣扬己说，多托名黄帝著书立说。《庄子》《管子》《吕氏春秋》《淮南子》之推崇黄帝，黄老学派托名黄帝并将其代表性著作称作《黄帝四经》，都体现了黄帝在道学统绪中的至尊地位。汉代史学家司马谈、司马迁父子素持道家立场，《史记·五帝本纪》从黄帝开始写起即体现了道家的一贯传统。道教建立以后，黄帝不仅被塑造为最早得道的神仙，还成了道法的象征。保存在《道藏》中的许多道经，尤其是医学类的经书，多冠以黄帝之名，如《黄帝阴符经》《黄帝金匮玉衡经》《黄帝内经》等。黄帝五行属土居中，对黄帝的信仰也是先民崇土尚中思维的体现。

（二）老子思想为道学奠基

真正为道学发展奠定思想基础的是春秋末期的老子。老子姓李名耳，又名老聃，楚国苦县人，曾任周守藏室之史。面对周室衰微，他决意隐居，在西行至函谷关时，应关令尹喜请求，"言道德之意五千余言而去，莫知其所终"（《史记·老庄申韩列传》）。这便是《老子》一书的由来。

老子突破了前代的天帝鬼神崇拜，在中国思想史上首次确立了"道"的本体论地位，并提出了"尊道贵德"的主张。"道"本义为道路，引申为轨道、法则、途径、方法、秩序、规律等，而老子所言之"道"为不可"道"之"常道"，是同时具有"有"和"无"两重属性的"无物之象"（《老子·十四章》），是涵容万有的终极本源和万物发展变化所依从的法则与规律。"道"为"天地之始""万物之母"（《老子·一章》），它具有无穷的潜在创造力，天地万物皆由"道"所生。"道"以自身为取法对象，即"道法自然"（《老子·二十五章》）。其运行规律为"反者道之动"（《老子·四十章》）和"周行而不殆"（《老子·二十五章》）。"反"有"相反"和"返还"两义。万物的属性和价值都是在"对待"情形下存在的，而"道"的运作规律即是使万物朝向其对立面不断转化，从而呈现出周行往复的循环规律。

形而上之"道"落实到形而下的万物即为"德"，"德"得之于"道"并内在于万物的特性中，"道"为体而"德"为用。"道"之"德"包括自然、无为、柔弱、不争、谦下、慈俭、素朴等，能依"道"而行者为有"德"之圣人，这也是老子心目中理想的天下治理者。

要获得关于"道"的整体性体认，需要不断减损既有的经验和成见，直到内心排除所有"前识"(《老子·三十八章》)，达到"虚极静笃"(《老子·十六章》)的状态，才能洞见万物"各复归其根"(《老子·十六章》)的变化规律，才能通过直觉方法直观到万物玄同的整体性境域，这就是"涤除玄览"(《老子·十章》)的认识方法。

老子还认为，万物皆顺其所处势域、依乎其自身本性发展变化，因此他反对违背事物自然本性的强作妄为，主张"辅万物之自然而不敢为"(《老子·六十四章》)，即"无为"。"无为"是对统治者往往过度"有为"的批判与纠偏，意在使在高位者放低姿态，将百姓视作自我发展的自由主体而给予充分的信任与尊重。当然，"无为"也超越了政治领域而成为具有普遍意义的方法论原则，其核心主旨即在于以不妄加干涉的态度与方法实现万物自生、自化、自为、自成的结果，即"无为而无不为"(《老子·四十八章》)。

(三) 庄子学派对老子道学的继承与发展

老子之后，其弟子杨朱、关尹、文子，关尹的弟子列子，文子的弟子范蠡等，皆能从不同角度阐扬其学，然而道家学派中对后世影响最大者则莫过于庄子。庄子 (约前369—前286 年)，名周，宋国蒙人，曾为漆园吏。庄子及其弟子著有《庄子》一书，今存33 篇，为晋人郭象所整理。庄子虽生活困窘，却鄙视权贵，不慕名利，他以精神的真实与自由为自己的最高追求，将老子颇具综合性的道学思想引向注重个体生命存在和身心修养的发展方向。

庄子在继承老子道论的基础上，对道物关系和气化思想有更深入的阐发。他认为"道"是能够使"物"成为"物"的"物物者"，但"道"却不是"物"，即"物物者非物"。(《庄子·知北游》)"道"在生成万物以后，并没有与万物分离，而是遍在于万物之中，"东郭子问于庄子曰：'所谓道，恶乎在?'庄子曰：'无所不在。'"(《庄子·知北游》)。他把世界的存在归结为"通天下一气"(《庄子·知北游》)，生生不已的气化使整个世界"道通为一"(《庄子·齐物论》)。"道"为时空一体的终极化生境域，而"物"为气化过程中暂时呈现出的"有貌相声色者"(《庄子·达生》)，故"道无终始，物有死生"(《庄子·秋水》)。

老子曾指出，人对万物之属性与价值的确立都呈现出一种"对待"而在的关系。庄子在继承老子辩证思想的基础上，提出了泯除万物之别与是非之分的"齐物论"。庄子的这种相对主义认识论建立在其道论与气化论的基础上，因为彼此之分、是非之别皆是认识主体"以物观之"的结果，而主客合一的"以道观之"自然在时空一体的整体性化生过程中体悟到万物齐同之境。

庄子对道学的主要贡献在于其人生哲学。庄子首先将自然生命的保全与精神生命的自由视作人生的最高价值，主张从万物竞逐的名缰利锁中脱身出来，以"无所可用"(《庄子·人间世》)的在世方式实现"尽其天年"的人生"大用"。他视死生现象为一气聚散的自然过程，故能"以死生为一条"(《庄子·德充符》)、"安时而处顺"(《庄子·养生主》)，主张在"知其不可奈何而安之若命"(《庄子·人间世》)中做到"与时俱化"(《庄子·山木》)。他的最高追求为"独与天地精神往来"(《庄子·天下》)、"虚己以游世"(《庄子·山木》)的逍遥之境。

最后，庄子还对修道养生多有论及，这对后世道教修炼养生学的发展产生了重要影响。庄子认为，与"养形"相比，"养神"才是"养生"的关键，并提出了"心斋""坐忘""抱神""守一"等体道养生方法。

(四) 黄老学派对老子道学的继承与发展

战国中后期，诸子百家思想在争鸣中趋向综合，于是产生了托名于黄帝、老子的黄老之学。黄老之学以道家思想为主，兼采名、法、儒、墨、阴阳诸家，以治世、修身为主要取向，其代表性文献为《黄帝四经》(《经法》《十大经》《称》《道原》)、《管子》四篇(《心术》上、《心术》下、《白心》《内业》)。其学初盛于齐国稷下学宫，是老子道论、齐法家"法"的思想及当时盛行的刑名观念相互融合而产生的道学思潮。秦灭六国后，黄老思想随稷下学者转移至秦地，继而体现在吕不韦召集编纂的《吕氏春秋》中。黄老之学热潮一直延续至汉代初年，当时文帝、景帝、窦太后及重臣萧何、曹参、陈平等皆好黄老之学的无为政治，于是采用与民休息的政策，出现了"文景之治"这一黄老之学应用于现实政治的成功案例。淮南王刘安及其宾客共同编著的《淮南子》更是集汉初黄老之学之大成。汉武帝采纳董仲舒"罢黜百家，独尊儒术"的建议后，盛极一时的黄老之学逐渐走向衰落，并最终与方仙道和民间原始信仰相结合，成为早期道教的理论来源之一。

西汉司马谈在《论六家要旨》中首次提出"道家"一词，其实所指为"黄老道家"。他说："道家使人精神专一，动合无形，赡足万物。其为术也，因阴阳之大顺，采儒墨之善，撮名法之要，与时迁移，应物变化，立俗施事，无所不宜，指约而易采，事少而功多，其术以虚无为本，以因循为用。"《汉书·艺文志》更是将黄老道家定性为"秉要执本，清虚以自守，卑弱以自持"的"君人南面之术"。

黄老学派虽然和庄子学派一样都继承了老子思想，但黄老之学却表现出异于庄子之学的用世特征：第一，黄老之学喜言天道，但其讲论天道的目的不在于形而上本体的构建，而在于落实到具体的人间治道。第二，黄老之学推崇身国同构，其学以养身体道为前提，以治国治世为目的。第三，黄老之学"以虚无为体，以因循为用"(《论六家要旨》)，讲求摒除成见、以虚无之心因循物性和人情的认识论与方法论，"因也者，舍己而以物为法者也"(《管子·心术上》)。第四，黄老之学提出"道生法"的命题，将治世之"法"建立在恒常之"道"的基础之上："道生法。法者，引得失以绳而明曲直者也。故执道者，生法而弗敢犯，法立而弗敢废也。"(《经法·道法》)第五，作为"君人南面之术"，黄老之学将老子"无为而治"的思想发展为"主逸臣劳""君无为而臣有为"的治道原则，君主只需掌握国家重大政策而委下以能，众臣各司其职则君主自能无为而治。第六，黄老之学兼综百家，而以"道"统之，体现出学术融合的特点。曾被定性为杂家著作的《吕氏春秋》和《淮南子》在长沙马王堆出土《黄帝四经》后才恢复了其黄老之学著作的本来面目。黄老道家在汇通各家的同时，也对各家思想的发展颇有影响，比如重视"时"的思想影响了《易传》，其"精气"学说则对《易传》、后世哲学、医学皆有深刻影响。

（五）魏晋玄学对老庄道学的继承与发展

汉末三国，战乱频仍，儒家经学地位开始动摇。魏晋以降，政权频更，文士多厌恶官场政治，转而投向注解易、老、庄"三玄"以期探问宇宙人生的终极问题，并借此调和儒家"名教"与道家"自然"之间的冲突。魏晋玄学正是在这样的时代背景下逐渐形成的思辨哲学体系。玄学之所以被视作道学在魏晋时期的新发展，是因为玄学家多通过注解《老子》《庄子》等道家经典来进行自身的理论建构。魏晋玄学讨论的中心问题是有无、本末、体用、言意、自然与名教等。

魏晋玄学大致可以分为三个发展阶段：作为玄学形成期的正始玄学（240—249年），代表人物是何晏、王弼；作为玄学拓展期的竹林玄学（255—262年），代表人物是阮籍、嵇康；作为玄学成熟期的元康玄学（约263—316年），代表人物是裴頠、郭象。

以王弼为代表的"贵无"派以"无"释"道"，主张万物皆"以无为本"，并在此基础上提出了"名教出于自然"的命题。名教是指儒家的等级名分、伦理道德、制度典范等，"自然"则指万物和人的自然本性、原初情态。名教出于自然，并不是贵道轻儒，而是援道入儒，从而为名教提供本体论的论证。到了晋代，当司马氏政权将名教作为维护统治、钳制人心的有效工具时，阮籍却放浪形骸、全然不顾礼教的束缚，因为在他看来，自然为本，名教为末。嵇康更是将名教与自然完全对立起来，提出了"越名教而任自然"的主张。针对社会上越来越多因为"贵无""任自然"而非礼毁法的现象，裴頠提出"崇有论"以补救"贵无"之弊。他重新肯定了名教的作用，认为并不存在能生万有的"无"，万有乃是"自生""自有"，所谓"始生者，自生也，济有者皆有也"（《晋书·裴頠传》引《崇有论》）。郭象既不同意贵无论，又不完全同意崇有论，而是通过注解《庄子》提出了万物"块然自生""独化于玄冥之境"的"独化论"。（《庄子注》）他认为万物虽有差别，但"各有定分"，倘能"自足其性"，亦可"大小俱足"。郭象据此认为，名教即是自然，"夫圣人虽在庙堂之上，然其心无异于山林之中"（《庄子注》）。郭象对名教与自然对立关系的调和，标志着魏晋玄学的最终成熟。

（六）道教对道学的综合性继承与宗教化发展

东汉末年，皇权衰微，社会动荡，加之疫病流行，道教在民间多地应运而生。道教是以"道"为最高信仰，以道家思想为主要理论来源，以老子为教主，以《道德经》为主要经典，以修道成仙为最高目标，以符水治病为主要传道形式，并广泛吸收儒家、墨家、阴阳五行家、黄老道家、谶纬神学、神仙方术、巫术与民间宗教等文化元素所产生的中国本土宗教。道教文化杂而多端，但其核心思想却来源于老庄道家、黄老道家，因此道教是道学文化在新的历史条件下的综合化和宗教化发展。

学界一般将《太平经》的问世及五斗米道和太平道的产生视为道教创立的标志。

东汉顺帝时，张陵在巴蜀地区创立五斗米道，他自命为天师，立老子为教主，以《老子想尔注》为主要经典，通过符水治病发展信众。大约同时，于吉以《太平清领书》（即《太平经》）为经典，在今山东地区传播太平道。至东汉灵帝时，张角利用《太平经》在中原地区发展太平道信徒并发起了黄巾起义，后遭遇失败，太平道遂在民间秘密发展。

早期道教多以符水治病为主要传道形式在下层民众中发展，而到了魏晋南北朝时期，经过葛洪、寇谦之、陆修静、陶弘景等人的改造，道教在儒道关系、炼养理论、道经分类、斋戒仪范、神仙谱系等方面均日趋完善与成熟，于是道教开始从民间传入上层士人社会。

隋唐至宋金元时期是道教的成熟鼎盛期。在义理方面，唐代道士成玄英在注释《道德经》首章"同谓之玄，玄之又玄"时大力阐发"重玄学"，即在"有无双遣"之后再"遣之又遣"的体道方法论。重玄学是老庄道家、魏晋玄学和隋唐佛学交融的产物，是道学义理在隋唐时期的新发展。在政策支持方面，李唐王朝出于政治需要自称为老子后裔，道教被尊为三教之首，道士的社会地位大为提高。北宋王朝也利用道教神话其政治统治，好道的宋徽宗册封自己为"教主道君皇帝"，诏令编纂道藏，并在科举考试中设立道学科，允许道士参加科考。在教派发展上，隋唐宋金时期，道教呈现出各派繁衍分化并最终融合汇通的特征；元明以后，道教汇流为正一、全真两派并一直流传至今。正一道始于张陵在四川所创之天师道（又称"五斗米道"），其家族后迁至江西龙虎山发展。元成宗时，敕封第三十八代天师张与材为"正一教主，主领三山符箓"，天师道龙虎宗遂融汇灵宝派阁皂宗和上清派茅山宗及三宗支派如净明道、天心派、神霄派、清微派、东华派、太一道等为正一道派，并统管江南道教。正一道奉《道德经》《正一经》为主要经典，注重念咒画符、驱鬼捉妖、祈福禳灾等。全真道的创立者为金元时期的王嚞。王嚞号重阳子，他在山东传教期间收下马钰、丘处机等七大弟子，史称"全真七子"。丘处机执掌全真教门后，获得了成吉思汗的信任与礼敬，被尊为"神仙"，令其掌管天下道教，于是全真道在中国北方获得快速发展。全真道主张三教合一，同时诵持《道德清静经》《般若心经》《孝经》三教经典；还主张真功真行、功行俱备；其戒律严格，不重符箓烧炼，而是将性命双修的内丹道与济世救人的德行积累统一起来。全真道三教合一的理念和内丹修炼的实践推动了内丹心性学的发展，展现出内道外儒、以道合禅、性命双修等理论特色。

明清时期为道教的停滞衰落期。明代统治者对道教仍有尊崇，并在正统、万历年间编纂出《正统道藏》《万历续道藏》，对道教经典的保存起到了重要作用。清代统治者入关前信奉藏传佛教，入关后则重视以儒学尤其是理学治理国家，道教的政治地位远不及唐宋时期，道教的发展渐趋衰落，并逐渐向世俗化、民间化方向发展。

二、道学文化的核心内容

在取法自然大道的基础上，道家与道教不断丰富和发展了道学文化的本体论、认识论、方法论和工夫论，在修身与治国两方面践行着"内圣外王之道"（《庄子·天下》）。

道学文化的主要内容有以下几个方面。

(一) 尊道贵德，法天贵真

"尊道贵德"是道学的核心思想。老子曰："道生之，德畜之，物形之，势成之。是以万物莫不尊道而贵德。"（《老子·五十一章》）道生成万物，德蓄养万物，万物呈现各种形态，环境使各物成长。所以万物没有不尊崇道而珍视德的。道学所谓"道德"不同于一般意义上的伦理道德，因为伦理道德如果异化为虚伪的教条，也就不合于大道精神及人之本性，其结果则是有悖于真正的道德。故老庄虽有许多诸如"大道废，有仁义"（《老子·十八章》）、"绝仁弃义，民复孝慈"（《老子·十九章》）、"毁道德以为仁义，圣人之过也"（《庄子·马蹄》）等言论，却并非是道德虚无主义者和反道德主义者，这恰恰是否定异化的虚伪道德，呼唤真正的"道"与"德"。

道学所谓"道"为万物之根源、根据："道者，万物之所然也，万理之所稽也"（《韩非子·解老》）；"道者，物之所由"（王弼《老子注·第五十一章》）。道学所谓"德"则是万物从"道"那里所得到的真性和具体功用："德者，得也"（王弼《老子注·第三十八章》）；"德者，道之功"（《韩非子·解老》）；"德者，道之用也"（《老子道德经》陆德明释文）；"德者，道之舍"（《管子·心术上》）；"德者，真性也"（《庄子·天运》）。"道"与"德"是体用的关系，道体是德用的根据，德用是道体的体现。"孔德之容，唯道是从"（《老子·二十一章》）；"上德不德，是以有德"（《老子·三十八章》）。道家认为，最大的、最高的"德"不以某一具体的道德规范为标准，而是建基于无实质内容的形而上之"道"，如此便可防止某些具体的道德教条对真实人性的绑架，从而葆有真正的道德。

道家所谓"德"并非外在的伦理规范，而是内在的自然真性，"德者，真性也"（《庄子·天运》），"得其真性谓之德"（《文子·上礼》），"循性而行谓之道，得其天性谓之德"（《淮南子·齐俗训》）。庄子在《德充符》篇描述了许多形貌丑陋但道德内充的"德全"之人，并在《大宗师》等篇中直接称道家的理想人格为"真人"，可见道家所贵者为内在的天真之性，即"法天贵真"（《庄子·渔父》）。"'何谓天？何谓人？'……牛马四足，是谓天；落马首，穿牛鼻，是谓人。故曰：无以人灭天，无以故灭命，无以得殉名。谨守而勿失，是谓反其真。"（《庄子·秋水》）"马，蹄可以践霜雪，毛可以御风寒，龁草饮水，翘足而陆。此马之真性也。"（《庄子·马蹄》）可见，未受"人为"干扰的先天所得之性属于"天"和"真"，能够"谨守而勿失"此性方为"反其真"，《庄子·大宗师》中孟子反、子琴张说他们的莫逆之交子桑户的死亡是"反其真"，即摆脱俗世牵累而复返于真实之境。与"天真"相对的主要是"人为"的礼法规范，庄子认为"真者，精诚之至也。不精不诚，不能动人……真者，所以受于天也，自然不可易也。故圣人法天贵真，不拘于俗"（《庄子·渔父》），而儒家仁义之道则是"诈巧虚伪事也，非可以全真也"（《庄子·盗跖》）。金元时期兴起的"全真道"亦以"全精、全气、全神"的"全真"境界作为最高修炼目标，并将超越肉身生死的"元神""心之性"称作"真性""原来真性"，足见"真"在道学脉络中的崇高地位。《素问·上古天真论》更是直接继承了道学尊道贵德、法天贵真的传统，指出上古时期能够保持"天真"之性的人"以其德全不危也"。

（二）阴阳气化，冲和生物

道学认为，万物的生成变化是阴阳二气交感作用的结果，阴阳相交并达致"和"的状态才能产生"物"，世界就是一个永不止歇的气化过程。老子曰："道生一，一生二，二生三，三生万物。万物负阴而抱阳，冲气以为和。"（《老子·四十二章》）这里的"一"可以理解为"一气"，"二"即是"阴阳"，"三"则是阴阳所成之"和"，只有"和气"才能生成万物，"道始于一，一而不生，故分而为阴阳，阴阳合和而万物生"（《淮南子·天文训》），故万物自身都先天地蕴含"阴阳"两方面功能，所谓"万物负阴而抱阳"。庄子曰："阴阳者，气之大者也"（《庄子·则阳》），"阴阳"是"气"最大的功能："造化之所始，阴阳之所变者，谓之生，谓之死"（《列子·周穆王》）；"神明接，阴阳和，万物生矣"（《文子·精诚》）；"阴阳相薄，感而为雷，激而为霆，乱而为雾"（《淮南子·天文训》）；"阴阳者，承天地之和，形万殊之体，含气化物，以成埒类"（《淮南子·本经训》）；"积阴则沉，积阳则飞，阴阳相接，乃能成和"（《淮南子·氾论训》）。就连人的死生也是阴阳作用下一气聚散的结果："人之生，气之聚也。聚则为生，散则为死……故曰：通天下一气耳。"（《庄子·知北游》）整个世界就是以气化的方式相通的整体性过程。

（三）道涵有无，同出异名

老子曰："道生一，一生二"（《老子·四十二章》），"道"是惚恍窈冥的"无状之状，无物之象"（《老子·十四章》），从其离言绝象、无偶无对的特性而言，"道"即是"一"，"道无双，故曰一"（《韩非子·扬权》），"道通为一"（《庄子·齐物论》）。当形而上的"道"落实到形而下的现象世界时，绝偶无待的"道"也就显现为处于各种对偶关系中的"物"，阴阳、有无、难易、长短、高下、前后、善恶、美丑、死生、存亡、祸福、寿夭等，皆是现象之物所本具的对待属性，这些对偶关系可以被抽象为"二"，故曰"一生二"。在诸种对偶范畴中，"有无"是除"阴阳"外最具道家特色的范畴，不理解"有无"也就无从理解道家思想。

老子最早将"有"和"无"作为一对哲学范畴来使用，《老子·一章》曰："无，名天地之始；有，名万物之母。故常无，欲以观其妙；常有，欲以观其徼""此两者，同出而异名"。"有"和"无"是"道"所兼具的两种基本属性，"道"既不是单纯的"有"，也不是单纯的"无"，《文子·道原》曰："夫道者，陶冶万物，终始无形，寂然不动……而生有无之总名也。"成玄英《南华真经注疏》曰："夫至道不绝，非有非无。故执有执无，二俱不可也。"魏晋玄学的"贵无论""崇有论"都各执一偏，隋唐道教兴起的重玄学则力倡有无双遣、玄之又玄的方法论，可谓对先秦道家有无论的一种回归。事实上，"有"突出了"道"的实存性，"无"则突出了"道"的潜在性、无规定性、无限性和超越性。"道"既是形而上的万物之本源、万理之根据，又体现在从具有潜在性、无规定性、无限性、超越性的形而上本体向具有显在性、规定性、有限性、现实性的形而下现象不断落实与展开的过程中。因此，"道"必然同时具有"有"和"无"两种属性。

根据老子的文本，"有"和"无"具有三重逻辑关系。第一，"有"和"无"是"同出而异名"（《老子·一章》）的关系，二者皆源出于"道"。第二，二者是"有无相生"（《老子·二章》）的依存关系，与难易、长短、高下等对偶范畴类似，有无也是相反相成、互为前提。第三，二者是"有生于无"（《老子·四十章》）的递进关系。现象世界的"万有"，其来源与根据在于超越现象界的形而上之"无"。"无"不是什么都没有的绝对空无，而是无形、无象、无名，即无具体规定性的潜在境域。老子的思想侧重于否定性之"无"，这对后世道家影响深远。《庄子·天地》曰："泰初有无。"《庄子·庚桑楚》说："有不能以有为有，必出乎无有。"王弼在注解《老子·四十章》时说："天下之物，皆以有为生。有之所始，以无为本。将欲全有，必反于无也。""有"和"无"的三重逻辑关系视角不同、各有侧重。总体而言，在思想家们多关注于"有"的现象世界时，道家对于"无"的发现和重视具有重要的意义，无为、无知、无欲、无功、无事、无心等，皆是从"无"的哲学中派生出的实践智慧。

（四）对待相成，道通为一

道学认为，现象世界的万物在属性和价值上都呈现出某种对待相成的关系。老子曰："有无相生，难易相成，长短相较，高下相倾，音声相和，前后相随"（《老子·二章》），"故贵以贱为本，高以下为基"（《老子·三十九章》），"祸兮福之所倚，福兮祸之所伏"（《老子·五十八章》）。庄子在《逍遥游》篇借鲲鹏与斥鴳的小大之辩提出了"小知不及大知，小年不及大年"，即个体在认知和时限上的有限性，像"朝菌不知晦朔，蟪蛄不知春秋"就体现了"小年"的局限，而"以五百岁为春、五百岁为秋"的"楚南冥灵"与"以八千岁为春，八千岁为秋"的"上古大椿"则是所谓"大年"。《庄子·秋水》曰："以差观之，因其所大而大之，则万物无不大；因其所小而小之，则万物莫不小。"如果注重万物之差异性，那么就"大"而言，没有什么不是"大"的；就"小"而言，没有什么不是"小"的。又曰："知天地之为稊米也，知毫末之为丘山也。"天地换个参照物也许就像稊米那样小，而毫末在某种情况下也许像丘山一样大。《庄子·齐物论》也说："天下莫大于秋豪之末，而大山为小；莫寿于殇子，而彭祖为夭。"事实上，这一切对待关系的产生源自人对万物采取了对象化的认知方式，即"以物观之"，于是乃有"是非""彼我"等对待关系的存在，正像庄子所言："非彼无我，非我无所取""彼出于是，是亦因彼"（《庄子·齐物论》）。

在道家气化宇宙观的基础上，若从气化着的时空整体来观照万物，则会体察到"其分也，成也；其成也，毁也。凡物无成与毁，复通为一"（《庄子·齐物论》）、"莛与楹，厉与西施，恢恑憰怪，道通为一"（《庄子·齐物论》）的化生境域。在这个意义上，万物在"以道观之"的视域下呈现出齐同之境，正如庄子所言："以道观之，物无贵贱。以物观之，自贵而相贱"（《庄子·秋水》）；"自其异者视之，肝胆楚越也；自其同者视之，万物皆一也"（《庄子·德充符》）。从"物"的角度看，人们都会自贵而相贱，而从"道"的视域看则无所谓贵贱。从异的角度看，肝胆之间的距离等于楚国与越国之间的距离；从同的角度看，万物都是一样的。正是"通天下一气"（《庄子·知北游》）的"气化"思维使万物成为不断变化流通的混融整体。

（五）反复周行，天道均平

道学认为，万物皆源出于"道"，又最终复返于"道"，"道"的运作方式即是"反（返）"和"复"，并在这种"周行而不殆"（《老子·二十五章》）的运作过程中从总体上调和万物的阴阳属性，使其处于均平无偏的存在状态。

首先，万物皆源出于"道"，又最终复返于"道"，"道"的运作方式即是"反（返）""复""周行"。老子曰："大曰逝，逝曰远，远曰反"（《老子·二十五章》），"道"又名为"大"，它广大无边而周流不息，周流不息而向远方伸展，向远方伸展到一定限度便又会返回本源，所以"道"的运作方式即是"反"，所谓"反者道之动"（《老子·四十章》）。"反"的运动规律还可被形容为"复"："万物并作，吾以观复。夫物芸芸，各复归其根。"（《老子·十六章》）万物发展到一定程度就会复归其根本，所以在认识方法上就要学会"观复"。"作"与"复"的交替变化又可名为"出"与"入"，庄子就说"万物皆出于机，皆入于机"（《庄子·至乐》），"机"即自然造化，万物皆出自自然而又最终回归自然。"作"与"复"、"出"与"入"体现了"道"循环往复的运行特征，正如老子所言："独立而不改，周行而不殆"（《老子·二十五章》）。面对大道的反复周行，老子最为强调的是"复归于婴儿""复归于无极""复归于朴"，其实质即是复归于本源之"道"。（《老子·二十八章》）这种"反""复"的哲学思想对道教修炼养生学也产生了深刻影响。以内丹学为例，内丹修炼以"复归"人体先天本原、最终体道合真为目标。在"顺则生人，逆则成仙"的生命观指导下，道教徒们以身体为鼎炉，以自身精气神为药物，通过炼精化气、炼气化神、炼神还虚的"逆炼"工夫，其终极目标即在于实现"后天返先天"这一向"道"的复归。

其次，"法自然"之"道"从不偏私某一特殊之物，而是像老子所说的"天地不仁，以万物为刍狗"（《老子·五章》）；"道"也从不会停驻于某一特殊状态，比如"飘风不终朝，骤雨不终日"（《老子·二十三章》）；"道"只是通过自身的反复周行从总体上实现万物在阴阳属性上的均平："天地相合，以降甘露，民莫之令而自均"（《老子·三十二章》）。天道对万物的均平调和是通过"损有余而补不足"来实现的："天之道，其犹张弓与？高者抑之，下者举之；有余者损之，不足者补之。天之道，损有余而补不足。"（《老子·七十七章》）自然规律就像拉开弓弦一样，弦位高了就把它压低，弦位低了就把它升高；有余的加以减少，不足的加以补充，天道规律就是减少有余的用来补充不足的。

（六）涤除玄览，虚静因循

在认识论上，道学所强调的是"涤除玄览，虚静因循"的认识方法。"为学日益，为道日损"（《老子·四十八章》），获得具体知识需要不断积累，而体认形而上之"道"则须不断减损心中成见。具体而言，要体认具有根源性和整体性的"道"，需要做到"塞其兑，闭其门"（《老子·五十二章》）、"堕肢体，黜聪明"（《庄子·大宗师》），即塞住嗜欲的孔窍，关闭嗜欲的门户，忘却四肢形体，超越思虑聪明，从而清除掉阻碍认识"道"的各种预设和成见，最终形成关于"道"的直觉性体认。老子称这种方法为"涤除玄览"（《老子·十章》）。"览"古通"鉴"，"玄鉴"即"玄妙的镜子"，比喻内心本具的能照察万物之光明。通过清除心中之欲望与成见，便能像老子所说的那样"不出户知天下，不窥牖见天道"（《老子·四十七章》）。

道学还强调"虚静"在认识中的重要性。老子云："致虚极，守静笃。万物并作，吾以观复。夫物芸芸，各复归其根。归根曰静，静曰复命。"（《老子·十六章》）只有在虚极静笃的心境中，才能静观万物之"作"与"复"，而万物复归本根即是归于"静"，可见"静"与本体之"道"有关。除了"静"，"虚"也是通向"道"境的方法。李道纯在《中和集》中说："道本至虚，至虚无体，穷于无穷，始于无始。"《淮南子·精神训》说："虚无者，道之所居也。"《庄子·人间世》说："唯道集虚。虚者，心斋也。"深受稷下黄老之学影响的荀子也提出过"虚壹而静"的认识方法："人何以知道？曰：心。心何以知？曰：虚壹而静。心未尝不臧也，然而有所谓虚；心未尝不两也，然而有所谓壹；心未尝不动也，然而有所谓静……虚壹而静，谓之大清明。"（《荀子·解蔽》）心灵处在"虚静"状态就能有效抑制主体对对象的管控与干预，从而以"无为"的方式"因循"万物之自然。司马谈在《论六家要旨》中总结道家的特点为"以虚无为本，以因循为用"。"因循"的本质在于摒除自我偏见，随顺万物之自然本性。正如《管子·心术上》所说："因也者，舍己而以物为法者也。感而后应，非所设也；缘理而动，非所取也……故道贵因。"

（七）道法自然，无为而治

《老子·二十五章》云："人法地，地法天，天法道，道法自然。"人所效法者为地，地所效法者为天，天所效法者为道，而具有根源性和整体性的"道"并没有一个外在的他者可供效法，而只能是以自身的自然之性为法则，故"道"的法则就是自然法则。道学所谓的"自然"，非现代汉语所谓的自然界、大自然，而是"自己如此、本来如此"之义。从形而上的"道法自然"出发，道学思想家提出了"无为而治"的方法论。

老子最早提出"无为"的主张，且多偏向政治实践领域。"无为"不是消极的无所作为，而是对过度"有为"的批判与纠偏。老子反对在政治上过度地人为干预与控制，提出要对权力和欲望进行节制的思想主张。他说："道常无为而无不为。侯王若能守之，万物将自化。"（《老子·三十七章》）"我无为，而民自化；我好静，而民自正；我无事，而民自富；我无欲，而民自朴。"（《老子·五十七章》）"为无为，则无不治。"（《老子·三章》）理想的社会治理者不应该仅凭私意发号施令，而应该"以百姓心为心"（《老子·四十九章》）。"治大国若烹小鲜"（《老子·六十章》），"天下神器，不可为也，为者败之，执者失之"（《老子·二十九章》），所以道家理想中的圣王能够"辅万物之自然而不敢为"（《老子·六十四章》），在万物之"自然"面前，当权者应当扮演辅助者而非控制者的角色。

庄子的"无为"论主要偏重于保护人的自然之性，"无为"被视作"至德"，"夫虚静恬淡、寂寞无为者，天地之平而道德之至"（《庄子·天道》），因"无为"而保存自然天性者便是"真人"。庄子将"自然""无为"称作"天"，而将"人为""有为"称作"人"，"牛马四足，是谓天；落马首，穿牛鼻，是谓人"（《庄子·秋水》），他所主张的是"无以人灭天"（《庄子·秋水》）、"与天为徒"（《庄子·大宗师》）和"以天合天"（《庄子·达生》）的自然主义哲学。人在社会中追逐功名利禄是对其自然天性的戕害，而异化了的虚伪礼法则因其违背人之本真性情而最为庄子所厌恶。儒家的仁义之道是"诈巧虚伪事也，非可以全真也"（《庄子·盗跖》），而道家圣人首先看重的是真性而非趋同流俗，如《庄子·渔父》所说："圣人法天贵真，不拘于俗。"

黄老道家将"无为而治"的政治理想发展为"主逸臣劳""君无为而臣有为"的治道原则，君主只需掌握国家重大政策而委下以能，众臣各司其职则君主自能无为而治。《管子·心术上》以心无为而能制九窍阐述了君逸臣劳的驭臣之术："君，无代马走，无代鸟飞""人主者立于阴，阴者静。故曰动则失位。阴则能制阳矣，静则能制动矣，故曰静乃自得"。黄老之学"无为而治"的政治主张既是对老子思想的继承，同时也是建立在其"道生法"（《经法·道法》）的命题之上的，"法"取代了"人"成为社会的管理者，从而为人君的"无为而治"提供了制度保障。

（八）柔弱不争，无用之用

与其他学说多推崇阳刚不同，道学则肯定了阴柔的价值。老子强调"柔""弱""雌""处下""不争"，庄子则一反世人争当"有用"者的惯常思维而特意标举"无用"之大用。

老子曰："弱者道之用"（《老子·四十章》）。"道"对"物"所施加的影响是柔弱的而非强力控制的，但"物"却须臾不能离开"道"，故"道"之"用""绵绵若存，用之不勤"（《老子·六章》），这恰恰体现了"道"的"无为"本性。老子还在经验世界中找到了柔弱者更具生命力的例子，"天下莫柔弱于水，而攻坚强者莫之能胜"（《老子·七十八章》），"人之生也柔弱，其死也坚强。万物草木之生也柔脆，其死也枯槁。故坚强者死之徒，柔弱者生之徒。是以兵强则灭，木强则折。强大处下，柔弱处上"（《老子·七十六章》），从而论证了"柔弱胜刚强"（《老子·三十六章》）的道理。老子认为，自矜、自伐、自是、自见、自彰地强力作为，是世间纷争四起的主因，所以他极力倡导守柔处雌、谦下不争的人生哲学。他说："知其雄，守其雌。"（《老子·二十八章》）"江海所以能为百谷王者，以其善下之，故能为百谷王……以其不争，故天下莫能与之争。"（《老子·六十六章》）"天之道，利而不害；圣人之道，为而不争。"（《老子·八十一章》）

老子的柔弱不争多是对当权者的劝诫；而庄子则主要从普通个体如何尽可能摆脱物

累的角度对柔弱不争的哲学进行了发挥，从而提出了脱离社会关系之网的"无用"哲学。当惠施告诉庄子，他有一棵大而无用、连木匠都不看一眼的臭椿树时，庄子则看到了此树不受斤斧砍伐的积极一面，并说"无用"亦有大用，比如可以将此树"树之于无何有之乡，广莫之野，彷徨乎无为其侧，逍遥乎寝卧其下"（《庄子·逍遥游》）。庄子还举栎社树无所可用的例子，说它"以为舟则沈，以为棺椁则速腐，以为器则速毁，以为门户则液樠，以为柱则蠹"，但正是因为它"无所可用，故能若是之寿"。（《庄子·人间世》）"有用"往往招致自然生命的损害，所以将自然生命视作最高价值的庄子提出了"无用之用"："山木自寇也，膏火自煎也。桂可食，故伐之；漆可用，故割之。人皆知有用之用，而莫知无用之用也。"（《庄子·人间世》）庄子的无用哲学正是他生逢乱世的无奈喟叹。

（九）长生久视，性命双修

道学文化的内圣外王之道体现在治身与治国的同构关系上，从政治实践立论的"虚静""自然""无为"，同样也是修身养性之诀、长生久视之道。道学既重视养身，又重视养神，并最终发展出较完善的性命双修理论。

《史记·老庄申韩列传》载："盖老子百有六十余岁，或言二百余岁，以其修道而养寿也。"《老子》一书即载多处修道养生内容，如"载营魄抱一，能无离乎？专气致柔，能婴儿乎？"（《老子·十章》）老子提出修道养生之要在于魂魄合一、抟聚精气并最终达到体柔气和的境界。老子从精神修养方面提出了"见素抱朴，少私寡欲"（《老子·十九章》）的主张，提醒世人要节制欲望、爱惜精气，因为"五色令人目盲；五音令人耳聋；五味令人口爽；驰骋畋猎，令人心发狂；难得之货，令人行妨"（《老子·十二章》），所以"治人事天莫若啬"（《老子·五十九章》），"啬"即爱惜、保养自己的精气，"啬"便是"深根固柢，长生久视之道"（《老子·五十九章》）。

庄子以人之自然生命为最高价值，故《庄子》一书所载养生之说尤为丰富。《庄子·养生主》篇以庖丁解牛为喻，表达了养生贵在养神的思想。庖丁在达到"以神遇，而不以目视，官知止而神欲行"的解牛境界时，观看他解牛的文惠君"闻庖丁之言，得养生焉"。在庄子看来，"吹呴呼吸，吐故纳新，熊经鸟申，为寿而已矣；此道引之士，养形之人，彭祖寿考者之所好也"，真正的养生不在于养形，而是通过养神达到"不道引而寿"。（《庄子·刻意》）庄子认为，养神就要管理好自己的情绪，"无以好恶内伤其身"（《庄子·德充符》），还要做到内心恬惔无为、纯一不杂，"平易恬惔，则忧患不能入，邪气不能袭，故其德全而神不亏""纯粹而不杂，静一而不变，惔而无为，动而以天行，此养神之道也"（《庄子·刻意》）。庄子以广成子向黄帝讲述"至道"的故事说明了身心同养、性命双修的道理："无视无听，抱神以静，形将自正。必静必清，无劳女形，无摇女精，乃可以长生。"（《庄子·在宥》）

道教在继承老庄修道思想的基础上，吸收融摄儒学和佛学的心性思想，最终发展出性命双修的系统理论。"性"系指生命之"心性、精神"一面，"命"则指生命之"身体、能量"一面，"性命双修"强调的是"形神"或"身心"的双向互动与同步转化。

李道纯在《中和集》卷四"性命论"中说："夫性者，先天至神，一灵之谓也。命者，先天至精，一气之谓也……性之造化系乎心，命之造化系乎身……性无命不立，命无性不存，其名虽二，其理一也……炼金丹，不达性，此是修行第一病。只修真性不修丹，万劫阴灵难入圣……高上之士，性命兼达，先持戒、定、慧而虚其心，后炼精、气、神而保其身。身安泰则命基永固，心虚澄则性本圆明。性圆明则无来无去，命永固则无死无生。至于混成圆顿，直入无为，性命双全，形神俱妙也。"

性功是儒道佛共通的，而命功则是道教独有的。基于修炼成仙的信仰，修道者认为"我命在我不在天"（葛洪《抱朴子·内篇》），于是在炼养实践过程中积累了大量的人体生命知识和养生保健方法，并逐渐形成了系统而庞杂的生命炼养技法，具体包括炼神、服气、守窍、存思、内丹、导引、服饵、辟谷、按摩、叩咽、房中、武术等。总之，性命双修是道学文化的显著特色。

三、道学文化对中医学的影响

与其他文化形态对中医学的影响相比，道学文化对中医学的影响最为全面和深入。某种意义上说，道学文化孕育和滋养了中医文化，而中医文化的相对独立发展又丰富和发展了道学文化。二者同源异流、相融互摄，道学对中医学的理论构建、生命观念、疾病诊疗等都有深刻影响，而道学自身的发展也对中医药的发展做出了独特贡献。

（一）道学对中医理论建构的影响

在中医理论建构的过程中，道学的许多概念、术语及相关命题成为中医学积极融摄的对象；道学的炼养实践和内证观察对中医藏象学说的形成具有直接影响；道学的气论则在中医学那里发展为完善的精气神学说。

1. 中医学对道学相关内容的积极融摄　由于黄老之学思想在中医学经典形成的时代占据主导地位，中医学在理论构建过程中有意无意地吸取了许多道学的概念、术语及相关命题。以《黄帝内经》为例，其"恬惔虚无""朴""真""德全不危""真人、至人、圣人、贤人""清静"等内容皆与道学一脉相承。

《素问·上古天真论》云："夫上古圣人之教下也，皆谓之虚邪贼风，避之有时，恬惔虚无，真气从之，精神内守，病安从来……故美其食，任其服，乐其俗，高下不相慕，其民故曰朴……所以能年皆度百岁，而动作不衰者，以其德全不危也。"这里的"恬惔虚无"源自老庄哲学，《庄子·刻意》即含有"恬惔""虚无"，并将其称为最能体现"道"和"德"的一种精神境界："夫恬惔寂寞，虚无无为，此天地之平而道德之质也"。至于"美其食，任其服，乐其俗，高下不相慕"，则与《老子·八十章》描述小国寡民时"甘其食，美其服，安其居，乐其俗"的表述如出一辙。"其民故曰朴"中的"朴"亦源自老子的观念，老子说："常德乃足，复归于朴"（《老子·二十八章》），"我无欲而民自朴"（《老子·五十七章》）。此外，"德全不危"的命题乃是借用《庄子》中的讲法，这里的"德"不是儒家所谓的德性，而是道家意义上得之于道的真性。《庄子·刻意》曰："平易恬惔，则忧患不能入，邪气不能袭，故其德全而神不亏。"

《庄子·天地》曰："执道者德全，德全者形全，形全者神全。"《素问·上古天真论》还论及真人、至人、圣人、贤人的养生境界，这既是对《庄子》中真人、至人、圣人、贤人相关论述的直接继承，更是道学中神仙信仰影响中医学的直接体现。《黄帝内经》中还大量使用道家概念"真"，如"耗散其真""真人""天真""真气"等。此外，道学中的"清静"观念也受到了中医学的重视。《素问·生气通天论》曰："故风者，百病之始也，清静则肉腠闭拒，虽有大风苛毒，弗之能害。"《素问·至真要大论》则说："夫阴阳之气，清静则生化治，动则苛疾起，此之谓也。"这是对老子"归根曰静""清静为天下正"的医学诠释。

2. 道学认知方法与中医藏象学说　藏象学说是中医理论的重要内容，所谓"藏"是指藏于体内的内脏，"象"则指表现于外的各种生理病理现象。藏象学说是研究人体各个脏腑的生理功能、病理变化及其相互关系的学说。藏象学说的形成除了受到古代人体解剖知识、人体经验观察、人体医疗实践、易学象数思维、阴阳五行学说的综合影响外，道学基于炼养实践和内证观察的独特认知方法也起到了关键性作用。

以老子为代表的道家在各种有形可见的现象背后，发现了支撑和影响各种现象存在的背景性势域，也就是说，"有"的背后还有"无"的存在，"有"和"无"对待相成，相互转化，共同构成了世界的整体图景。"无"并非绝对空无，而是未被感知到的潜在性存有。通过道家"塞其兑，闭其门"（《老子·五十二章》）、"堕肢体，黜聪明"（《庄子·大宗师》）、"致虚极，守静笃"（《老子·十六章》）、"无视无听，抱神以静"（《庄子·在宥》）的独特认识方法，人便能在虚静之中发现常人不能感知到的"无"的存在。修道之士在上述方法论指导下，通过存思、导引、内丹等身体性修炼，发现、总结并完善了属于"无"的脏腑经络理论，从而为中医学藏象学说的形成奠定了基础。中医学没有采用解剖学那种"白箱实验"的方法来认识人体的形态结构，而是以解剖学为参考，重点通过身体内证的"黑箱实验"来认识人体生命的动态功能。与人体外在可见的各种"象"相比，体内"藏"的功能变化属于"无"的领域，没有道家式的内证实验，仅凭外在的经验观察，是无法将"藏"与"象"联系为系统性知识的。晋代道士兼医家葛洪在《抱朴子·内篇》中说："反听而后所闻彻，内视而后见无朕。"明代医药学家李时珍也说："内景隧道，唯返观者能照察之。"（《奇经八脉考》）

3. 道学气论与中医精气神学说　"气"是道学的核心范畴之一，既是思维世间万物的一种哲学观念，又是基于修道者身体炼养实践的切身体验。老子提出"抟气致柔"（《老子·十章》）、"冲气以为和"（《老子·四十二章》）的观点，强调生命之"气"贵在"柔""和"。庄子侧重以"聚散"和"化"论"气"，"人之生，气之聚也。聚则为生，散则为死……臭腐复化为神奇，神奇复化为臭腐。故曰：通天下一气耳"（《庄子·知北游》），天下万物即处在一气聚散变化的整体进程之中。稷下道家著作《管子》则提出了"精气"学说。《管子·水地》云："人，水也。男女精气合，而水流形。"《管子·内业》云："思之思之，又重思之。思之而不通，鬼神将通之，非鬼神之力也，精气之极也。"可见，"精气"既是一种生命物质，又具有精神能动性。

中医学吸收了道学的气论思想，并发展出完善的"精气神"学说。《黄帝内经》中有"呼吸精气，独立守神"（《素问·上古天真论》）；"精神内守"（《素问·上古天真论》）；"积精全神"（《素问·上古天真论》）；"移精变气"（《素问·移精变气论》）；"精化为气"（《素问·阴阳应象大论》）；"神气舍心"（《灵枢·天年》）；"故神者，水谷之精气也"（《灵枢·平人绝谷》）等表述。可见，"精""气""神"约略相当于今日所谓物质、能量、信息，只是，"精""气""神"仅是考察生命现象的一种思维模型，三者之间不可分割、互涵互藏，并存在相互转化的关系。道教内丹学在吸收中医精气神学说的基础上，发展出"炼精化气、炼气化神、炼神还虚、炼虚合道"的性命双修理论，体现了人体"精气神"对于自我生命转化与升华的重要意义。总之，道学气论在中医精气神学说的形成过程中起到了重要作用，而后者又反过来推动了前者的理论发展。

（二）道学对中医生命观念的影响

从理论特征上讲，道学属于广义上的生命哲学，道家和道教学者基于生命崇拜意识，以颇具生命意蕴的"道"概念为核心，建构了一个关于生命本源、生命发生机制、生命存在与价值、生命修养与转化方法的生命哲学体系。与道学广泛关注自然生命、社会生命、人体生命不同，中医学主要将目光聚焦于人体生命，而其对自然生命和社会生命的研究，也都服务于护养人体生命这一主要目标。概而言之，道学对中医学生命观念的影响主要体现在以下四个方面：

1. 天人观　"天人合一"是中国古代最根本、最核心的思想观念。与儒学天人观主要从德性修养的角度讲人之良知本心与义理之天相合不同，道学天人观主要是在自然意义上强调人体生命与宇宙大生命之间的同源、同序关系。

首先，道学"天人同源"的观念对中医学有所影响。道学认为，作为万物一员的人来源于"道"，"道"为万物之母，"道"通过气化作用生成万物。《老子·四十二章》云："道生一，一生二，二生三，三生万物。万物负阴而抱阳，冲气以为和。"人体由阴阳之气冲和而成，而整个世界即是一个整体性的气化过程，如庄子所言："通天下一气耳"（《庄子·知北游》）。人体与自然正是通过"气化"的作用才息息相通。中医学经典《黄帝内经》同样表达了类似观点。《素问·宝命全形论》说："人以天地之气生，四时之法成。"又曰："夫人生于地，悬命于天，天地合气，命之曰人。"《素问·生气通天论》说："天地之间，六合之内，其气九州、九窍、五脏、十二节，皆通乎天气。"人体是天地之气交感而成，人体五脏、十二节皆与天气相通，故无论道学还是中医学，均认为天人同源于"气"。

其次，道学"天人同序"的观念对中医学也有重要影响。所谓"天人同序"，是指自然与人体具有统一的时间性节律，人的动静进退应当效法天地自然之时序。老子说"动善时"（《老子·八章》），庄子说"与时俱化"（《庄子·山木》），《鹖冠子·道端》说"逆天时不祥"，《管子·版法》则说"参于日月，佐于四时"，司马谈在《论六家要旨》中总结认为道家能够"与时迁移，应物变化"。中医学在继承道学重视天时传统的基础上，对人体生理、病理节律与天时节律的关系做了更为细致的探讨。例如，《灵枢·顺气一日分为四时》就对一日之内人气的生长衰藏周期及相应的病理表现进行了分析:"黄帝曰:愿闻四时之气。岐伯曰:春生、夏长、秋收、冬藏,是气之常也,人亦应之。以一日分为四时,朝则为春,日中为夏,日入为秋,夜半为冬。朝则人气始生,病气衰,故旦慧;日中人气长,长则胜邪,故安;夕则人气始衰,邪气始生,故加;夜半人气入脏,邪气独居于身,故甚也。"

2. 生死观　生死问题是道学中具有终极性的核心问题,同时也是中医学的基本研究对象。道学的生死观主要体现在三个方面:第一,生死现象是一气聚散的自然过程;第二,道学贵生、重生,摄生、卫生、养生、长生是道学的终极追求;第三,死亡源于离道失德、有为多欲,养生之要贵在清心寡欲、清静无为。这些观念都对中医学产生了深刻影响。

与原始宗教所持有的灵魂不灭、鬼神存在的生死观及先秦儒家所持有的德性生命在价值上高于自然生命的生死观不同,先秦道家对于生死问题基本上采取自然主义的态度,生死就像日夜一样自然:"死生,命也,其有夜旦之常,天也。"(《庄子·大宗师》)"生"源于"道""气","死"则复归于"道""气";"生"是"气之聚","死"则是"气之散"。"人之生,气之聚也,聚则为生,散则为死。"(《庄子·知北游》)中医学继承了道家以"气"释"生死"的传统,认为人的生命是天地合气、男女媾精的结果,而人的疾病、衰老和死亡则是生命之气由盛转衰的自然结果,"天地合气,命之曰人"(《素问·宝命全形论》),"生之来谓之精,两精相搏谓之神"(《灵枢·本神》),"百岁,五脏皆虚,神气皆去,形骸独居而终矣"(《灵枢·天年》)。

贵生、重生是道学的一贯传统,在道学看来,人的自然生命即具有最高价值。"终其天年而不中道夭者,是知之盛也。"(《庄子·大宗师》)庄子认为,最高的知识就是享尽天然的年寿而不中途夭亡。道教炼养之士甚至把长生成仙作为最高信仰和追求,并由此发展出系统完备的养生保健方法。中医学继承了道学尊生、贵生的看法,《神农本草经》多言"不老神仙""神明不老""延年不老""轻身不老",《黄帝内经》也多崇尚"寿敝天地,无有终时""终其天年,度百岁乃去"(《素问·上古天真论》)。中医学正是综合运用导引、按摩、针灸、汤药等各种方法,展示了这一"生生之术"对健康长寿的不懈追求。

引起人体衰老、疾病和死亡的因素虽然复杂多样,但道学认为离道失德、有为多欲是其根本原因,并由此提出了清心寡欲、清静无为的生命保养方法。老子说:"人之生也柔弱,其死也坚强。万物草木之生也柔脆,其死也枯槁。故坚强者死之徒,柔弱者生之徒。"(《老子·七十六章》)作为"生之徒"的"柔弱"意味着清静、寡欲、不争,如此便能葆养生命之和气;如果躁动、多欲、争强,那就是用机心主使和气来逞强,所谓"心使气曰强"(《老子·五十五章》),如此便沦为"死之徒"了。中医学也认为,今时之人半百而衰的原因在于"以酒为浆,以妄为常,醉以入房,以欲竭其精,以耗散其真,不知持满,不时御神,务快其心,逆于生乐,起居无节",而养生延寿的方法即在于寡欲无为,所谓"恬惔虚无,真气从之,精神内守,病安从来"(《素问·上古天真论》)。

3. 形神观　形神关系，又称身心关系、性命关系，是道学和中医学共同关注的核心问题，道学形神合一、性命双修的观念奠定了中医学形神观的基础。

《庄子·天地》曰："形全者神全。"《庄子·在宥》曰："无视无听，抱神以静，形将自正……女神将守形，形乃长生。"可见，形与神相互依存、相互影响、相互为用，所谓"神者生之本也，形者生之具也"（司马谈《论六家要旨》）。《淮南子·精神训》又说："夫形者，生之舍也；气者，生之充也；神者，生之制也。""形"与"神"在"气"的作用下成为一个有机统一体。"形神"又被称为"性命"，"性"与"命"为一体两面，在本源处实不可分："性命实非有两，况性无命不立，命无性不存，而性命之理，又浑然合一者也哉"（《性命圭旨·性命说》）。

中医学从医疗实践的角度继承和发展了道学的形神观，认为形为神之舍、神为形之主，形神相依、形神互用。《灵枢·天年》说："血气已和，营卫已通，五脏已成，神气舍心，魂魄毕具，乃成为人。"人体是形与神的统一，中医学认为"神"分属五脏、总统于心、以气相应，即形神相须之明证。《素问·上古天真论》认为，上古时期的有道者能够"形与神俱，而尽终其天年，度百岁乃去"，可见"形与神俱"为医道所追求的生命目标。

4. 身国同构　治身与治国，是道学关切的两大主题。"修之于身，其德乃真；修之于家，其德乃余；修之于乡，其德乃长；修之于国，其德乃丰；修之于天下，其德乃普。故以身观身，以家观家，以乡观乡，以国观国，以天下观天下。"（《老子·五十四章》）老子观察家、乡、国、天下等社会组织的起点是"修身"，因为人身即是一个小天地、小宇宙，故治身之道同样可应用于治国、治天下，这就是道学身国同构的思想。晋代葛洪在《抱朴子·内篇·地真》中说："故一人之身，一国之象也。胸腹之位，犹宫室也；四肢之列，犹郊境也；骨节之分，犹百官也。神犹君也，血犹臣也，气犹民也。故知治身，则能治国也。"

中医学继承了道学身国同构的思想。《素问·灵兰秘典论》就将脏腑比附为各司其职的官员："心者，君主之官也，神明出焉。肺者，相傅之官，治节出焉。肝者，将军之官，谋虑出焉。胆者，中正之官，决断出焉。膻中者，臣使之官，喜乐出焉……"正是因为治身与治国同理，孙思邈才在《备急千金要方·诊候》中说："古之善为医者，上医医国，中医医人，下医医病。"

（三）道学对中医疾病诊疗的影响

1. 病因　作为一种广义上的生命哲学，道学从"道"的视野对人体生命、自然生命和社会生命所存在的诸多问题都曾有过深入分析并给出了解决方案，因此道学在某种意义上也可说是一种宏观医学。在道学看来，一切有机生命体的病因在于背道离德、有为多欲，而其开出的药方即是因时任势、清静无为、恬惔寡欲的自然之道。

中医学继承了道学的上述观点，并对人体病因进行了更为深入的探索。总体而言，中医学主要从外在自然之气和内在人体之气的状态变化来探究人体的发病机制，将逆道失和视作人体得病的主因。除了跌仆金刃、虫兽所伤等所谓"不内外因"以外，无论是外感六淫的"外因"还是内伤七情的"内因",都是违逆自然之道的结果。六淫者,风、寒、暑、湿、燥、火也。人体若不能因时而动、应时而作,便会违背四时阴阳的变化而易感外邪。《素问·四气调神大论》云:"阴阳四时者,万物之终始也,死生之本也,逆之则灾害生。"七情者,喜、怒、忧、思、悲、恐、惊。人体若不能做到少私寡欲、清静无为,就会内伤七情而扰动五脏之气。《素问·阴阳应象大论》曰:"人有五脏化五气,以生喜怒悲忧恐。"而"悲哀愁忧则心动,心动则五脏六腑皆摇"(《灵枢·口问》)。外逆四时阴阳,内失清静平和,内外平衡俱失,于是百病乃生。

2. 诊治 面对不同层次的有机整体缺乏活力的问题,道学所给出的解决方案是以"和"为目标,以"因"为原则,以"损有余而补不足"为方法。《老子·四十二章》云:"万物负阴而抱阳,冲气以为和。"阴阳和合方生万物,"和气"是生生之源。道学还以"因"为行动原则,所谓"因"是指顺任万物的自然本性或者事情的基本态势,"因也者,舍己而以物为法者也","道贵因"(《管子·心术上》)。道学还认为,天道运作的基本方式是"损有余而补不足":"天之道,其犹张弓与?高者抑之,下者举之;有余者损之,不足者补之。天之道,损有余而补不足。"(《道德经·第七十七章》)

受道学影响,中医学将人体的阴阳平衡和谐作为健康标准和调治目标,"阴平阳秘,精神乃治;阴阳离决,精气乃绝"(《素问·生气通天论》),"谨察阴阳所在而调之,以平为期"(《素问·至真要大论》)。在疾病诊治过程中,也要以"因"为原则,具体而言则是"三因制宜",即因时制宜、因地制宜、因人制宜,从而把疾病诊治纳入到时令气候、地理环境及个体体质、年龄、性别等因素所构成的综合整体之中。在具体施治方法上,中医学采纳了老子"损有余而补不足"的观点,无论针灸、方药都是为了补虚泻实,从而使人体重新恢复到阴阳平衡状态。《灵枢·寒热病》云:"视有过者取之,损有余,益不足。"《金匮要略》云:"虚虚实实,补不足,损有余,是其义也。"《素问·至真要大论》云:"治诸胜复,寒者热之,热者寒之,温者清之,清者温之,散者收之,抑者散之,燥者润之,急者缓之,坚者耎之,脆者坚之,衰者补之,强者泻之。"

3. 预防 忧患意识是中华文化的特征之一,这一点在道学和中医学中都有突出体现。某种意义上说,道学"防患于未然"的思想对于中医"治未病"的医学理念也有较大影响。

《老子·六十四章》曰:"其安易持,其未兆易谋;其脆易泮,其微易散。为之于未有,治之于未乱。合抱之木,生于毫末;九层之台,起于累土;千里之行,始于足下。"局面安稳时容易持守,事变没有迹象时容易图谋;事物脆弱时容易破开,事物微细时容易散失。要在事情没有发生以前就早做准备,要在祸乱没有产生以前就处理妥当。合抱之木、九层之台、千里之行,都是一点一点从无到有、从少到多积累起来的。因为"无"能生"有",所以要"为之于未有,治之于未乱","治未乱"被引入到医学中也就是"治未病"。《素问·四气调神大论》云:"是故圣人不治已病治未病,不治已乱治未乱,此之谓也。夫病已成而后药之,乱已成而后治之,譬犹渴而穿井,斗而铸锥,不亦晚乎?"解决问题的最高战略是在问题还没有出现时将其消除于萌芽状态,而不是病已经形成了再去吃药、天下已经大乱了再去想办法,这就像渴了才去掘井、该打仗了才去造兵器，那不就太晚了吗？中医治未病包括未病先防、既病防变、病愈防复三个方面，这是将人体疾病纳入到发展过程中进行考察并对其及早进行处理的一种思维方法，值得医患双方的高度重视。

（四）道学对中医传承发展的影响

汉代独尊儒术以后，盛极一时的黄老道家思想逐渐淡出政治舞台，后世道学的发展主要由道教来承担。道教在创教之初便以医传教、借医弘道，道教徒的炼养实践也需要掌握一定的医学知识，所谓"古之修道者莫不兼修医术"，从而促进了"援医入道"。另一方面，中医学也大量吸收了道教炼养学所发展出来的人体知识和养生方法，从而促进了"援道入医"。医、道两家在相融互摄的过程中发展出了中医传承中颇具特色的道医流派，许多方药因保存于道教典籍中而流传下来，而二者的交融也极大地促进了中医养生学的发展。

1. 道医　无论是道士兼修医术，还是医家兼修道术，医、道交融促进了道医流派的产生和中华医道的传承。历史上的著名道医有葛洪、陶弘景、杨上善、王冰、孙思邈、王怀隐、马志、崔嘉彦、刘完素、孙一奎、赵献可、喻昌、傅山、周履靖、徐大椿、陈撄宁等。东晋葛洪《肘后备急方》《抱朴子·内篇》之详言急救、养生，南朝陶弘景《本草经集注》之发展本草学，唐代孙思邈所论述的"大医精诚"及临症百科全书《备急千金要方》《千金翼方》，隋唐杨上善所著《黄帝内经太素》与王冰所著《重广补注黄帝内经素问》对《黄帝内经》的医理阐发，金元四大家之首刘完素之开创寒凉派，明代孙一奎、赵献可之命门学说，清代徐大椿之医学评论，近代陈撄宁之仙学养生，皆显示了道教学者在中医学发展历程中所做出的的不可磨灭的贡献。

2. 方药　中医本草方药理论的传承与发展离不开古代方士、道士的探索与总结。出于长生成仙的需要，古时方士、道士不断探索金丹烧炼方法及本草药物的服食效果，从而在客观上推动了本草学、方剂学的发展。东汉时期集结整理成书的中医学经典《神农本草经》，共载药物365种，分为上、中、下三品，书中收入不少金石类药物，且全书多见"神仙不死""养命延年""久服轻身"之语，足见方士、道士的服食思想对其影响之深。葛洪熟谙道家丹药烧炼技术，在其著作《抱朴子》中载有丹砂、雄黄、石英、曾青等多种金石类药物的使用方法。葛洪在另一部方书《肘后备急方》中记载了中风、急腹症、食物中毒、百虫入耳、狂犬病、疟疾等的治疗经验，尤其是以青蒿汁治疗疟疾的记载，直接启发了当代药学家屠呦呦成功提取出青蒿素并获得诺贝尔医学奖。南朝道士陶弘景作《本草经集注》七卷，将《神农本草经》原书中365种药物扩充至730种。陶弘景还将诸药按照自然属性和临证效用进行新的分类，其药物分类方法成为古代药物学分类的标准方法，一直沿用近千年之久。唐代医药学家孙思邈精通本草，他自己种植、采收、炮制药物，总结了197种常见药的相使相畏、相须相恶、相反相杀关系，其所著《千金翼方》详述了873种药物的入药部分、采收时节、同物异名、阴干曝干等。孙思邈以其卓越的药物学贡献被后世誉为"药王"。再如，宋代道医王怀隐受诏编撰的《太平圣惠方》，共载方16834首，对后世药物学和方剂学产生了较大影响。

3. 养生 又名摄生、卫生，是关于养护生命、长养生机、培养生气的理论与方法。道学在发展过程中形成了系统深入的养生理论和丰富全面的养生方法。道学与中医学在养生文化的发展过程中交融互渗，形成了医道相通、医道不分的关系格局。道学顺任自然的养生原则、形神兼养的养生理念及导引、行气、内丹等养生功法，均对中医养生学的发展起到了指引和推动作用。

道学顺任自然的养生原则是指在养生过程中要做到顺应自然节律，以及不刻意养生。老子说："人法地，地法天，天法道，道法自然"（《老子·二十五章》），庄子也说："顺物自然而无容私焉，而天下治矣"（《庄子·应帝王》）。庄子虽然重视养生，但却反对刻意养生，追求"不导引而寿"（《庄子·刻意》）这种无心而应自然的境界。《黄帝内经》继承了这一养生原则，能够知"道"的上古之人顺任自然的具体体现就是"法于阴阳，和于术数，食饮有节，起居有常，不妄作劳"（《素问·上古天真论》），智者的养生之道是"必顺四时而适寒暑，和喜怒而安居处，节阴阳而调刚柔"（《灵枢·本神》）。《素问·四气调神大论》篇更是详细论述了人应顺应四时阴阳的道理："逆春气，则少阳不生，肝气内变。逆夏气，则太阳不长，心气内洞。逆秋气，则太阴不收，肺气焦满。逆冬气，则少阴不藏，肾气独沉……故阴阳四时者，万物之终始也，死生之本也，逆之则灾害生，从之则苛疾不起，是谓得道。"

《史记·太史公自序》曰："凡人所生者神也，所托者形也。神大用则竭，形大劳则敝，形神离则死。"所以道学在养生上注重形神兼养、性命双修、身心合一。一方面，形体是精神的寓所，"夫形者，生之所也"（《淮南子·原道训》），形体健全才能保障精神健全，"形全者神全"（《庄子·天地》）；另一方面，精神对于形体有统领和主导作用，"精神之于形骸，犹国之有君也。神躁于中，而形丧于外，犹君昏于上，国乱于下也"（嵇康《养生论》）。因此形神是相须为用的关系，养生应当形神兼养。这一理念在道教中被发展为"性命双修"。李道纯在《中和集·卷四·性命论》中说："性无命不立，命无性不存，其名虽二，其理一也。"形神兼养需要在饮食、起居、运动、情志等方面着手。其中，情志是精神、心理、情绪层面，在诸养生要素中居于首要地位。"治身，太上养神，其次养形。神清意平，百节皆宁，养生之本也；肥肌肤，充腹肠，养生之末也。"（《文子·下德》）道学养神主张"神清意平"，即清静、寡欲、恬惔、平和。道学的运动养生包括动功和静功，无论动静都以炼气为要，所谓"治身者爱气则身全"（《老子河上公章句·能为》），并防止过量运动，因为"形劳而不休则弊，精用而不已则劳，劳则竭"（《庄子·刻意》）。在道学形神兼养理念的影响下，中医养生学主张"恬惔虚无""精神内守""食饮有节，起居有常，不妄作劳"，其最高目标则是"形与神俱，而尽终其天年，度百岁乃去"。（《素问·上古天真论》）

此外，道学发展出的导引、服气、内丹等炼养功法也对中医学有重要影响。《庄子》中记载有"吾丧我""坐忘""吹呴呼吸，熊经鸟伸"等内容，表明导引、行气、静坐等炼养功法在道学史上有着悠久的传承。东汉三国时，导引养生颇为盛行，较具代表性的便是华佗所创的五禽戏。两晋南北朝时期，道教极大地推进了导引的发展。《云笈七签》卷三十至三十四中，便收有陶弘景、孙思邈、彭祖、王子乔等各家导引功法。

导引大多是配合呼吸、意念的组合性动作，至今仍有影响者有易筋经、八段锦，以及融合传统武术后所形成的内家拳法，如太极拳、八卦掌、形意拳等。除导引等动功功法外，道学还有存思、守一、内丹等静功功法。此类内容，早期多记载于《太平经》《黄庭经》《老子想尔注》《老子河上公章句》等道教典籍中。东晋至唐代，道教上清派之存思、服气法在社会上颇有影响，陶弘景的《养性延命录》、孙思邈的《摄养枕中方》及司马承祯的《服气精义论》等都对气功治病有所论述。唐末五代以后，内丹术渐趋成熟并成为道学发展史上的新高峰。内丹术以身体为鼎炉，以自身精气神为药物，通过炼精化气、炼气化神、炼神还虚来实现自我生命的升华与转化。虽然内丹术存有道教炼丹成仙的信仰成分，但其在客观上的养生功效颇值得肯定，近代蒋维乔、李少波等皆以静坐工夫作为一种祛疾养生手段，收到了较好的治疗效果。内丹家经由自身实验所获得的关于人体功能的知识，如奇经八脉、三焦、命门、丹田等，对中医藏象学说的发展也产生了一定影响。

第四节　佛学文化与中医学

佛教在中国的传播，对中国原有的本土文化产生了广泛而深刻的影响，在传教高僧当中不乏有些本身就是数学家、天文学家、医药学家，他们不但精通佛法，而且还具备多种技能。中医学作为中国传统文化中的重要组成部分，不可避免地与佛学结下了不解之缘。陈寅恪先生就指出"中医之理论方药，颇有由外域传入者"。其理据之相通、技术之施用、药物之补充、心理之调摄，都对中医学的发展起到了积极的推动作用。

一、佛学文化的渊源与流变

（一）印度佛教的创立

佛教是世界三大宗教之一，大约发源于公元前6世纪到公元前5世纪的古印度迦毗罗卫国，即现在的印度与尼泊尔之间。

佛，是佛陀（梵文 Buddha 的音译）的简称，也译作"佛驮""浮陀""浮屠""浮图"等，意思是"觉者""智者"。佛教的创始人乔达摩·悉达多出身王族，他目睹了世间生老病死等诸多苦难，感到生命的无常，为了使人们摆脱苦难获得幸福，于是放弃优越的生活，出家修行。乔达摩·悉达多是释迦族人，又被尊称为释迦牟尼，意思是"释迦族的圣人"。

据说乔达摩·悉达多成佛后，最初在婆罗奈城郊的鹿野苑为乔陈如等五位侍者宣讲佛法，称为"初转法轮"。这五位侍者成为首批僧侣，号称"五比丘"，此后信众不断增多，发展到上千弟子，最著名的有"十大弟子"。释迦牟尼传道时并没有书面文字，弟子们也是主要用记忆的方式学习。而且释迦牟尼传法时，要求使用所传地区通行的语言，以利于佛法的传播，并没有使用梵语。佛陀圆寂后，僧侣之间的意见分歧越发严重，为了统一思想，在佛陀圆寂后的第一年雨季，由佛陀大弟子迦叶召集主持，召开了约五百比丘参加的僧众大会，根据《部执论疏》记载，由阿难尊者诵出五《阿含》为《经藏》；由年已九旬的优波离尊者升座八十次而诵出《毘奈耶》为《律藏》。经大众印证、认可后，成为最初的《律藏》，全名《八十诵律大毘尼藏》，确定了释迦牟尼的理论和制定的主要教规，统一了经、律。这次大会所谓的"结集"，也是佛教的第一次结集。只是当时的结集只有口诵、心记，并没有文字记录。

佛陀圆寂后，佛教在南亚次大陆广泛传播，由于僧团组织之间相对独立，传播地区的政治、经济、社会发展情况各不相同，佛教因此逐渐出现了分裂，进入到"部派佛教"时期，时间大约在公元前 4 世纪到公元 2 世纪。随着部派佛教的发展，一部分信众走向人世间，积极参与社会生活，因此也更新了佛教早期的观念，这种思想的转变大约是在公元前 1 世纪左右。这部分信众认为自己的教法就像广度众生的大船，自称为大乘；小乘佛教则是他们对先前部派或对早期佛教中持有某种观点的人具有贬低意义的称呼。后来，人们为了区分佛教发展中的不同派别而使用了大乘和小乘的名称，不具有褒贬意义。大乘佛教与小乘佛教中的部派有着某种程度的理论渊源，但是并非完全由小乘佛教转化而来，小乘佛教与大乘佛教并行发展。

（二）佛教在中国的传播

佛教创立于古代印度，兴盛于中国，经过两千多年的流传演变，形成了巴利语（上座部佛教）、汉语（汉传佛教）、藏语（藏传佛教）三大主要流派。上座部佛教主要流行于斯里兰卡、东南亚及中国云南等地，其佛经多为巴利语所写。汉传佛教主要流行于中亚、中国、朝鲜半岛、日本等地，其佛经多为梵文、各种中亚文字和中文。藏传佛教主要流行于中国西藏、青海、内蒙古及距离西藏较近地区等少数民族地区，其佛经多为藏语。

优秀的中国文化与优秀的印度文化充分交融，形成了独具特色的中国佛教。佛教虽然在不同历史时期具有不同的特点，但始终是佛教与中国固有的以儒、道为主要代表的思想文化相互冲突和相互融合的复杂过程，大致分为以下几个阶段：①两汉时期，佛教初步传入，佛教理论尚未清楚，依附于中国本土文化，这一时期的佛教尚不被民众广泛了解。②魏晋南北朝时期，开始出现中国僧侣，来华外国僧侣增多，中外僧侣翻译了大量佛教经典，阐发佛教真实义理，并建立中国僧团，与传统儒、道在争论交流中辨析异同，佛教独特的精神核心被彰显出来，标志着"中国佛教"正式产生。③隋唐时期，中国佛教一方面继续吸取印度佛教的精神，完备佛教独特的义理，另一方面融合儒、道，创立了中国佛教自己的宗派。④宋明以降，中国佛教对内各宗派相互交流渗透，对外继续与儒、道相互交融，达到了"三教合一"的极致。

佛教传入中国的时间，学术界认为，《三国志》裴松之注引《魏略·西戎传》的西汉哀帝元寿元年（前 2 年）大月氏王使臣向西汉博士弟子口授《浮屠经》的记载相对较为可信。其曰："昔汉哀帝元寿元年，博士弟子景庐受大月氏王使伊存口授《浮屠经》，曰复立者，其人也。《浮屠》所载临蒲塞、桑门、伯闻、疏问、白疏闻、比丘、晨门，皆弟子号也。"（《三国志·魏书·东夷传》）

正史中记载较为详细者，为《魏书·释老志》。其曰："后孝明帝夜梦金人，项有日光，飞行殿庭，乃访群臣，傅毅始以佛对。帝遣郎中祭愔、博士弟子秦景等使于天竺，写浮屠遗范。愔仍与沙门摄摩腾、竺法兰东还洛阳。中国有沙门及跪拜之法，自此始也。"

从两汉之际到汉桓帝建和初年（约147年），是佛教在中国初传时期，也是依附黄老之学的阶段。黄老学说在西汉初年曾被统治者作为施政的指导思想，自从汉武帝"罢黜百家，表彰六经"以来，它虽然没有当初那么显赫了，但仍然是一种重要的社会思潮。当时人们把浮屠与黄老并列，说明当时的佛教被人们看成与黄老之学大体相同的东西，宣扬一种"清虚无为"的思想。这个阶段的佛教主要在上层统治阶级中流传，在社会上影响很小，发展缓慢。

从汉桓帝建和初年（约147年）到三国魏甘露五年（260年），佛教在中国得到飞速的发展。

隋唐五代时期是中国佛教宗派的主要形成和发展时期，也是佛教发展的鼎盛时期。隋代虽然时间不长，但这一时期佛教在中国发展传播得很快，修建了大量的寺庙、佛塔和佛像。佛教石窟的开凿及经文缮写也比较突出，佛教艺术达到了较高的艺术水准，佛经翻译和文学发展也有成就。唐代，在佛教经典翻译、史传目录制作、中外文化交流等方面都取得了辉煌的成就。五代时期，朝代更迭频繁，佛教发展也不平衡，但是中国佛教基本完成了对印度佛教的吸收、消化和创新。隋唐五代时期中国佛教的发展主要表现为各宗派的发展，这些宗派主要是在南北朝时期学派佛教或师说的基础上形成并发展起来的。

唐代以后，佛教的高峰已经过去，开始走向衰落。宋元以降，佛教每况愈下，主要流行的是禅宗和净土宗。宋代以后，佛教实际上是各宗派的融合，这是区别隋唐佛教的最大特点。元代西藏密宗受到统治者的支持，汉传佛教的各个宗派受到排挤，没有大的发展。明代统治者支持汉传佛教各派，并且建立起一套秩序井然的僧官制度，客观上抑制了佛教的发展。清代实行空前严苛的思想统治，也影响了佛教的发展。

（三）佛教宗派简介

中国式佛教宗派的出现是佛教已经中国化的重要标志，最早出现的中国式佛教宗派是南北朝晚期由智𫖮创立的天台宗。隋朝产生了三论宗、三阶教。唐朝是佛教宗派繁盛时期，出现了法相宗、律宗、华严宗、禅宗、密宗、净土宗。

1. 天台宗　该宗于南朝陈末隋初创于天台山（今浙江天台县境内），因而得名。由于该宗主要依据《妙法莲华经》，故又称法华宗。该宗把印度中观派佛教理论家龙树视为本宗的初祖，但学术界认为北齐慧文与南岳慧思是该宗派的理论先驱，实际创始人则是智𫖮。慧文是北朝魏齐之际的禅师，确立了一心中观空、观假、观中的"一心三观"禅法。慧思生活在梁陈之际，十五岁就出家修道，研究《法华经》和各种大乘经典，尤其重视禅学的研究。他依据《法华经》的旨意，阐发"诸法实相"的理论。智𫖮是慧思的弟子，继承了慧思止观双修的传统并加以发挥，融合南北学风，以"一念三千"

与"圆融三谛"来论证"诸法实相"。

该宗的中心理论是讲"诸法实相",认为万有差别的事相实际上都是假象,其本质是统一的,所以诸法本身均反映了真如法性的本相;并用"一念三千"与"圆融三谛"来论证上述理论。该宗对中国哲学的发展有所贡献,如该宗"性具善恶"的观点对深化中国人性论的讨论有一定的意义;其"无情有性"的观点具有一定的泛神论倾向,对后代也有影响。

2. 三论宗 该宗因主要依据《中论》《百论》《十二门论》立宗而得名,传统以龙树为该宗印度初祖,以鸠摩罗什为中国初祖。作为一个宗派是由隋代吉藏创立的。吉藏,原籍安息,生于南朝陈金陵,七岁出家,一生勤于著述。该宗的主要理论是诸法性空的中道实相论。为了论证这一理论,提出破邪显正、真俗二谛、八不中道三种法义。该宗主张一切众生本性湛然,本有佛果觉体;因被烦恼客尘所蔽,所以流转生死;只要去除客尘,自然显现出湛然寂静之本有觉体。

3. 法相宗 该宗着重从理论上辨析一切事物(法)的种种表现(相)及其产生原因,故得名。主张"唯识无境",又称唯识宗。因其创始人玄奘及弟子窥基居住在大慈恩寺,又称"慈恩宗"。

唯识学说由印度佛教理论家无著、世亲兄弟所创,南北朝时传入中国。唐代僧人玄奘游学印度期间,在那烂陀寺跟从唯识大师戒贤求学,回国后,系统翻译了一大批有关典籍,奠定了法相宗的理论基础。玄奘在翻译时,边译边讲,教授了一批弟子。这批弟子对典籍竞相注疏,在理论上各有发挥。尤其是窥基著述最丰,有"百部疏主"之称。弟子圆测也著论疏多部。由于玄奘及其弟子的努力,法相宗盛极一时。

该宗主张唯识无境说,把心识分为八种,称"八识",其中第八识阿赖耶识内藏着各种名言种子与业种子,因缘变现出世界万物。所以世界一切事物都是心识的变现,心外无独立的客观事物存在。在修习实践方面,认为阿赖耶识内藏的种子有的被污染,有的是清净的。修行的关键是如何清除污染,使所有的种子变得清静,从而达到涅槃解脱。要做到这一点,首先要认识唯识无境的佛法真理,其次要按照佛教要求进行修持,如遵守戒律,修习禅定等。法相宗提倡繁琐的名相分析,虽然在初唐兴盛了一段时期,但数传之后便趋于衰微。

4. 律宗 该宗以研究与传持戒律为己任,故得名。由于它的主流派主要依据《四分律》立宗,故又称四分律宗。影响最大的律宗派别的创始人道宣住在终南山,所以又称为南山律宗或者南山宗。

道宣入终南山专门钻研律学,潜心著述,创设戒台,制定佛教受戒仪式,从而正式形成宗派。他撰写的关于《四分律》的五部著作在当时广泛流传,被各地奉为释门圭臬。

律宗的理论比较简单,把戒律分为戒法、戒体、戒行、戒相四个方面。戒法指佛所制定的戒律本身。戒行指遵守戒律的具体实践。戒相指戒律的具体条文。戒体指受戒弟子从师受戒时所发生而领受在自心的法体,它有止恶防非的功能,也就是受戒者通过受戒在心理上产生一种遵守戒律的意志或决心。

5. 华严宗 因该宗依据《华严经》立宗，故而得名。由于它的实际创始人法藏号"贤首大师"，又名贤首宗。因为该宗主张"法界缘起"，又名法界宗。

法藏生于长安，其祖先是康居人。法藏十七岁出家，跟随智俨学习《华严经》，深通玄旨。

该宗的主要理论是法界缘起，认为宇宙中的万事万物，无论是世间的、出世间的、精神性的、物质性的，都是相即相入，相互依恃，圆融无碍；整个世界犹如连接在无穷无尽的关系之网上，重重无尽，这又称为"无尽缘起"。该宗又用"事法界""理法界""理事无碍法界""事事无碍法界"四法界理论来证明世界的这种性质。事法界指事物的现象，世界上万事万物各有自己的表现，互不相同。理法界指事物的本性、本体。华严宗认为万物的本体都是真如实相。理事无碍法界指千差万别的事物与它们的本体实际上是一致的。事事无碍法界则指进一步看到世界上的事物虽然千差万别，但它们的理性同一，所以能一一圆融。所以一滴水可以反映大海，一事物可与多事物相即。事物与事物相依，重重无尽。本性一致，自然圆融无碍。华严宗由此证明了世界的同一性与无矛盾性。

华严宗进而用"海印三昧"来描绘最高的境界——佛境。在这一境界中，世界上森罗万象的事物像海水一样被显现出来，一滴水具百川之味，一切事物就其关系来说都无尽圆融，成为一种范围无限广大，而又互相包容、相互贯通、无个体区分的大法界。这一思想是极其深刻的。

6. 禅宗 佛教中国化的重要标志是禅宗的形成。禅宗主张"明心见性""见性成佛""言下顿悟"等简洁明了的佛理与修行方式。一般认为中国禅宗始于菩提达摩，盛于六祖慧能，中晚唐之后成为汉传佛教的主流，其核心思想是"不立文字，教外别传，直指人心，见性成佛"。

五祖弘忍门徒众多，其中神秀在荆州传法，被推为禅宗北宗始祖；慧能在韶州传法，被推为南宗始祖。北禅习的方式是坐禅读经，神秀虽然得到武则天、唐睿宗、唐中宗的礼遇，号称"三帝国师"，但是北宗始终没有统一全国禅众。南禅主张修道不见得要读经，也无须出家，世俗活动照样可以正常进行。强调本性自有般若之智，一切法都在自身中。禅宗发展历史悠久，支派众多，其理念也不尽一致，但都承认"自性清静"，都注重向内体悟，发现本性或佛性。南宗强调"顿悟成佛"，北宗主张"渐悟成佛"。禅宗提出佛教修行不能脱离世间，这一点多少受到中国传统儒家思想的影响，积极参与社会生活，时时体悟人生，在生活中悟得真理的存在。这种将禅定等修行与社会生活紧密结合，强调放下执着的主张既符合佛教的根本精神，也具有鲜明的中国文化特色。禅宗注重与儒家学说融合，吸收了儒家的思想，到了宋代，禅宗与儒家思想越来越接近，其哲学观对宋代理学思想影响很大。

禅宗的基本特点包括：①见性成佛。禅宗认为现实世界的一切都依存于心，"即心即佛，见性成佛"。把人心看成是万物产生的根源，只要认识自我意识这个本体，就是认识了佛性，强调向内心追求成佛的道路。这种见性成佛的理论，客观上设定了人人皆可成佛的现实可能性，主观上为人们提供了成佛之路；把遥远不可触及的佛，从彼岸拉回到众生的心里；提出凡夫俗子与佛，区别只在"一念之差"；只要能自我转变认识，自我超脱，现实的苦难人间就是彼岸的安乐世界。②顿悟。禅宗把人心佛性化，提出修行的目的是明自性，认识本心的过程。顿悟，指无须长期修行，凭自己的智慧，一旦把握佛教真理，就可突然觉悟。只要靠自己的灵知，一刹那间有所领悟，便达到了成佛的境地。从思维方式来看，禅宗的顿悟成佛方法是具有浓重神秘色彩的直觉认识方法，它不需要用概念、判断、推理的逻辑思维，不用对外界事物进行解析，也不用经验的长期积累，而只是凭着感性直观，靠瞬间的意念来把握认识对象，就可实现意境的升华。这种方法的缺点是不能条分缕析地界定对象，从而用理性去把握。但是对于从整体上意会事物，对于领略某种特定的精神境界，这种顿悟式的直觉认识方法还是有一定意义的。③无念。人的本性是清净的，万法都在自己心中。但由于有妄念遮蔽，使得清净的佛性不能显示出来。因此，禅宗强调人人皆有佛性只是具备了成佛的可能性，要想把这种可能性变为现实，还要下功夫，把妄念去除。由此，慧能提出了"无念"，即"无念法者，见一切法，不著一切法"。也就是说，在与外界的接触中，不受外界影响，就是"无念"。慧能认为，凡夫与佛，此岸与彼岸的区别，只在一念之间。

7. 密宗　专指汉地流传的密教派别，因该宗主张通过三密修行而得解脱，故而得名。

早在三国时期，印度佛教杂密就传入中国。但密宗作为一个宗派，是在唐代善无畏、金刚智等人传播印度纯密以后出现的。对中国密宗形成发展起到重要作用的是中国僧人僧一行和惠果。中国密宗主要弘扬《大日经》和《金刚经》的思想，将"胎藏界密法"和"金刚界密法"融合在一起，与大乘佛经的基本思想关联，惠果还建立了"金胎不二"之说。密宗认为世界万物，包括佛和众生都由地、水、火、风、空（空隙）、识（意识）"六大"所造。前"五大"为"色法"，属"胎藏界"，是大日如来的显现，表现"理性"方面，即本来具有的觉悟，但隐藏在烦恼中而不显，故名"胎藏"。识为"心法"，属金刚界，与胎藏界不同，表现"理德"方面，任何法不能破坏它，而它却能摧毁一切烦恼，故名。色心不二，金胎为一。两者摄宇宙万有，而又都具众生心中，所以佛与众生也都没有根本差异。众生修持密法如能达到身、口、意"三密相应"，就能使自己身、口、意"三业"清净，而与佛的身、口、意相应，这样就可以"即身成佛"。

密宗着重曼陀罗灌顶、金刚瑜伽、护摩三方面。惠果的弟子众多，其中空海为日本僧人。空海回国后传瑜伽密教，成为日本真言宗的初祖。

8. 净土宗　因为该派专修往生阿弥陀佛西方净土而得名。净土宗依据的主要经典有《无量寿经》《观无量寿经》《阿弥陀经》《往生论》，习惯称为"三经一论"。净土宗的思想比较简单，没有深奥的哲学道理。该宗认为修行者的念佛行业是内因，阿弥陀佛普度众生的愿力是外缘，内外相应，便可往生净土。由于净土宗简便易修，特别适合文化程度较低的广大下层民众的接受水平，因此中唐以后广泛流传，并与其他宗派相互渗透，成为中国佛教的主要宗派之一。唐代善导大师是净土宗的重要倡导与推动者，该宗最重视的经典称为净土三经，包括《佛说阿弥陀佛经》《观无量寿佛经》和《无量寿经》。净土宗认为通过念诵"阿弥陀佛"的佛号，借着阿弥陀佛的慈悲愿力的他力，往生西方极乐世界。

二、佛学文化的核心内容

佛教思想是在对古代印度婆罗门教、"六派"沙门思潮进行总结和变革的基础上产生的。释迦牟尼提出的原始佛教思想，以"四谛"为中心说，包括"八正道""十二因缘""五蕴"等理论。

佛学的核心内容是四圣谛、八正道、十二因缘。十二因缘的基础是苦，苦的根源是无明（不了解、不认识）。

（一）四圣谛

四圣谛是指苦、集、灭、道四谛，以苦为中心。"谛"是真理、实在的意思。这是对原始佛教思想的高度概括。苦谛是说世间存在的一切皆是种种痛苦的表现；集谛说明痛苦的原因和根据；灭谛指出消灭痛苦只有超脱生死轮回，即佛教理想的涅槃境界；道谛标明消灭痛苦，超出轮回，证得涅槃之途径与方法。所谓"四谛"，又是以苦谛为核心的。佛教十分重视考察人生现实问题，从而对人生作出价值判断，寻求人生的真实。原始佛教思想这种人生哲学的起点和基础，就是认为苦是人生的本质。佛经中从不同的角度，描述和分析了人世的种种痛苦。其中最普遍的说法是人生有生、老、病、死、怨憎会、爱别离、求不得和五取蕴等"八苦"，其中生、老、病、死是根本四苦。"五蕴"与"取"（指一种执着的追求）联结在一起就产生种种贪欲，称"五取蕴"。五取蕴是一切痛苦的汇合处。佛教认为人生的一切感受都是苦，即使乐也不过是苦的特殊表现，一切快乐只是相对痛苦而言，绝对的永恒的快乐是没有的。苦不但是无边无际、无所不在的，而且是无始无终、轮回流转的。道谛是消灭痛苦的途径和方法，主要是"八正道"。

（二）八正道

八正道是指正见、正思、正语、正业、正命、正精进、正念、正定，是为了从苦中解脱而修行的方法。总之，佛教认为生老病死，一切皆苦，存在本身就是痛苦。佛教相信业报轮回，其最高目标是去除无明，了解或认识存在的因果关系，从而跳出轮回，达到涅槃。八正道是四圣谛中道谛的具体化内容，指消灭烦恼的八种正确方法。正见，指正确地认识事物，尤其是要正确地领悟佛教的基本教义。正思，即对事物要正确地思维，特别是要根据佛教的教义进行思维。正语，要正确地言语，如不撒谎、不骂人等。正业，要正确地行为，如不杀生、不偷盗、不邪淫等。正命，要采取正确的方式谋生，不采用佛教认为邪恶的方式谋生。正精进，为了宣扬正义，铲除邪恶势力而正确地努力，专心致志，毫不懈怠。正念，要保持对事物正确观察和思维，就是要长期保持正见和正思。正定，要按照佛教的要求入定，正确地控制自己的精神状态，不被虚假的事物所迷惑。

（三）因缘

佛教用"因缘"来解释宇宙成立、人生存在的原因。佛对"因缘"的解释是："有此则有彼，此生则彼生；无此则无彼，此灭则彼灭。"表示宇宙一切现象都没有绝对的存在，都是以相对的依存关系而存在。依存关系有两种：一是同时的，二是异时的。异时的依存关系，即所谓"此生则彼生，此灭则彼灭"，此为因而彼为果。同时的依存关系，即所谓"有此则有彼，无此则无彼"，此为主而彼为从。没有绝对的存在，而且没有绝对的因果主从，一切都是相对的。所谓宇宙者，从时间来看，有无数之异时因果关系；从空间来看，有无数之同时主从关系。佛教所谓"因缘所生法"，即是如此。

佛经里屡次提到的"识缘名色，名色缘识"是因缘论的根据。佛说一切众生的存在，都是由"五蕴"的因缘和合。五蕴者，一色，二受，三想，四行，五识。色蕴谓之"色"，受、想、行、识四蕴谓之"名"。色指宇宙间一切物质及人身上眼、耳、鼻、舌、身诸器官，名指心理活动的状态。简单地讲，色指物质的和生理的现象，名指心理的现象。这两项把人生活动的全部都包含了，是认识的总对象，佛家给了一个总名叫做"名色"。能认识名色的本能叫做"识"。主观的要素"识"与客观的要素"名色"相对待相接触，名之曰"因缘"。

（四）十二因缘

佛教把业报轮回、生死流转的过程划分为十二个环节，就是"十二因缘说"。这十二个环节是无明、行、识、名色、六入、触、受、爱、取、有、生、老死。无明造出种种业，这种业在现世看来即为行（对来世来说则为有），称为无明缘行，前世的无明和业成为现世生存的原因。具体来说，行缘识，前世的业力带来现世的心识，这种识决定往相应的处所去。识缘名色，形成名（精神）和色（肉体）。名识缘六入，身心有六种不同的感觉器官（眼、耳、鼻、舌、身、意）。六入缘触，触指触觉，六种器官与外界事物相接触而产生触觉。触缘受，由触引起苦、乐和不苦不乐三种感受。受缘爱，由受引起贪爱和欲望。爱缘取，有了贪爱欲望就会有执着追求的冲动。取缘有，由取又造种种业，招致来世的果报。于是有缘生，今世的业，为来世的有，导致来世的生。生缘老死，有生必有死。如果从结果往原因逆推，即从老死推至无明，也可以归结到无明是造成生死忧悲苦恼的根本原因。十二因缘像一个链条，互相依存，相互作用，说明了众生生死流转的因果联系。

（五）空观

佛教认为世界上一切事物都不是永恒存在的，都要经历成（形成）、住（存在）、坏（毁坏）、空（消亡）的过程，在人身上表现为生、老、病、死。佛教把这种不断变化的状态称为空（无固定不变的本体），并认为这种状态最终会消亡，因此不是事物的本质。具有生、老、病、死的肉体也不是生命的本质，生命的本质应当是不生不灭的永恒。

（六）五蕴

五蕴是指色、受、想、行、识，佛教认为世间一切事物都是这五者和合而成，人的生命也是如此。色蕴指一切有形物质现象，具体包括地、水、风、火四大要素。受蕴是接触外物所产生的感受。想蕴是对产生的感受进行分析而得出的认知。行蕴是基于认知而产生的行动。识蕴是产生的意识作用。五蕴论是空观的进一步阐释，意在说明"我"并非实有，不过是五蕴现象的假合而已。因此要放下这个执着的"我"，包括肉体的执着和对自己知见的执着。

（七）因果报应

佛教认为世界上发生的所有事情都是在因果的支配之下，死后仍然受因果规律的支配，因果规律是贯通过去、现在、未来的，所以也称为三世因果。在因果支配下，根据自己所造的业而会有六个去处，这六个去处称为"六道"，分别是天、人、阿修罗、畜生、恶鬼、地狱。因此，学佛就是为了了脱生死，脱离六道轮回，并发大慈悲心拯救一切众生脱离苦海。这种思想对中医伦理的建构起到了积极的作用，许多医家都从积累功德和扶危济困的角度来理解自身所从事的医疗活动。

三、佛学文化对中医学的影响

佛教自汉代传入中国，至今已有两千多年。历史上真实的佛教不是一种孤立的信仰，而是一直与不同时代的哲学思想、民间的风俗习惯、社会道德乃至政治经济、文学艺术等结合在一起。佛教适应中国传统文化的同时，也渗透到了中国文化的各个领域，并产生了广泛而深刻的影响。比如佛教哲学与中国古典哲学相互影响，推动哲学提出新的命题和新的方法，从而扩大了范围，丰富了内容。宋明理学受佛教哲学的影响，这是中国学术界所公认的。佛教还为中国文学带来了新的意境、新的文体、新的命题遣词造法。数千卷由梵文翻译过来的佛典本身就是伟大富丽的文学作品，如《维摩诘经》《法华经》《楞严经》为历代文人所喜爱，常常被人们作为纯粹的文学作品来研读。中国古代建筑保存最多的是佛教寺塔，建塔造寺的风气也流布全国。现存的河南嵩山嵩岳寺砖塔、山西五台山南禅寺和佛光寺的唐代木构建筑、山西应县木塔、福建泉州开元寺的石造东西塔等，都是研究我国古代建筑的宝贵实物。甘肃敦煌莫高窟、山西大同云冈石窟、河南洛阳龙门石窟更是作为古代雕刻艺术的宝库举世闻名，它们吸收了犍陀罗和古代印度的特点而发展成为具有中国民族风格的造像艺术，是我国伟大的文化遗产。音乐方面，公元二世纪的时候，中国已有梵呗的流行。唐代音乐又吸收了天竺乐、龟兹乐、安国乐等来自佛教国土的音乐。伴随佛教而来的还有医药等科学技术的传习，隋唐史书上记载由印度翻译过来的医书和药书就有十几种，《大藏经》中存有大量的医学著作。

（一）佛教四大观念对中医理论的影响

佛教对中医理论的影响主要是"四大"学说。《佛说五王经》说："人有四大，和合而成其身。何谓四大？地大、水大、火大、风大。一大不调，百一病生；四大不调，四百四病同时俱作。"佛教认为，地、水、火、风是构成世界的基本元素。地大以坚为性，能受持万物；水大以湿为性，能使物摄聚不散；火大以热为性，能使物成熟；风大以动为性，能使物成长。人由四大和合而成，一大不调，就会产生一百零一种疾病，四大不调，就会产生四百零四种疾病，即泛指所有疾病皆由四大不调而生。

一切疾病的根源都是由于"四大"失调："初则地大增，合身沉重；二则水大积，涕唾乖常；三则火大盛，头胸壮热；四则风大动，气息冲击。"例如，牙齿、肋骨等痛是地大不调，伤风、风湿等痛是水大不调，头痛、发烧是火大不调，气喘、气结是风大不调。四大不调会产生种种的疾病，加上生命无常，必然有生老病死等痛苦，任何人都不可能长生不老。

这种佛教思想在晋代就被中医学所吸纳，陶弘景在《肘后方》自序中说："佛经云：人用四大成身，一大辄有一百一病。"遂将《肘后方》原八十六方增编为《补阙肘后百一方》。隋代巢元方在《诸病源候论》中讲到风病，就用佛教和印度医学中的四大理论来解释人体生理和病理现象。孙思邈在《备急千金要方》中说道："火去则身冷，风止则气绝，水竭则无血，土散则身裂。"王焘在《外台秘要》中指出："骨肉肌肤是地大也，血泪膏涕津是水大也，生气温暖是火大也，屈伸俯仰是风大也。"明代张介宾、清代喻昌也用四大解释疾病现象，但是当时中医理论体系已经完备，四大学说与五行学说相似，而且不如五行学说丰富，所以中医理论对其的吸收就很少了。

（二）佛教慈悲博爱及其戒律对中医伦理道德的影响

佛教认为，世间万物皆有灵性，都是生命个体，不能伤害。唐代孙思邈亦反对用活体动物入药，认为杀害生命来入药治病有悖于佛教的慈悲精神。同时，孙思邈受众生平等思想的影响，认为治病应该一视同仁，首先应该有大慈大悲的博爱精神，誓愿拯救天下疾苦，同时还不应该心存贫富、贵贱、美丑、智愚差异的看法。佛教普度众生、慈悲济世的思想也成为医家医学活动的宗旨，我国很多医学著作书名用"慈""惠""普济""普救"等，例如宋代《太平惠民和剂局方》、明代《慈济方》和《普济方》等，都体现了佛教慈悲博爱思想对医家的影响。

佛教在管理弟子时制定的一些规定称为戒律，如五戒、八戒等，戒律在佛教中有着重要的地位。佛教戒律由于修行层次的不同分为多种，主要有五戒、八戒、十戒、具足戒等，对中医学影响较大的是五戒。五戒是在家修行的居士终身应当遵守的五条戒规，指不杀生、不偷盗、不邪淫、不妄语、不饮酒。一些医学著作仿照佛教的戒律也制定医学戒律以约束医者的行为。明代陈实功《外科正宗》中的《医家五戒十要》，清代张璐《医家十戒》，喻昌《医门法律》中都对行医道德提出了具体要求。佛教因果报应理论也在无形中对医家道德的形成起到了重要作用。佛教认为人是有前世、现世和来世的，三世因果相通，前世造业今世受果，现世造业来世受果。通过医学治病救人是积累阴德改命造运的有效手段，孙思邈在《备急千金要方·大医精诚》中讲的"人行阳德，人自报之；人行阴德，鬼神报之"就诠释了这一思想。

（三）僧医对中医学的影响

早期来自西域的僧侣往往都通晓医学，他们借助医学来传播佛教，因此把印度医学的内容通过佛教带入中国。因为医学济世救人的理念与佛教慈悲博爱的精神相通，所以佛教徒们往往研习医术，出现了许多著名的僧医。他们把佛教与中医相结合著书立说，救死扶伤，对中医学产生了很大的影响。例如，晋代僧人支法存的《申苏方》、僧深的《深师方》、唐代蔺道人的《仙授理伤续断秘方》等。这些僧医对中华民族的卫生保健和中医药学的发展作出过显著的贡献，史书上记载有多位精通医学的高僧，在此做一简介。

1. 支法存　迄今有文献可考的最早的僧医之一。孙思邈《备急千金要方》记载："诸经方往往有脚气之论，而古人少有此疾。自永嘉南渡，衣缨士人多有遭者。岭表江东，有支法存、仰道人等，并留意经方，偏善斯术。晋朝仕望，多获全济，莫不由此二公。"这是对岭南脚气病治疗史的记载，支法存、仰道人也是此病治疗最有经验者。据刘敬叔《异苑》记载："沙门支法存者，本自胡人，生长广州，妙善医术，遂成巨富。"

支法存，又称支法存亮（亮或为其名），晋代僧人，其先辈为胡人，后移居广州。支法存生于广州，少以聪慧入道，习医，遂以医名。当时北方士大夫于永嘉之际南渡，士大夫不习水土，多患脚弱证，其症多凶险，染者无不毙，毙者甚多。众医不能治疗，唯支法存以其医技治之，存活者不计其数，因此名扬天下。所著有《申苏方》五卷，后来亡佚。其佚文散见于后世医著，如《备急千金要方》《外台秘要》等书，辑有支法存方十余首。支法存对岭南常见的热带病疟疾及寄生虫感染，如肺吸虫、绦虫、姜片虫、血吸虫病等的治疗均有所成就。其对溪毒（沙虱）之蒸气疗法，启迪其后阮河南、许胤宗等人，把蒸熏疗法作进一步提高，他也是我国脚气病防治的先驱。

2. 于法开　东晋医家，僧人。剡县（今浙江嵊州）人，才辩纵横，师事于法兰，"祖述耆婆，妙通医法"。曾遇妇人分娩危急，于法开令取羊肉为羹，服用，因气针刺，须臾，羊膜裹儿而出。于法开还曾在晋升平5年（361年）为晋孝宗司马聃诊视，知其不治，不肯复入。有人问："法师高明刚简，何以医术经怀？"于法开答曰："明六度以除四魔之病，调九候以疗风寒之疾。自利利人，不亦可乎？"

由此可见，于法开诊治精当，预后准确，是"以术数弘教"的典型。他既行于民间，为下层百姓治病，又与帝王高官来往，体现了佛教"众生平等"的思想。

3. 鉴真　唐代高僧，律宗南山宗传人，日本佛教律宗开山祖师，著名医学家。六次东渡日本传播佛法，带去医药，直到现在仍备受日本人敬仰，被称为"天平之甍"（天平时代的文化屋脊，意为高峰），至今日本的药袋上都印有鉴真之像。鉴真著有《鉴上人秘方》，但已经亡佚，其在日本丹波康赖的《医心方》中还保留了部分内容。

4. 蔺道人　唐代僧人，长安人，精于骨伤理论和医疗技术，著有《仙授理伤续断秘方》。蔺道人的学术思想源于《黄帝内经》《难经》，以气血学说为立论依据，继承了葛洪、《备急千金要方》和《外台秘要》等骨科方面的学术成就而有所创新，第一次倡导和规定了骨折脱臼等损伤的治疗常规，即清洁伤口、检查诊断、牵引整复、复位敷药、夹板固定、复查换药、服药、再洗等；介绍了正骨手法的 14 个步骤、方法和方药；并论述了处理损伤、关节脱臼，以及伤科常用的止血、手术复位、牵引、扩创填塞、缝合等具体操作技术。如对于一般骨折，主张用杉木皮衬垫夹缚固定的方法，指出："凡夹缚（即固定）用杉木皮数片，周回紧夹缚，留开皆一缝，夹缚必三度，缚必要紧。"对于复杂骨折，除上述要求外，更强调"夏三两日，冬五三日解开"换药，"夹缚处用热药水泡洗"以促进伤口愈合，"洗时切不可惊动损处"。对骨关节的固定，要注意"时时运动，盖屈则伸……或屈或伸，时时为之方可"，重视关节的活动及功能锻炼。这是伤科外固定技术上的重大改革，实为后世小夹板固定的渊源。书中记载的肩、髋、肘、腕关节复位术及开放性骨折的手术治疗亦是医籍中之首载，其创制的内服方不少至今仍属可取，古今名方四物汤亦为蔺道人之首创，记载于该书中。蔺道人对我国骨关节损伤治疗学之发展有不可磨灭的影响。

僧医在医疗的过程中本着慈悲济世的精神，也毫无保留地把自己的经验传承下去，成为比较有特色的僧医流派。例如，河南嵩山的少林寺骨科，该派以经络穴位为诊断依据，重视手法复位和点穴疗法及功能锻炼，并以接骨为主，至今影响广泛。

浙江萧山竹林寺始建于南齐，历代僧人多有擅长治疗妇产科疾病之人，积累的诊疗经验十分丰富，撰写和刊刻的女科专著亦不少，在民众中享有很高的声誉。竹林寺僧人治疗疾病，注重问诊，可能与不便接触女性患者有关。在治疗上以理气活血为主，讲究药物的炮制、煎服的方法，时至今日，仍有理论、临床上的借鉴意义。

第五节　兵家文化与中医学

春秋战国时期，诸侯之间不断爆发战争，从事军事的智谋之士，总结军事方面的经验教训，研究制胜的规律，这一类学者，古代称之为兵家。兵家著作并非是就战争而讨论战争，而是以战争为基础，论及天道、人道的普遍规律，具有丰富的哲学内涵。其思想也不仅仅应用于战争指挥，也可以应用于企业商战中的经营管理，应用于体育比赛中的策略谋划，应用于对事物的认知和决策，也同样应用于中医的辨证施治。

一、兵家文化的渊源与流变

"兵家"一词最早见于春秋末年的《孙子兵法·计篇》。其曰："此兵家之胜，不可先传也。"我国古代历史悠久，战争频仍，催生了优秀的兵家文化。传说中，黄帝凭借臣子风后撰写的兵法《握奇经》打败了蚩尤。西周时期已经出现了《军志》《军政》（二者已散佚）的记载，被视为中国古代兵学的开端。到春秋战国时期，我国军事思想发展到成熟阶段，大量军事著作涌现。现存重要的兵家著作有《孙子兵法》《吴子》《孙膑兵法》《司马法》《六韬》《三略》《尉缭子》等。

（一）春秋时期的兵法

1.《司马法》　我国现存最早的兵家著作。"大司马"是周代官职，负责为君主统兵打仗，类似汉代的大将军，现代的国防部长。《周礼·夏官》载："大司马之职，掌建邦国之九法，以佐王平邦国。"一般认为，该书是历代担任过大司马的名将的经验汇总，譬如西周的大司马姜子牙，齐国的大司马田穰苴等。

《司马法》现残存五篇。同《论语》《道德经》这些春秋时期的作品一样，此书也是语录汇总，互相间并无上下文接续关系，后人将论述类似主题的语录分别成篇。这些语录主要包含以下三方面内容：

第一，战争的目的。战争是为了以义伐不义，安定百姓，恢复秩序。"是故杀人安人，杀之可也；攻其国，爱其民，攻之可也；以战止战，虽战可也。"为了符合这个目的，敌国国君去世、发生饥荒，都不能乘人之危去攻打。作战时还要先等敌人列好战阵，追击溃逃的敌人不能超过百步。从这些说法可看出，此书的经验主要来自西周和春秋早期，那时的战争是贵族之间的战争，目的不是彻底消灭、吞并对方，而是使对方臣服。

第二，治军的经验。譬如赏罚要严，对逃跑士兵要就地正法，但也要注意士气，士气低落时不能靠杀，要和士兵讲道理，让他们理解奋勇向前才能夺得生路。

第三，一些具体的战术经验。譬如长短兵器如何配合，如何依据地形扎营布阵，如何判断敌军情形。在《用众》篇中有一条说："凡从奔勿息。"对溃逃的敌人要紧追不舍，这和《仁本》篇里"古者，逐奔不过百步"的教导明显相悖，说明此书不是单个军事家的作品，《仁本》篇里的经验来自较早期的军事家，《用众》篇却已是征战激烈、以消灭对方为目标的时代了。

2.《孙子兵法》　共十三篇，是把早期语录式散碎的经验系统化，是中国兵法中里程碑式的著作。作者孙武是春秋末年的齐国贵族，来到新兴的吴国，向吴王阖闾献上此书，后辅佐阖闾伐楚，大破楚军，攻破楚国郢都，几乎灭亡楚国。

《孙子兵法》很少涉及具体的治军和战术经验，侧重点在于战争胜败的各种大原则。《始计》篇讲战争的准备。政治上是否上下团结一心，天时、地利是否都有利，将领的才干如何，军队的编制、训练、保障如何，要对比敌我双方的这些条件，进行"庙算"，有把握才可出战。《作战》篇讲后勤问题，军队每日开支巨大，必须速战速决，并能"因粮于敌"。《谋攻》篇讲不战而胜是最好的胜利。"故上兵伐谋，其次伐交，其次伐兵，其下攻城。攻城之法为不得已。"《军形》篇讲先要防守严密，使自己无懈可击，然后寻找敌人弱点进攻。"先为不可胜，以待敌之可胜。"以上四篇都是讲战前准备。《兵势》和《虚实》两篇是全书精华，用"奇正""虚实"两个概念总结了用兵原则。其余七篇则谈具体的地形、火攻、间谍之类战场经验。

《兵势》篇曰："凡战者，以正合，以奇胜。故善出奇者，无穷如天地，不竭如江海。终而复始，日月是也。死而更生，四时是也。声不过五，五声之变，不可胜听也；色不过五，五色之变，不可胜观也；味不过五，五味之变，不可胜尝也；战势不过奇正，奇正之变，不可胜穷也。奇正相生，如循环之无端，孰能穷之哉！"孙武的"正"指的是通用的正规战术，"奇"指的是敌人意料不到的作战方式。譬如说，布阵时一般都选择开阔地带，方便我军进退，或依山傍水，有险可守，侧翼有防护，要绝对避免背水布阵这种自陷死地的行为，这是"正"。楚汉相争时韩信灭赵，却是背水布阵，让士兵无路可退只能死战，这就是"奇"。古希腊罗马的战术，一开始都是步兵军团列成一条严密的战线推进，战线上各点平均分配兵力，士兵训练程度更高、兵力更充足的一方就能获胜，这就是"正"。斯巴达军队用这种正规战术称霸几百年。在公元前371年的卢克特拉战役中，底比斯名将埃帕米农达采用斜线战术，集中主力于左翼，击溃斯巴达右翼后再包抄斯巴达左翼，这就是"奇"。这种在局部形成优势兵力的战术在今天已是兵家常识，变成了"正"。后来亚历山大、皮洛士、汉尼拔等名将又发明了步兵正面迎敌、骑兵侧翼突击来攻破步兵方阵的战术，这也是"奇"。骑兵正面进攻盾牌如墙、长矛如林的步兵军团必败，但在己方步兵牵制了对方步兵的前提下，突击步兵方阵防守薄弱的侧翼却能收得奇效。到了公元前一世纪的古罗马内战中，这种步骑结合战术已为军事家所通用，从"奇"变成了"正"。在公元前48年的法萨卢战役中，庞培用"正"，试图用侧翼骑兵去攻击恺撒的侧翼骑兵，然后合围恺撒的步兵方阵。恺撒预先在侧翼埋伏了步兵方阵，令骑兵佯败撤退，庞培的骑兵遇上严阵以待的步兵方阵，全军覆没，恺撒的骑兵反攻，大获全胜，这就是新的"奇"。所以说，凡作战，都是在"以正合"的基础上"以奇胜"。奇可以变成正，正也可以变成奇。奇正的运用，就是双方将领斗智的过程。

"虚实"指的是敌军的长处和短处，阵势的严密处和薄弱处。"夫兵形象水，水之形，避高而趋下；兵之形，避实而击虚。"如何避实击虚，却不使自己被敌人避实击虚呢？要掌握主动权，牵着敌人的鼻子走。"故善战者，致人而不致于人。""敌佚能劳之，饱能饥之，安能动之。出其所不趋，趋其所不意。"后世中央苏区红军反围剿中，毛泽东在军事指挥上运用的正是这些原则。拖着敌人走，把敌人拖得疲惫不堪，然后设伏，出其不意地进攻。"故形人而我无形，则我专而敌分。我专为一，敌分为十，是以十攻其一也，则我众而敌寡。"红军的兵力和火力远弱于敌人，但红军每次都能集中优势兵力，打击敌军一部，形成"我众而敌寡"的有利形势。"故备前则后寡，备后则前寡，备左则右寡，备右则左寡，无所不备，则无所不寡。"第五次反围剿的失败，正是犯了"无所不备，则无所不寡"的错误。红军处处设防，和敌军打阵地战、消耗战，既丧失了作战主动权，又无法集中优势兵力。敌人获得主动权后，探知红军虚处，避实击虚，红军越发被动，最终被迫长征。

《始计》篇中论对统帅的要求："将者，智、信、仁、勇、严也。"《孙子兵法》侧重的就是"智"。战前要充分准备，先进行庙算，再考虑好后勤问题，然后寻找不战而胜的机会，把战争成本降到最低。最后必须进行直接战斗才能达到目标时，要先做好自己的事，使自己无懈可击，然后牢牢掌握作战主动权，运用"虚实""奇正"的变化来获得胜利。这是对如何进行战争的一份最简明扼要的说明书，可谓军事学的总纲。

（二）战国时期的兵法

战国时期是我国古代最为风云动荡、思想最活跃的时代。随着生产力的发展，旧的等级秩序无法维持，各国纷纷变法图强，而战争就是对变法成果的最好检验。总结这一时期战争经验的兵家著作，流传至今的大致有五家，即《孙膑兵法》《吴起兵法》《尉缭子》《六韬》《三略》。

1.《吴起兵法》 《图国》篇讲内政修明是打胜仗的前提。有才能的人都得到任用，庸碌之辈被罢黜，人民安居乐业，亲近长官，拥护君主，反对敌国，就能"陈必定、守必固、战必胜"。

《料敌》篇讲准确判断敌方情形，选择出战时机。譬如敌人冒寒暑行军，士卒困乏，粮草不继，军内谣言四起，人心混乱，将领无威信，这都是敌人的不利条件。而敌人领土广大、人口众多且富裕，君主赏罚严明，军队装备精良，这都是敌人的有利条件。将领要衡量这些条件来选择出战时机。毛泽东在《中国革命战争的战略问题》中总结红军经验，也讲料敌料己，列举各种条件，有利条件起码达到两个以上才能出击。

《治兵》篇讲军队打胜仗不靠人多，靠的是管理得当，"以治为胜"。军队赏罚严明，训练有素，上下齐心，三军如一人，这是最重要的"治"。其次，器械管理得当，人员安排得当，合理使用人马的体力，总之，军队里的一切事务都要井井有条。

《论将》篇总结将领的才能，指出普通人以勇武论将的看法大错特错，将领首先要把军队管理得好，其次是小心谨慎，时刻防备，还要能当机立断。《应变》篇总结一些战场应变的正规战术。《励士》篇在《治兵》篇的基础上指出，赏罚严明只能使士兵被动服从，士兵的主动性是更重要的，应让士兵乐意为君主死战，而不是被动服从命令。这也是现代军事学的一条公认原则。国共内战时，蒋介石总结蒋军为何连吃败仗，不得不承认，共产党军队主动性强，各级指挥员、士兵总是能发挥才智、克服困难去完成任务，而他的军队却毫无主动性，只会被动服从命令，以推诿、扯皮为能事。

《吴起兵法》注重的是《孙子兵法》里讲的"正"。内政修明，军队事务井井有条，将领准确判断有利时机，时刻小心戒备，这都是战略战术上的"正"。这种"正"说起来简单，实则很难，战国时期各国的衰亡都源于内乱、"正"的缺失。所以真能做到"正"，不需要用"奇"，也足以获胜。吴起作为那个时期著名的法家改革者，一生的功绩就在"以正治国"，打仗也以正为主，"以奇用兵"并非他所长。三国时期的大军事家、大政治家诸葛亮留下的兵法残篇中也能看到这种特点。

2.《六韬》 其中《文韬》十一篇讲道法结合的治国术。《武韬》六篇讲进攻敌国之前的战略准备。《龙韬》十三篇论述军队的统御和指挥问题，包括统帅部的编制、选将立将的方法，还包括更具体的通讯加密方法。《虎韬》十二篇论述兵器、军械的编制和使用。《豹韬》八篇讲各种特殊地形、特定情形下的战术问题。《犬韬》十篇论述军队的训练、不同兵种的特性与配合。

3.《尉缭子》 该书反对迷信鬼神，主张依靠人的智慧，具有朴素的唯物主义思想。它对政治、经济和军事关系的认识是相当深刻的。在战略战术上，主张不打无把握之仗，反对消极防御，主张使用权谋，争取主动，明察敌情，集中兵力，出敌不意，出奇制胜。这些观点即使在今天也仍有参考的价值。

该书反对军事上相信"天官时日、阴阳向背"的迷信观念，强调政治、经济对军事的决定性作用。后半部《重刑令》以下十二篇，对研究战国时代的军事颇有帮助。

《尉缭子》的思想大体上接近法家，主张用严刑峻法治国和治军，并且大倡连坐保甲制度；同时也推崇道德、仁义，提出"兵者，凶器也。争者，逆德也。事必有本，故王者伐暴乱，本仁义焉"，告诫君主"杂学不为通儒"。

二、兵家文化的核心内容

（一）论战争的本质

兵家认识到战争是不可避免的事物，他们不像其他诸子百家一样反对非正义的战争（有的学派甚至反对一切战争），而是认为战争也是谋求和平的一种手段。《司马法·仁本》指出："是故杀人安人，杀人可也；攻其国，爱其民，攻之可也；以战止战，虽战可也。""古者，以仁为本，以义治之谓正（政）。正不获意则权（权势），权出于战，不出于中人（仁）。"意思是说：以仁爱为根本，以正当的办法进行统治就是政治。政治达不到目的时，就使用权势（暴力），权势总是出于战争手段，而不是出于"中和"与"仁爱"的手段。这与军事理论家克劳塞维茨所说"战争无非是政治通过另一种手段的继续"和"战争是迫使敌人服从我们意志的一种暴力行为"是一致的。

（二）论战争的目的

战争的最大目的是保全自己，消灭敌人，"凡用兵之法，全国为上，破国次之；全军为上，破军次之；全旅为上，破旅次之；全卒为上，破卒次之；全伍为上，破伍次之"。战胜敌人的方法并不是从形式上、肉体上毁灭敌人，而是尽可能地把他们保存下来，使对方的城池等实体资源可以为我所用，对方的人口资源也可以为我所用。要达到这个目的，就不能用战场上的相对厮杀来解决问题了，需要"不战而屈人之兵"，即使用谋略。孙武认为用谋略来讨伐敌人是最上等的兵法。交战双方如果都使用武力，会不可避免地造成人员、资源的损失，即使百战百胜，也要以己方的生命为代价，所以孙武说"百战百胜，非善之善者也"，而使用谋略的情况下，就有可能达到不用一兵一卒而实现战争的目的。如同克劳塞维茨在《战争论》中指出的那样："我们还要指出一种不必打垮敌人就能增大获胜可能性的特殊方法，这就是同政治有直接关系的措施。既然有些措施特别适于破坏敌人的同盟或使同盟不起作用，适于为自己争取新的盟国，或适于展开有利的政治活动等等，那么不难理解，这些措施会大大增加获胜的可能性，它们也是比打垮敌人军队更为捷便地达到目标的途径。"

（三）论战争的准备

中国自古以来就极为重视战争，"国之大事，在祀与戎。"（《左传·成公·成公十三年》）《孙子兵法》在开篇《始计》篇中就说："兵者，国之大事，死生之地，存亡之道，不可不察也。"因此战前准备工作受到特别的重视，"用兵之法，无恃其不来，恃吾有以待之。"《孙子兵法》在开篇明确提出，战争要取得胜利，"庙算"阶段是至关重要的，"未战而庙算胜者，得算多也；未战而庙算不胜者，得算少也。""庙算"是战前统帅们的谋划布局准备，不打无准备之仗，首先创造胜利的条件然后再求战。"庙算"包括五事七计，五事是指道、天、地、将、法，七计是指主孰有道、将孰有能、天地孰得、法令孰行、兵众孰强、士卒孰练、赏罚孰明。五事七计从政治、气候、地形、将帅、军队管理等各个方面都做了考虑，也几乎涵盖了现代战争的所有方面。《六韬》在讲具体的军事手段之前，先用两篇的篇幅分析开战前的准备工作。《六韬·文韬》讲以道法结合的方法治理国家，以争取国内民心，使上下团结，为战争做准备。《六韬·武韬》讲怎样用政治手段削弱敌人，即"文伐"，提出"文伐十二节"，比如"亲其所爱，以分其威"，拉拢敌君的近臣，以分化敌国的力量。"辅其淫乐，以广其志，厚赂珠玉，娱以美人"，送给敌国国君珠宝美人，使其玩物丧志等等。《尉缭子》把良好的政治作为战争之本。《尉缭子·治本》中说："夫谓治者，使民无私也。民无私，则天下为一家，而无私耕私织。共寒其寒，共饥其饥。"指出使民众团结无私是胜利的保证。总之战争之前，要尽可能地做好一切准备，"先为不可胜，以求敌之可胜"。

如此重视战前准备工作，也说明了中国古代军事学家的慎战思想，不轻易发动战争，不穷兵黩武。《孙子兵法》指出："亡国不可以复存，死者不可以复生，故明主慎之，良将警之，此安国全军之道也。""非利不动，非得不用，非危不战。主不可以怒而兴师，将不可以愠而致战。"《司马法》也提出："故国虽大，好战必亡；天下虽安，忘战必危。"这是因为战争会消耗掉极大的社会财富，孙武在《孙子兵法》中多次提到战争耗费之巨大："凡用兵之法，驰车千驷，革车千乘，带甲十万，千里馈粮。则内外之费，宾客之用，胶漆之材，车甲之奉，日费千金，然后十万之师举矣。"（《孙子兵法·作战》）"凡兴师十万，出征千里，百姓之费，公家之奉，日费千金；内外骚动，怠于道路，不得操事者，七十万家。"（《孙子兵法·用间》）所以一旦发生战争，败者的损失不言而喻，即便胜者也会遭受不小的损失，从而招致别国的觊觎，造成"诸侯之难至矣"的危机状况。

（四）论战略战术

1. 知己知彼　孙武在中国历史上第一次用简明扼要的语言概括出"知己知彼，百战不殆"这样一个具有普遍意义的战争指导规律。这一规律不仅揭示了战争指挥者对彼此情况的了解与战争胜负之间的关系，而且也指明了在了解双方情况的基础上，找出行动的规律，并按照这些规律去确定自己的作战行动，把胜可知和胜可为结合起来，把"知"提高到了"三军之所恃而动"的地位。他要求"知"要全面，要精通双方的政治、战略战术、将帅等方面，考虑问题要"杂于利害"，见利思害，居害见利。在知己方面，提出了"识众寡之用""以虞待不虞""知吾卒之可以击"与"不可以击"等等。在"知"的方法中，可以看出中国兵法从成熟之日起，就主张反对鬼神，重视现实。孙武提出知敌情，"不可取于鬼神"，而是要通过间谍掌握敌情。还提出了许多作战行动中侦察判断敌情的原则和方法等。《尉缭子》反对军事上相信"天官时日、阴阳向背"的迷信观念，强调政治、经济对军事的决定性作用，提出："先神先鬼，先稽我智。谓之天官，人事而已。"首先问神问鬼，不如首先问问自己的才智如何。与其说是天文星象的应验，不如说是发挥了人的作用。《吴起兵法》中极为重视侦察敌情，并强调不能靠占卜获得，"凡料敌有不卜而与之战者八。一曰：疾风大寒，早兴寐迁，刊木济水，不惮艰难。二曰：盛夏炎热，晏兴无间，行驱饥渴，务于取远……""有不占而避之者六。一曰：土地广大，人民富众。二曰：上爱其下，惠施流布。三曰：赏信刑察，发必得时……"总之，主张从地理、气候、政治等各方面观察，获得准确情报，以便采取相应的措施来战胜敌人。

2. 奇正结合　"正"为正规战术，具体来讲，在兵力部署上，常见的正规的正面作战为正，侧击、包围、迂回较为特殊的部署为奇；担任钳制敌人的为正，担任突击的部队为奇；列阵对敌的为正，集中机动的为奇。在战法上，明攻为正，偷袭为奇；按一般原则作战为正，采用特殊战法为奇。《孙子兵法》认为："凡战者以正合，以奇胜。"又说："战势不过奇正，奇正之变，不可胜穷也。"这就是说，作战是以正面军队与敌交战，而以侧击、迂回、包围等取胜的。军队部署就是一个奇正运用的问题。而奇正的变化又是无穷无尽的，因而军队部署（作战布势、战斗队形）也是千变万化的，不可拘泥于一格。

3. 虚实结合　虚实，是中国传统文化里非常重要的概念，含义很广泛，在军事里，实指有利条件，虚指不利条件，可代表兵力的大小、装备的强弱、士气的高低、有备和无备，整治与混乱、逸与劳、饥与饱等各种对比条件。《孙子兵法·虚实》篇主要就是论述这个问题。它认为，"夫兵形象水，水之形，避高而走下；兵之形，避实而击虚"。要做到"避实击虚"，就在于力争主动。要争取主动，就要能"致人而不至于人"（调动敌人而不被敌人所调动），"形人而我无形"（查明敌情并隐秘我之行动），能做到"致人而不至于人"，这样就能"敌佚能劳之，饱能饥之，安能动之"，"出其所不趋，趋其所不意"，从而掌握作战的主动权。能做到"形人而我无形"，就可使"我专而敌分"（集中我军兵力，分散敌之兵力），"我专为一，敌分为十，是以十击一也"，这样就可以集中优势兵力，各个歼灭敌人了。

三、兵家文化与中医学

兵家与中医学的思想基础，同是我国古代哲学，都根植于中国传统文化这一土壤，兵家关注的是如何与敌军作战，而中医学关注的是如何与疾病作战，因而兵家调兵遣将与中医遣方用药等方面有着内在不可分割的联系，很多古代医家已经认识到这一点，提出用药如用兵论、出奇治病论等。了解和认识兵家思想与中医学的关系，对中医理论研究和临床实践有着重要的指导意义。

（一）知己知彼与养生治病

"知彼知己，百战不殆；不知彼而知己，一胜一负；不知彼，不知己，每战必殆。"（《孙子·谋攻》）打仗要充分了解自身情况和敌方情况，这种了解，是需要从政治、军事、经济、气候、地理等进行全方位的了解。而中医治病的四诊合参，全面获取患者的病情资料，是中医达到知己知彼的有效手段。中医学强调"天人合一"，把天、地、人视为同一个系统，认为自然界季节气候的变化、昼夜阴阳的消长、地域方位等都与人体生命活动和疾病的产生、变化息息相关，因而提出"天人相应""人以天地之气生，四时之法成"（《素问·宝命全形论》），"人与天地相参也，与日月相应也"（《灵枢·岁露论》）等理论。同时中医需要了解人的社会属性，社会环境的变化会影响人的身心功能，关系到健康与疾病，社会的政治、经济、文化、信仰、道德、饮食、民俗、心理、工作强度、爱情婚姻等均可造成人的体质和疾病的差异。所以《素问·疏五过论》就说："圣人之治病也，必知天地阴阳，四时经纪，五脏六腑，雌雄表里，刺灸砭石，毒药所主，从容人事，以明经道，贵贱贫富，各异品理，问年少长，勇怯之理，审于分部，知病本始，八正九候，诊必副矣。"所以只有这样充分了解了患者的全部信息，才可能使诊断治疗取得效验。如果说对患者疾病的诊断是知彼，那么对医生本人医术的了解就是知己了。要了解治病最常用的武器即中药的四气五味，要熟悉各种方剂的配伍功效、组方原则，熟悉诸多治疗方法等等，只有这样才能做到对症下药，取得药到病除的效果。

（二）备战思想与治未病

中国古代兵家十分重视备战，"用兵之法，无恃其不来，恃吾有以待之。无恃其不攻，恃吾有所不可攻也。"（《孙子兵法》"天下虽安，忘战必危。"《司马法》），"战胜于外，备主于内。"（《尉缭子》）在战争未开始阶段就进行准备，这是保证国家安全的重要条件和法则。中医学对待疾病也主张"未病先防""不治已病治未病"。《素问·四气调神大论》云："圣人不治已病治未病，不治已乱治未乱。夫病已成而后药之，乱已成而后治之，譬犹渴而穿井，斗而铸锥，不亦晚乎！"生动形象地把战备国防与疾病预防联系起来，并强调了防重于治的理念。张仲景的《金匮要略》也详细讨论了"未病先防，已病防变"，认为调养身心，维护正气是防患于未然的关键，"若人能养慎，不令邪气干忤经络"，如果已经得病，要防止传变，即所谓"见肝之病，知肝传脾，当先实脾"之说。

（三）安国全军与宝命全形

《孙子兵法》认为战争应有"全胜"的思想原则："全国为上，破国次之；全军为上，破军次之；全旅为上，破旅次之；全卒为上，破卒次之；全伍为上，破伍次之。"从而提出"不战而屈人之兵"的军事原则和军事境界，因为这样会把己方的损失降到最小，而把战争的成果升到最大。中医的治疗原则中，也贯穿着"全胜"的思想。中医学强调"正气存内，邪不可干"，充分指出了"正气"在保护健康和防止疾病中的作用，正气虚是发病的根本原因，即内因，内因不出问题，邪气作为外因是不能使人发病的。比如传染病流行，正气虚者，容易感染，体质强壮的人往往不容易感染。因此中医治病立足于培扶人体正气，通过扶正的方式来祛邪，十分注意正气不被攻伐，例如在癌症的治疗手段上，西医往往采用"放疗、化疗"，许多患者接受治疗后身体不能承受药物毒性，正气受到极大的损伤，虚弱无力抗邪，很快就出现了恶果。而中医不着眼于癌症肿瘤本身，而是从调理和固护人体的正气入手，往往取得很好的疗效。

（四）其他战术与中医治法

兵书中还有很多具体的战术，与中医很多具体的治疗方法有诸多相同之处。

《孙子兵法》上说："穷寇勿迫。"这是用兵的一个重要战术。已经是处于绝境的敌人不要再进行追赶，以免敌人情急反扑，造成自己的损失。在中医治疗中，如果病气十去七八，病势已成弱势，就可以不用再进行治疗，要靠人体自身的能力解决疾病，毕竟药物的偏性对人体是有害处的。

"围师必阙"也是《孙子兵法》中的著名战术，是指在作战中不对敌人实行四面合围，故意留下一个缺口，而使敌人抱有侥幸逃脱、不战而求生的想法，这样就会造成敌军士兵斗志涣散，还要在敌人从阙口逃跑的必经之地预设埋伏歼灭敌人。特别是围困坚守城堡的敌人，一旦敌人弃城而逃，便可免去攻城之苦，与逃窜的敌人作战的难度显然要比与死战之敌作战要小得多，代价也会少得多。同样，医家在治疗疾病时需要给病邪一条出路，否则病邪会被困于体内不得出而作乱伤人，《黄帝内经》提出了"开鬼门，洁净腑"的治疗思想。中医汗、吐、下之法，就是给邪气以出路。例如在治疗外感时，切忌补法，补则"闭门留寇"，从而使疾病缠绵难愈。

第四章　中医文化的哲学基础

哲学是关于世界观和方法论的理论体系。世界观是人们对整个世界的本质、发展规律及其与人类关系的根本观点，方法论是人类认识世界、改造世界的根本方法。两者密切相关，方法论是世界观的应用，世界观决定方法论。中国古代哲学和中医哲学有着独特的世界观和方法论，具体表现在它对道、气、阴阳、五行、天人合一等一系列概念的提出与诠释。

第一节　道

一、道观念概述

"道"，首见于西周金文，从"行"从"首"，"行"本义为道路，"首"可指人，故"道"取象于"人行于途中"，而人行于其间并能到达目的地的中间距离，即道路，可知"道"字本身包含有人们应当遵循一定法则之义。

在历史发展过程中，"道"早已超越了其文字的本义并逐步上升到了天地自然万事万物运动变化规律的高度，也可认为是事物运动变化所遵循的自然规律。"道"作为普遍存在的规律，万事万物不约而同地统一遵循"道"，无有例外，如医有医道，商有商道，兵有兵道，农有农道，各行各业都必须遵循其行业之道。历史上无数先贤都以"见道""闻道""悟道"为终生的理想和追求。正如孔子云："朝闻道，夕死可矣。"

"道"的概念首先由老子提出并阐发，《道德经》中对其描述为"有物混成，先天地生。寂兮寥兮！独立不改，周行不殆，可以为天下母。吾不知谁之子，象帝之先；吾不知其名，字之曰道。"道即变化之本，不生不灭，无形无象，无始无终，无所不包，其大无外，其小无内，过而变之、亘古不变。《素问·征四失论》指出："窈窈冥冥，孰知其道？道之大者，拟于天地，配于四海，汝不知道之谕，受以明为晦。"中医学认为，"道"虽然是不可直观的，但却无时无处不在，大至天地，小到万事万物，无不受"道"的支配，无不遵循其"道"。

《清静经》中记载："大道无形，生育天地；大道无情，运行日月；大道无名，长养万物；吾不知其名，强名曰道。"道家认为世间万物种种玄妙，都从"道"中化生而来，所谓"道生一，一生二，二生三，三生万物"。在老子思想中，"道"是生命产生的终极根源，亦是自然界万事万物发生、发展、变化所遵循的规律。如老子谓："人法地，地法天，天法道，道法自然。"

　　自然界一切事物的运动变化有其一定规律。人作为一个有机的生命体，在其生长壮老已的过程中，亦遵循一定的规律。所谓源为一体，散为万殊，二者相通，可相互借鉴。中医学在历史发展过程中吸收了"道"的思想，广泛运用"道"的概念来表达宇宙万物、生命活动的演化规律和相关的理论原则。

　　从中医的职责而言，中医学的精髓就是效法自然、研究自然，探索人体生命活动的规律。正是在"道"的指导下，中医学创建阴阳学说、五行学说、藏象学说、经络学说、精气神学说、运气学说等相应的理论体系及防治疾病的原则和方法。

二、中医学之道

　　中医学是人类智慧的结晶，是人类文明的精髓，是中华祖先通过仰观俯察时空万象总结出的生命活动规律，这种规律便是道，是亘古不变之大道。中医之道贯穿自然与生命之道，而对自然与生命本原的认识正是人类永恒的追求。自古以来，西方人始终在具体的物质结构中寻找世界和人体的本质，而中国古中医人却在无限的气的运动变化过程中追溯自然和生命的本原。

　　中医学把阴阳当作道，当作宇宙中万事万物运动变化的根本原则、本来机制、生成与毁灭的根本原因，以及万物所遵循的秩序与规律的生存之地。故谓"阴阳者，天地之道也，万物之纲纪，变化之父母，生杀之本始，神明之府也"。

（一）道法自然

　　天地自然，是道之化生和体现，因此人们必须顺应、敬畏天地自然。老子谓："人法地，地法天，天法道，道法自然。"是说人必须效法天地自然，顺应天地自然的变化。中医学认为，人们必须根据天地阴阳四时的变化，来指导养生保健、预防和治疗疾病，以保持健康，却病延年。

　　"天覆地载，万物方生。"（《素问·阴阳离合论》）自然界万物的生长既接受阳光雨露的滋养，又遭受狂风暴雨的洗礼，其生长、繁荣、消亡都遵循自然界的规律。人们在长期观察过程中，发现自然界的时令气候特点，依时令耕作而不违背自然规律。如《鬼谷子·持枢·全篇》亦谓："春生、夏长、秋收、冬藏，天之正也，不可干而逆之。逆之者，虽成必败。故人君亦有天枢，生养成藏，亦复不可干而逆之，逆之虽盛必衰。"此言时令当遵循而不可违，否则必遭失败。《素问·五常政大论》亦云："化不可待，时不可违。"

　　人与万物同居天地间，同受自然界规律的影响，亦当遵循自然规律。如《素问·宝命全形论》云："人以天地之气生，四时之法成。""人生于地，悬命于天；天地合气，命之曰人。人能应四时者，天地为之父母。"人类生存需要依赖自然界的环境，自然界四时气候、昼夜变化及地理环境可直接或间接地影响人体，从而产生不同的生理活动和病理变化。如一年四季气候的更迭、寒来暑往的变化，都会对人的生命活动产生影响。《灵枢·五癃津液别》指出："天暑衣厚则腠理开，故汗出……天寒则腠理闭，气湿不行，水下留于膀胱，则为溺与气。"即是天气的寒热对人津液代谢的影响。"春善病鼽衄，仲夏善病胸胁，长夏善病洞泄寒中，秋善病风疟，冬善病痹厥。"（《素问·金匮真言论》）此言季节的气候特点容易对人体产生影响。因此，人们需要根据自然界阴阳消长的规律，调整自己的饮食起居，以顺应周围外界环境的变化，从而达到阴阳调和的状态。正如《灵枢·本神》所说："故智者之养生也，必顺四时而适寒暑。"《素问·四气调神大论》则十分详细地论述了人应如何顺应自然界四时气候的变化规律来调整、安排自己的生活。

人与天地相参，当顺应自然规律，不可违逆，否则必生疾患。故而《素问·四时调神大论》曰："夫四时阴阳者，万物之根本也。所以圣人春夏养阳，秋冬养阴……逆之则灾害生，从之则苛疾不起，是谓得道。""逆春气，则少阳不生，肝气内变。逆夏气，则太阳不长，心气内洞。逆秋气，则太阴不收，肺气焦满。逆冬气，则少阴不藏，肾气独沉。"

一年四季中，春夏季气候逐渐炎热属阳，秋冬季气候逐渐寒冷属阴。根据自然界气候的变化，《黄帝内经》强调"春夏养阳，秋冬养阴"以顺应自然。即春生、夏长之时，应注意调养生、长之气，使心、肝之气条达旺盛，夜卧早起，多活动，利用自然界万物的勃勃生机，激发调动人体的气机，使体内阳气升发畅达；当秋收、冬藏之节，又当注意调养收、藏之气，使肺、肾之精潜藏，志意安定，神气收敛，秋季"早卧早起"，冬季"早卧晚起"，去寒就暖，不耗散阳气，不妄扰阴精，以使阴精藏于内，阳气固于外，顺应季节的变化而进行调整，以适应自然界阴阳消长的变化，保持身体健康。正如《素问·四气调神大论》云："夫四时阴阳者，万物之根本也。所以圣人春夏养阳，秋冬养阴，以从其根，故与万物沉浮于生长之门。逆其根，则伐其本，坏其真矣。"一日之内，亦要根据时辰合理安排饮食起居，古人日出而作，日入而息，即是效法自然的具体做法。《素问·生气通天论》云："故阳气者，一日而主外，平旦人气生，日中而阳气隆，日西而阳气已虚，气门乃闭，是故暮而收拒，无扰筋骨，无见雾露。"即是指导人们日常作息要顺应自然规律。

自然界的运动变化是有规律的，中医学在人类适应自然、改造自然的过程中，根据人与自然界存在的辩证关系，提出因时、因地、因人制宜的治疗学思想，亦是在效法自然的基础上做出的探索。

（二）阴阳之道

阴阳原指日光的向背，朝向日光为阳，背向日光为阴，后经演变，成为一个概括自然界具有对立属性的事物和现象双方的抽象概念。古人借助阴阳的概念，来揭示世界的本质、万物的生成和探索宇宙变化发展的规律。中医学引入阴阳的概念以揭示人体生命活动、疾病的发生原因和病理变化，并指导疾病的诊断和治疗，亦是一种创举。

《周易》曰："一阴一阳之谓道。"认为阴阳是道的基本内涵，世界本身是阴阳二气对立统一的结果。《黄帝内经》认为："阴阳者，天地之道也。"阴阳是自然界的客观规律，是一切事物运动变化的本源，是人类认识事物的基本法则。阴阳的对立统一运动，是自然界一切事物发生、发展、变化及消亡的根本原因。如《素问·阴阳应象大论》

所说："阴阳者，天地之道也，万物之纲纪，变化之父母，生杀之本始，神明之府也。"也就是说，阴阳是一切事物的纲纪，万物变化的起源，生长毁灭的根本，是天地间万物运动变化的总法则、总规律。天地间一切事物的发生、发展、灭亡都受阴阳的主宰。

阴阳学说的基本内容包括阴阳对立、阴阳互根、阴阳消长和阴阳转化四个方面。在中医学理论体系中，处处体现着阴阳学说的思想。

中医之道，核心即在于阴阳，"生之本，本于阴阳"，"人生有形，不离阴阳"，人是有机的整体，体内存在阴阳对立统一的关系。阴阳平衡，则生命活动能够协调有序地完成；阴阳失衡，则疾病由生。阴阳失衡包括阴阳的偏盛偏衰，阴胜则阳病，阳胜则阴病，阳胜则热，阴胜则寒，阳虚则外寒，阴虚则内热，阳盛则外热，阴盛则内寒。阴阳只有保持充沛且相对平衡，才能维持健康状态；也启示我们凡事过犹不及，和谐平衡才是长久之道。

《素问·上古天真论》指出："上古之人，其知道者，法于阴阳，和于术数。""法"为效法之意，"和"即调和之意。因此，"法于阴阳，和于术数"就是告诫人们要效法自然界阴阳变化规律，掌握各种修身养性的方法，保持人体内外阴阳的协调统一，以达到健康长寿的目的。天以阴阳而化生万物，人以阴阳而荣养一身，阴阳之道当遵循而不可违背，"从阴阳则生，逆之则死，从之则治，逆之则乱"。

阴阳学说认为，自然界的任何事物内部都存在阴和阳两种对立统一的势力，且这两种势力是运动变化、相互作用的。以时间为例，一天之中，白天为阳，夜晚为阴；白天当中，上午为阳中之阳，下午为阳中之阴，前半夜为阴中之阴，后半夜为阴中之阳。可见一天之中，阴阳不断处于消长变化之中。

阴阳学说贯穿于中医学理论体系的各个方面，被广泛用于说明人体的气血变化、脏腑功能、经络输布、正邪消长等，并指导养生保健和疾病的诊断与治疗。

（三）治病求本，以平为期

治病求本是中医治疗疾病的根本原则。中医讲治病求本，是指在治疗疾病时必须探求疾病的本质，并针对其本质进行治疗。这里的本，即指阴阳，所谓治病求本，本于阴阳，实际上即是阴阳之道在诊疗疾病中的具体应用。中医学认为，疾病的出现即是体内阴阳失去平衡的结果，任何治疗都以恢复阴阳平衡为目的，正如《素问·至真要大论》所说"谨察阴阳之所在而调之，以平为期"。中医学观点认为，阴阳平衡的状态是人体健康的保证，所谓"阴平阳秘，精神乃治"，任何导致人体阴阳失衡的原因都会导致疾病的产生，严重者导致阴阳分离而死亡，即"阴阳离绝，精气乃绝"。

《素问·阴阳应象大论》强调："善诊者，察色按脉，先别阴阳。"张介宾也强调："凡诊脉施治，必先审阴阳，乃为医道之纲领。"阴阳是八纲辨证的总纲，它能统领表里、寒热、虚实三对纲领。因此，阴阳辨证在疾病辨证中具有重要的地位，明辨阴阳对后续的诊疗起到决定性作用。《灵枢·病传》云："明于阴阳，如惑之解，如醉之醒。"若阴阳辨证有误，则后续诊疗必将以失败告终。

疾病按阴阳划分，总体可分为阳证、阴证；按八纲辨证分之，表证、热证、实证属阳，里证、寒证、虚证属阴。若病情复杂，寒、热、虚、实错杂，则需细分，如里实寒证属阳，里虚寒证属阴，二者虽同为里寒证，因前者阳气不虚，故属于阳证；里虚寒证属阴，里虚热证属阳，虽同为里虚证，但后者为热证，故为阳证。

疾病的产生在于阴阳的失调，"夫邪之生也，或生于阴，或生于阳"（《素问·调经论》）。阴阳失调可见"阴胜则阳病，阳胜则阴病。阳胜则热，阴胜则寒"。针对疾病阴阳失衡状态，治疗当调整阴阳，补其不足，泻其有余，恢复阴阳的相对平衡；治疗手段亦是在阴阳平衡的原则下进行调整，所谓"阳病治阴，阴病治阳"。《老子》指出："天之道，其犹张弓，高者抑之，下者举之，有余者损之，不足者补之。"老子的思想实际上已包含通过调整以达到平衡的思想。中医治疗疾病即是调整阴阳，根据阴阳的盛衰而针对性地给予调整，使阴阳恢复平衡，达到"阴平阳秘，精神乃治"的状态。具体的方法如《素问·至真要大论》所谓："寒者热之，热者寒之，温者清之，清者温之，散者收之，抑者散之，燥者润之，急者缓之，坚者耎之，脆者坚之，衰者补之，强者泻之，各安其气，必清必静，则病气衰去，归其所宗，此治之大体也。"

一般情况下，疾病初起，多由感受邪气所致，此时正气尚足，以邪气盛为主，病性多实，所谓"邪气盛则实"，治疗则以祛邪为主；随着疾病的发展，正气不足，则以祛邪为主，兼扶正气；疾病后期，若邪气未去，而正气不支，则以扶正为主，以为胜邪之本。

第二节　气

一、气观念概述

"气"在中华文化中属于核心关键词，它是化生自然万物的动力之源，是中国古代人民认知与探索自然的最重要的理念之一。在中国传统文化思想当中，认为气是自然化生的本原，是构成世界万物的本原。中国文化中的"气"学说，溯源于《周易》，与太极阴阳理论有着密切的联系。《周易》中的太极图蕴含着气一元论的原理，太极图的圆圈代表着宇宙造化之始，混沌元气始于一，一指元气，乃天地万物化生的共同本原。元气运动则生化，元气统一于太极，太极含阴阳，阴阳一分为二，故而太极生两仪；阴阳继续分化，则两仪生四象；阴阳无穷运动，故而四象生八卦，从而衍生万物。即《易传·系辞上》所述："是故易有太极，是生两仪，两仪生四象，四象生八卦，八卦定吉凶，吉凶生大业。"老子又提出了"道生一，一生二，二生三，三生万物"的思想，即在《周易》一分为二的基础上提出一分为三的理论，这对中医学三阴三阳理论的形成产生了很大的影响。以后的黄老之学又在老子道学的基础上创立了"气一元论"。

中医学充分接受并发展了《周易》与黄老之学的"气一元论"，将之与医学密切结合，从而形成了独具特色的中医气学说，使之贯穿于中医的宇宙世界观、人体的气血变化、疾病的治疗等各方面。

二、中医学之气

"气"字在中国古代文字中有三种不同的写法，分别写作"炁""气""氣"，这三种不同的写法分别具有不同的含义。第一，"炁"字，为古文的气字，上面的"旡"，就是"无"字的古字。下面的"灬"字，是为"火"的变体，表达无形之火的含义。古代道家的丹经道书，提到了"气"，便常用这个"炁"字。也可以说，无形之火谓之"炁"。"炁"字代表的是天地宇宙间维持万事万物运动变化的自然实体。第二，"气"字，是一个象形字，甲骨文、小篆字形，象云气蒸腾上升的样子，所以"气"字代表着自然界的大气，故而东汉许慎在《说文解字》中言："气，云气也。"第三，"氣"字，是后代通用的气字，它是古代道家与中国古代医学通过对人体、动物生命生理活动的观察与总结创造出来的，描述的是人类与动物在吃食米谷之后，而有生命呼吸作用的"氣"，所以"氣"代表的是生命体生命活动中的气。

中医学中的"气"也是古人通过观察天地自然与人体生命活动的变化规律，再结合中国古代天人合一思维所形成的概念，它同时也代表着这三种不同的含义，并将之应用到了中医学理论与临床实践之中。如通过分析构成世界万物本原的"天地之气"以探究生命的本质，通过分析自然界中"四时之气""二十四节气"的变化规律以使人养生，并总结出了"五运六气"，研究人与自然之间气的变化规律，分析"六淫之气"以治病防病，研究人体中元气、宗气、卫气、营气、脏腑经络之气等"人体之气"的变化以探究人体的生理、病理变化，以及观察体悟万物的"四气五味"而用于纠正人体阴阳之气偏盛偏衰的"本草之气"等。

（一）天地之气

古代道家思想认为，道派生出气，气以其具备了极精微的、弥漫于整个宇宙时空的自然特性而成为自然世界的本原，又称之为"炁"。《黄帝内经》所构建的中医气学理论，其渊源主要溯自古代道家精气学说，完全接受并贯彻了道家精气学说"气为天地万物本原"这一学术思想。《素问·天元纪大论》说："太虚寥廓，肇基化元，万物资始，五运终天，布气真灵，总统坤元。"王冰注曰："太虚真气，无所不至也，气齐生有，故禀气含灵者，抱真气以生焉。"《黄帝内经》中其他篇章诸如《素问·阴阳应象大论》的"清阳为天，浊阴为地，地气上为云，天气下为雨"，《素问·宝命全形论》的"天地合气，别为九野""天地合气，命之曰人"，《灵枢·本神》的"天之在我者德也，地之在我者气也，德流气薄而生者也"等等，亦都体现了"气为天地万物本原"这一基本观念。

气不仅是构成世界万物的本原，还是万事万物运动与变化的原动力。正是因为气的原动力的作用，使自然界有了四季变化与寒暑往来，进而促使了万物生命的生、长、化、收、藏。《老子》中虽然没有单独提出"天地之气"，但却用"道"的概念来对"天地之气"做出了概括与阐释，如《老子·五十二章》曰："有物混成，先天地生，寂兮寥兮，独立而不改，周行而不殆，可以为天地母。吾不知其名，字之曰道。"《老子·四十二章》又曰："道生一，一生二、二生三、三生万物。""万物负阴而抱阳，冲气以为和。"不仅阐述了"气"是天地万物的本原，还说明了万物之中都包含着两种既对立又统一的元素"阴"与"阳"，在冲气的作用下成为不可分割的统一体，万物的生存离不开"气"的作用，也正是由于"气"的作用，使天地自然万物周行而不殆，化生万物，推动万物的发展与变化。医圣张仲景在《伤寒论》原序中言："天布五行，以运万类，人禀五常，以有五脏。经络府俞，阴阳会通，玄冥幽微，变化难极。"也阐述了万物的运动与变化，乃至人体的生命活动，是在天地之气所化生的五行之气的推动下进行的。

(二) 四时之气与二十四节气

在"天地之气"原动力的推动之下，天地自然才有了春、夏、秋、冬的四季寒暑往来，进而推动了万物的生、长、化、收、藏的往复变化。自然界的四时之气各有其特征与规律：春气生发，夏气长盛，秋气收敛，冬气潜藏。这四时之气的变化决定了万物生命的活动变化，故而《黄帝内经》在《素问·四气调神大论》中讲述了四时之气的特点与其对人体的影响及养生之法。

"春三月，此谓发陈，天地俱生，万物以荣，夜卧早起，广步于庭，被发缓形，以使志生，生而勿杀，予而勿夺，赏而勿罚，此春气之应，养生之道也。逆之则伤肝，夏为寒变，奉长者少。

夏三月，此谓蕃秀，天地气交，万物华实，夜卧早起，无厌于日，使志无怒，使华英成秀，使气得泄，若所爱在外，此夏气之应，养长之道也。逆之则伤心，秋为痎疟，奉收者少，冬至重病。

秋三月，此谓容平，天气以急，地气以明，早卧早起，与鸡俱兴，使志安宁，以缓秋刑，收敛神气，使秋气平，无外其志，使肺气清，此秋气之应，养收之道也。逆之则伤肺，冬为飧泄，奉藏者少。

冬三月，此谓闭藏，水冰地坼，无扰乎阳，早卧晚起，必待日光，使志若伏若匿，若有私意，若已有得，去寒就温，无泄皮肤，使气亟夺，此冬气之应，养藏之道也。逆之则伤肾，春为痿厥，奉生者少"。

张仲景在《伤寒杂病论》中将四时之气对人体生理、病理的影响进行了详细阐述。如《伤寒论·平脉法》曰："脉有三部，阴阳相乘，荣卫血气，在人体躬……随时动作，效象形容：春弦秋浮，冬沉夏洪。察色观脉，大小不同，一时之间，变无经常。"论述了四时之气对人体脉象的影响。又在《伤寒论·平脉法》中将五脏之脉与五行相结合，将四时之气对其疾病的影响及对疾病的预后判断进行了详细的阐述，在临床预防与治疗疾病中有着十分重要的意义。例如，"二月得毛浮脉，何以处言至秋当死？师曰：二月之时，脉当濡弱，反得毛浮者，故知至秋死。二月肝用事，肝属木，脉应濡弱，反得毛浮脉者，是肺脉也。肺属金，金来克木，故知至秋死。他皆仿此"。

在中国的历法当中，相比四季，对自然变化划分得更为详细，且非常有实用价值的便是二十四节气。二十四节气，是指干支历中表示季节、气候、物候变化及确立"十二月建"的特定节令。它最初是以北斗星的斗柄指向确定，斗柄绕东、南、西、北旋转一圈，为一周期，谓之一"岁"；每一旋转周期，始于立春，终于大寒。现行的"二十四节气"采用的是"定气法"划分，即每一个节气分别相应于地球在黄道上每运行 15° 所到达的一定位置；"定气法"把太阳周年运动轨迹划分为 24 等份，每 15° 为一等份，每一等份为一个节气，始于立春，终于大寒，周而复始。二十四节气表达了人与自然宇宙之间独特的时间观念，蕴含着中华民族悠久的文化内涵和历史积淀。它不仅在农业生产方面起着指导作用，同时还影响着古人的衣食住行，甚至是文化观念。在《伤寒论·伤寒例》中，张仲景将四时之气进一步细化，结合中国传统二十四节气的理论，分析一年当中二十四节气每一"节"、每一"气"、每一"候"自然界的"气"的变化，及其对人体生命活动和疾病的影响，从而提出了"四时八节二十四气七十二候决病法"。并结合《阴阳大论》中"春气温和，夏气暑热，秋气清凉，冬气冰冽"的四时正气之序，与"春时应暖而反大寒，夏时应热而反大凉，秋时应凉而反大热，冬时应寒而反大温"的非其时而有其气，论述了一年十二个月、二十四个节气、七十二候的变化与人体疾病的关系与影响。而其理论则可见于《伤寒论·伤寒例》之四时八节二十四气七十二候决病法。

"立春正月节斗指艮，雨水正月中指寅。惊蛰二月节指甲，春分二月中指卯。清明三月节指乙，谷雨三月中指辰。立夏四月节指巽，小满四月中指巳。芒种五月节指丙，夏至五月中指午。小暑六月节指丁，大暑六月中指未。立秋七月节指坤，处暑七月中指申。白露八月节指庚，秋分八月中指酉。寒露九月节指辛，霜降九月中指戌。立冬十月节指乾，小雪十月中指亥。大雪十一月节指壬，冬至十一月中指子。小寒十二月节指癸，大寒十二月中指丑"。

(三) 人体之气

气，是人体生命活动的根本，是人体生命活动的基本因素。如《难经·八难》曰："气者，人之根本也，根绝则茎叶枯矣。"

人体之气，根据其物质来源、分布部位和功能特点等不同，可分为元气、宗气、营气、卫气。元气是人体中最根本、最重要的一种气，又称"原气"，即元阴元阳之气，也称"真气"，即真阴真阳之气，是人体生命活动的原动力。宗气由脾胃运化的上输于胸中的水谷精气与肺所吸入之自然界的清气相结合而成，为后天之气，积于胸中，藏之于上气海——膻中，有鼓动气血、司运呼吸与语言的作用，为心肺之气的体现，与人体的生命活动有密切的关系。营气又称"荣气"，运行于脉中，具有营养等作用。卫气运行于脉外，具有护卫等功能。营气与卫气相对而言，营气属阴，故又称"营阴"；卫气属阳，故又称"卫阳"。

气的运动、化生，称为"气化"。中医气化理论包括自然界的气化及人体脏腑的气化活动。人体气血脏腑的变化及应用针灸、药物、导引等进行的疾病治疗都是气化的过程。中医理论为天人相应的理论，在《黄帝内经》当中气化的概念非常宽泛，认为宇宙万物"各从其气化也"。气化为一切自然现象的根本特征，自然界中六气有气化现象，人体内也有气化，对于人体内脏腑器官的气化而言，气的运动而产生的各种变化称为气化。诸如体内气血津液的化生、输布及其互相转化，以及体内糟粕的排泄等都属气化。在中医学中，气化实际上是指由人体之气的运动而引起的精、气、血、津液等的新陈代谢过程，是生命最基本的特征之一，与古代哲学思想中气化是指宇宙万物的发生、发展与变化的概念相通又有区别。

　　气化活动的集中体现是气机的升降出入。所谓气机的升降出入运动，指的是气的交感作用，在宇宙自然界表现为天地之气的升降交感作用。如《素问·天元纪大论》曰："在天为气，在地成形，形气相感而化生万物。"《素问·六微旨大论》曰："气之升降，天地之更用也……升已而降，降者谓天；降已而升，升者谓地。天气下降，气流于地；地气上升，气腾于天。故高下相召，升降相因，而变作矣。"充分说明了天地存在着气交的运动。对人体而言，人之脏腑经络之气在不停地做着升降出入的运动。升降是体内脏气之间的衔接运动，出入则是人体之气与大自然之气的联系与沟通。因此气机的升降出入运动是人体内外环境维持统一的枢要，是生命活动得以维持的保证。正如《素问·六微旨大论》所言："出入废则神机化灭，升降息则气立孤危。故非出入，则无以生长壮老已；非升降，则无以生长化收藏。是以升降出入，无器不有。"

（四）本草之气

　　自然万物均为合天地之气而成，感受天地之气而生长。由于不同的植物、动物或矿石等感受的天地之气不同，使其具有了不同的气与味，先哲通过长时间的观察与总结，将"本草之气"总结为"四气五味"。四气五味理论最早载于《神农本草经》，其序录云："药有酸、咸、甘、苦、辛五味，又有寒、热、温、凉四气。"书中以四气配合五味，共同标明每味药的药性特征，开创了先标明药性，后论述药物功效及主治病证的本草编写体例，奠定了以四气五味理论指导临床用药的基础。四气为阳、五味为阴，四气象天、五味象地。四气将本草分为寒、热、温、凉四种不同的药性，五味将本草分为酸、苦、甘、辛、咸五种不同的药味。其中寒凉药会引导人体的气机向内、向下走，多具清热、解毒、泻火、凉血、滋阴等作用，主治各种热证；温热药则一般会引导人体的气机向外、向上走，多具温中、散寒、助阳、补火等作用，主治各种寒证；辛甘药主发散为阳，酸苦咸味药主涌泄为阴。中药之所以能治病，正是利用了它的四气、五味及药物的升降浮沉对人体气机的影响来为人体气血阴阳的状态补偏救弊。

第三节　阴阳学说

　　阴阳学说，是研究阴阳的内涵及其运动变化规律，阐述宇宙万事万物的发生、发展和变化的一种理论思想。它是中国古代朴素的对立统一理论，是古人探索宇宙本原和解释宇宙变化的一种世界观和方法论。《素问·阴阳应象大论》曰："阴阳者，天地之道也，万物之纲纪，变化之父母，生杀之本始，神明之府也。"

一、阴阳学说概述

阴阳，是中国古代人们最基本的思维方式与理论方法，它是对自然界中相互关联的某些事物或现象对立双方属性的概括。即通过将复杂而众多的事物与现象进行分类，然后根据这些事物的功能和属性而总结概括出的一个概念。阴阳学说认识事物，是将宇宙中的万事万物看成一个整体，每一个事物都是大宇宙整体的一个部分，进而把这个部分再放在宇宙这个整体中去分析事物之间对立统一的关系。

阴阳学说是中医学理论的核心，阴阳理论是中医的灵魂。中医学是在阴阳理论的指导下，将阴阳更加具体化，通过人体脏腑、经络及病因等，来阐述人体的脏腑气血变化，将阴阳相互对立、相互制约、互根互用、阴阳消长的变化规律应用于人体，通过运用其规律去调整人体的阴阳，从而使机体恢复到一种阴平阳秘的平衡状态。中医辨证论治是望、闻、问、切四诊合参的一个过程，在这个过程中处处体现了阴阳，如面色的红润与晦暗，神志的清晰与萎靡，声音的高亢与低微，脉象的浮滑与沉涩等。此外，在中医治疗上也都体现着阴阳学说的思想。

二、阴阳学说溯源

阴阳学说萌芽于三皇五帝至周朝时期，至春秋战国时期，阴阳学说的思想逐渐形成，并在这一基础上进一步发展。

（一）阴阳学说的萌芽

阴阳最初的含义来自于人们对自然界最直观的认识。《说文解字》中将阴阳定义为"阴，暗也。山之北，水之南也""阳，高明也"。即山的北（背）面，背阳，为寒凉、黑暗，定义为阴；阳则与之相反，为温暖、光明，定义为阳。《素问·阴阳应象大论》中对阴阳进行扩展论述，曰："天地者，万物之上下也；阴阳者，血气之男女也；左右者，阴阳之道路也；水火者，阴阳之征兆也；阴阳者，万物之能始也。"即男性刚强为阳，女性阴柔为阴；水为阴而代表着寒冷、凝滞，火为阳而代表着温热、运动；从而将黑暗、寒冷定义为阴，将明亮、温暖定义为阳。随着长期的观察、总结与概括，阴阳已逐渐成为中国古代人们认识观察自然界事物和现象的基本思维方法。

阴阳最初的表现形式见于战国末期记载的河图洛书。河图洛书中有许多的数分别位于不同的方位，这些数又由不同的点数组成，有白点和黑点，其中奇数为白点，偶数为黑点，从而把数分阴阳（图4-1）。

阴阳的相互作用推动着一切事物和现象的产生与变化。在《易经》中对阴阳的描述更为普遍。如在爻象中，分别以一个横（—）和两个横（- -）代表阳与阴，一个横为阳爻，两个横为阴爻，六爻而成卦。《周易·说卦传》说："立天之道，曰阴曰阳。"《周易·系辞上传》说："一阴一阳之谓道。"

（二）阴阳学说的形成与发展

春秋战国时期，随着"百家争鸣"的出现，阴阳理论得到进一步的拓展运用，阴

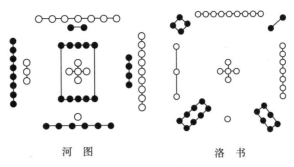

河　图　　　　　　　　　洛　书

图 4 - 1　河图洛书

阳所包括的内容更加丰富。如《国语·周语》中运用阴阳理论介绍了一次地震产生的原因："阳伏而不能出，阴迫而不能蒸，于是有地震。"老子的《道德经》里面有"万物负阴而抱阳，冲气以为和"，即任何事物都是阴阳相互作用的统一体。在《黄帝内经》中，阴阳理论得到进一步的完善，其内涵也越来越丰富，阴阳理论运用于人体的脏腑气血变化，并且指导着临床。如"阴者，藏精而起亟也，阳者，卫外而为固也"，通过藏精与卫外保持机体的正常运转；"阴盛则阳病，阳盛则阴病"阐释机体阴阳偏盛偏衰；"故善用针者，从阴引阳，从阳引阴"，则是将阴阳理论应用于针灸临床。

三、中医学之阴阳

阴阳学说在中医学中运用得非常普遍，且是最核心、最根本的理论。中医学理论是在阴阳理论的基础上建立起来的，并且阴阳理论是贯穿于中医理论与临床始终的理论思想指导。

（一）阴阳的普遍存在性

凡是运动的、上升的、光明的、温热的、兴奋的、积极向上的、向外的等均为阳，凡是静止的、下降的、黑暗的、寒冷的、抑郁的、阴暗消沉的、向内的等均为阴。天为阳，为外，为轻清上浮之气；地为阴，为内，为重浊下沉之气。将天地类象于人体上，就人体部位而言，上部为阳，下部为阴；体表为阳，体内为阴；背为阳，腹为阴；四肢外侧为阳，内侧为阴。以脏腑来分，五脏为阴，六腑为阳。故《素问·阴阳应象大论》有"清阳出上窍，浊阴出下窍；清阳发腠理，浊阴走五脏；清阳实四肢，浊阴归六腑"的表述。再比如在不同的季节，温度不同，也可以分阴阳。冬季寒冷，为阴；夏季炎热，为阳。在人体上，如果平素形寒怕冷，则为阴；如果体胖怕热，则为阳。同为一个事物，处于不同的状态，阴阳属性也不同。比如说树木，在春夏时枝繁叶茂、枝条柔软，为阳；在冬季叶落枝枯、毫无生机，为阴。将外界的阴阳状态通过类象于人体上，可以指导临床中对疾病阴阳状态的判断。

1. 时间上可以分阴阳　在四季当中，春夏温热，万物生长、生机勃发，充满着向上、向外的一种趋势，为阳；秋冬寒冷，万物闭藏，一片肃杀之象，充满着向下、向内的一种趋势，为阴。在一天当中，白天为阳，黑夜为阴，在白天、黑夜当中又可以细分,"平旦至日中,天之阳,阳中之阳也;日中至黄昏,天之阳,阳中之阴也;合夜至鸡鸣,天之阴,阴中之阴也;鸡鸣至平旦,天之阴,阴中之阳也"。在人体上,白昼工作、精力充沛为阳,黑夜休息、精力不足为阴;一些疾病在发作时也分阴阳,在白天发作时,一般为阳,在夜里发作时,一般为阴;发作时手脚暖和,面色白中透红为阳,手脚冰凉、面色晦暗为阴。

2. 位置上可以分阴阳　山南水北为阳,山北水南为阴;上为阳,下为阴;天为阳,地为阴;左为阳,右为阴。阴阳的划分不仅仅是在两个相对存在的事物上,在同一个事物上可以继续分阴阳。在人体上,阴阳更为细化,"人身之阴阳,则背为阳,腹为阴。言人身之脏腑中阴阳,则脏者为阴,腑者为阳。肝、心、脾、肺、肾,五脏皆为阴;胆、胃、大肠、小肠、膀胱、三焦,六腑皆为阳""背为阳,阳中之阳,心也;背为阳,阳中之阴,肺也;腹为阴,阴中之阴,肾也,阴中之阳,肝也;腹为阴,阴中之至阴,脾也"。

自然界中的这种阴阳关系非常普遍,无穷无尽,万事万物都可以归于阴阳之中。故《素问·阴阳离合论》曰:"阴阳者,数之可十,推之可百;数之可千,推之可万;万之大,不可胜数,然其要一也。"

3. 阴阳的对立制约、互根互用关系　阴阳是相对的,有阴则有阳,二者缺一不可。自然界的任何事物或现象,都存在对立的关系,比如说天与地、上与下、左与右、水与火等。制约是在对立的基础上,以一种事物或现象为基础,而出现的与其相对立的事物或现象,则制约其过亢。阳胜则热,阴胜则寒,寒极生热,热极生寒,当夏季天气非常炎热时,阳热之气达到极点,往往雨水也会比较多,这就是阳生阴长、水火既济,即阴制约阳的过亢,防止一方过亢。《类经附翼·医易》曰:"动极者镇之以静,阴亢者胜之以阳。"即当阴或阳过亢时,都可以采用与其相对的另一面进行制约。

阴阳的互根互用是指相互对立的事物或现象之间相互关联,二者的对立性是统一的,任何一方都不能脱离另一方而单独存在,一方必须依存于另一方而存在。比如天与地、白天与黑夜,任何一方都不能独立存在。事物的发展是阴阳两方面相互作用的结果,二者缺一不可。"阴在内,阳之守也;阳在外,阴之使也",阳的卫外为阴的固守提供根基,阴守护于内方能指使阳固护于外。阴与阳又可以在另一方的基础上相互促进或者相互减弱。比如由春至夏,随着自然界温度不断升高,自然界的阳气不断增加,河流水涨,植物也经历了萌芽、生长直至蕃秀的状态,这便是阳生而阴长。由秋到冬,随着温度降低,自然界的阳气越来越少,水位下降,植物也逐渐凋零,一片凄凉的阴衰之象,这便是阳杀而阴藏。

以上所述的阴阳这种对立制约、互根互用的关系,就是"动","成败倚伏生乎动,动而不已,则变作矣",事物只有在不断的运动变化中,才能促进事物的发展,如果这种变化遭到破坏,自然界就会出现巨大的灾难。不断地变化是事物发展的正常状态,这种变化就包括阴阳的对立制约与互根互用。

(二)阴平阳秘

人体最佳的状态为"阴平阳秘"。作为一个有机的整体,阴阳密不可分,而"阴平阳秘"则是在阴阳理论的指导下，对生命活动中各种复杂功能之间稳态的高度概括。因此，在各种人体阴阳气血失衡的情况下，"阴平阳秘"是中医治疗的目标。

"察色按脉，先别阴阳。"在处方前，通过望闻问切，掌握患者的阴阳状态，根据患者的阴阳失衡状态进行处方用药。患者的阴阳状态不同，则处方各异。对患者的阴阳状态的判定，仍以阴阳理论为指导，故张介宾在《景岳全书·传忠录上·阴阳》中说："凡诊病施治，必须先审阴阳，乃为医道之纲领。"

诊病时，首先要辨别清楚患者的阴阳状态。当四诊合参，并结合患者平素的体质。如果患者素体强健，多为体质偏阳；如果素体虚弱，则体质偏阴。患者面色红润含蓄，精神佳，目光明亮，为阳；如果面色晦暗，神识呆滞，为阴。手脚暖和、怕热、体质胖实者，为阳；平素手脚凉、怕冷、瘦削者，为阴。语声高亢者为阳，语声低怯者为阴……这些都可以作为辨别患者阴阳状态的一个依据。患者的阴阳体质不是一成不变的，如果平常不加顾护，往往会逐渐改变。素体强壮，偏阳体质者，如平时不加注意，嗜食生冷寒凉，则会变成偏阴体质。阴阳辨证非常复杂，各种症状只是患者表现出来的象，并不能仅仅以此作为辨证的依据，要结合患者的整体状况，去伪存真，分清阴阳。

辨清患者的阴阳状态，还需辨明患者的表里状态。患者处于病理状态，多表现为身体各方面的不舒服，急于希望解决自身当下的痛苦，因此在叙述病情时多以对症状的描述为主。但是诊病时不能被患者描述的症状所限制，要辨清其所患病证的表里寒热阴阳。相对而言，表为阳，里为阴；热为阳，寒为阴。《伤寒论》中有相当大的篇幅论述太阳病，可见表证对疾病的诊断有非常重要的意义。但是在临床中，表证很容易被忽略，更多的是针对症状的治疗，比如见到有火就清热去火，而不是针对产生各种症状的病机进行治疗。《伤寒论·平脉法》曰："脉阴阳俱紧者，口中气出，唇口干燥，蜷卧足冷，鼻中涕出，舌上胎滑，勿妄治也。"若患者出现口中出热气时，此时一定要注意辨证，分清其阴阳与表里。虽然口中出热气，但是蜷伏脚冷、苔滑为阳虚的表现，流涕、脉阴阳紧为有寒气的表现，因外寒束缚肌表，卫外抗邪的阳气通过口鼻而出导致口中热气出，此时当以解表散寒之法，解除外寒的闭郁，使体内的郁热得以从皮肤肌腠而出，而不只走口鼻，则症状自解。

（三）药物的阴阳属性

中药是针对阴阳的失调，以偏纠偏（以中药的寒热偏性，纠正人体阴阳的偏盛偏衰），以恢复机体的平衡状态。如果属于阴阳偏胜，则采用"实则泻之"的方法；如果阴阳偏衰，则采用"虚则补之"的方法。阳盛则热，阴盛则寒。如果疾病属于阳热证，则可采用属于阴寒的中药进行治疗；如果属于阴寒证，则可采用阳热的中药进行治疗。

中药的气味，是在阴阳理论的指导下确立的。"阴味出下窍，阳气出上窍。味厚者为阴，薄为阴之阳；气厚者为阳，薄为阳之阴。味厚则泄，薄则通；气薄则发泄，厚则发热。"阴味走于下，阳气出于上。比如桂枝与大黄。桂枝辛温为阳，轻清出上窍而发汗，为阳；大黄苦寒，重浊而通大便，为阴。一上一下为阴阳。桂枝和肉桂均为辛温，为桂树上的不同位置，桂枝为嫩枝，肉桂为树干的皮。气为阳，味为阴，则温为阳，辛为阴。若从四气的温来说，肉桂比桂枝味厚，则桂枝为阳中之阴，肉桂为阳中之阳。若从五味的辛来说，桂枝在枝条的末端，有很强的生发之性，故其主发散，其性向上、向外；肉桂则生于枝干之外为韧皮，具有保护树干，顾护树木的水液，防止其流失太多而发散不足的作用，其性向下、向内。故桂枝较肉桂辛散作用要强，则桂枝为阳中之阳，肉桂为阳中之阴。阴阳不是固定不变的，根据不同情况而随时发生着变化。在不同的语境，阴阳所代表的含义则不同。

任何药物、治疗方法当顺应自然阴阳之道。当感受寒邪时，因寒主收引，腠理关闭，正气向上、向外与邪气交争于表，人体此时的状态是处于阳性状态，欲驱邪外出，此时身体所表现的症状多是体表的症状，比如头疼、发热、恶寒、无汗、身疼等，此时的治疗亦当顺应机体向上、向外的阳性趋势，将寒邪祛除于外。此时如果仅仅根据症状，见到高热就认为是实热，处以石膏、金银花、连翘等寒凉的药物，这样治疗的效果是相反的。寒凉药物药性是向下、向内的，使用这些药之后，不仅不会驱邪外出，反而会引邪入里，导致疾病缠绵不愈。正确的治疗是当运用一些辛温阳性的中药，比如桂枝、麻黄等，助正气向上、向外散寒于外，从而使机体恢复到阴平阳秘的状态。

第四节　五行学说

一、五行学说概述

五行学说是中国传统文化的核心内容之一，它是在时空层面对自然界中万事万物的自然属性的分类和对其相互关系的描述。五行学说因为事物所处的时间与空间不同及事物之间的相互影响关系，而将其分为了木、火、土、金、水五种基本属性与功能。五行是一个不可分割的整体，五行之间的内在关系不是因果性的，而是共生性的。它们首尾相续，循环无极，使这个整体处在一种连续而无极的动态之中。另外，五行之间的关系形态主要包括两个方面，即相生与相克。

五行相生：木生火，火生土，土生金，金生水，水生木。

五行相克：木克土，土克水，水克火，火克金，金克木。

五行相生相克，使五行在整体上保持着制衡与和谐，继而维持了整体的永久性存在。正是因为五行理论有着这样的"共生性"与"和谐性"，所以被中国人广泛地用于天文变化、地理划分、社会人伦、水利、建筑、历法、中医、音乐等各个领域。

二、五行学说溯源

中国古典文化中的五行理论源于古人对天文和物候的长期观测，有着深厚的天文学背景和坚实的经验依据，其理论源于中国古人对自然万物的形象思维和取类比象的认识方式。一般认为，"五行"的概念形成于夏商时期，发展于春秋时期，并持续影响至当今社会。五行学说及其思想广泛地渗透并影响着我国古代人民对自然的认识、社会文化、政治制度、语言文字等各个方面，在中国文化中占有非常重要的地位。关于"五行"一词的记载，最早见于《尚书》的《甘誓》与《洪范》中。《甘誓》载："有扈氏威侮五行，怠弃三正，天用剿绝其命。"《洪范》则指出："鲧陻洪水，汩陈其五行；帝乃震怒，不畀洪范九畴……鲧则殛死，禹乃嗣兴，天乃锡禹洪范九畴，彝伦攸叙……五行：一曰水，二曰火，三曰木，四曰金，五曰土。水曰润下，火曰炎上，木曰曲直，金曰从革，土曰稼穑。润下作咸，炎上作苦，曲直作酸，从革作辛，稼穑作甘。"它提出了五行是按照水、火、木、金、土五种元素的基本分类方法及其性质和作用，但是它没有触及"五行"之间的共生性及其内在联系。至春秋时期，在以五行类比春、夏、长夏、秋、冬五时历法与气象特征的过程中，又形成了五行相生相克的内容。自此，五行学说的基本内容包含了三个层面的含义：一是以木、火、土、金、水五行时空概念为特性的五大分类体系；二是五行的相生与相克；三是五行以"土"为贵的思想。

三、中医学之五行

古人运用形象思维和观法比类的研究方法认识周围的生存环境，八卦及汉字都是这种思维和认知方式的产物，而五行理论也是如此，只要我们深入地探讨它，就不难发现五行理论的来源有着深刻的天文背景。古人观天法地，亲身感受宇宙天体的运行对自身和万物的影响，依据五行的本义比类和相续制衡的时空关系，将五行从其简单的本义层面上升为描述万物自然属性和相互关系的理论层面，即具有时空分类特征的五行理论。正是因为有着深刻的天文背景，才使得五行理论具有了深刻的内涵。

通过五行理论可描述自然万物的属性和变化规律，这种规律把天、地、人和万物联系成一个时空共生的有机整体，以使人们更具合理性地去认知事物。另外，通过五行理论可将自然万物按照时空特性进行分类，这种时空分类法具有共生性的特征，可把同一时空内涌现出的事物分为一类，这些事物是同一个整体在不同的空间与时间内呈现的多种形式，并把这些事物分为了木、火、土、金、水五种大类。

1. 木　木曰曲直。于春三月，古人仰观天象，北斗星的斗柄指向东方；俯察地理，此时东风徐来，大地回暖，万象更新，草木萌发，蛰虫昭苏，天地自然一派生发、条达之象。而草木萌动生长的形态，向上向外伸展之象，最能体现万事万物在此时空内的运动变化规律与形态变化。故以"木"来代指此时空内万事万物的自然属性，并在此基础上将其含义在时间、空间及万象上进行了不断地拓展与延伸。《素问·金匮真言论》曰："东方青色，入通于肝，开窍于目，藏精于肝，其病发惊骇。其味酸，其类草木，其畜鸡，其谷麦，其应四时，上为岁星，是以春气在头也，其音角，其数八，是以知病之在筋也，其臭臊。"《素问·阴阳应象大论》曰："东方生风，风生木，木生酸，酸生肝，肝生筋，筋生心。其在天为玄，在人为道，在地为化。化生五味，道生智，玄生神，化生气。神在天为风，在地为木，在体为筋，在气为柔，在脏为肝。其性为暄，其德为和，其用为动，其色为苍，其化为荣，其虫毛，其政为散，其令宣发，其变摧拉，其眚为陨，其味为酸，其志为怒……"

2. 火　火曰炎上。于夏三月，古人仰观天象，北斗星的斗柄指向南方；俯察地理，此时赤日炎炎、大地暑热、万物繁茂，一切事物都达到了一个鼎盛之期。天地自然之间一派长势迅猛走向繁盛之象。而火的温热光明、向上燃烧之性，与其迅猛的燃烧与盛烈之状，最能体现万事万物在此时空内的运动变化规律与形态变化，故以"火"来代指此时空内万事万物的自然属性，并在此基础上将其含义在时间、空间及万象上进行了不断地拓展与延伸。《素问·金匮真言论》曰："南方赤色，入通于心，开窍于耳，藏精于心，故病在五脏，其味苦，其类火，其畜羊，其谷黍，其应四时，上为荧惑星，是以知病之在脉也，其音徵，其数七，其臭焦。"《素问·阴阳应象大论》曰："南方生热，热生火，火生苦，苦生心，心生血，血生脾，心主舌。其在天为热，在地为火，在体为脉，在脏为心，在色为赤，在音为徵，在声为笑，在变动为忧，在窍为舌，在味为苦，在志为喜……"

3. 金 金曰从革。于秋三月，古人仰观天象，北斗星的斗柄指向西方；俯察地理，此时渐渐日昃影长，天气转凉，草木凋零，万物内收，一切事物进入了一个由盛转衰而阳气内收的时期。天地之间一派收敛与肃杀之象。而金之寒凉、重镇之性，与其杀伐、坚固之用，如同动物之皮革一般，将气与脏器收之于内而不使之外散并受到固护，很好地阐释了此时空事物的自然状态与变化规律。故而借用"金"来代表此时空内万事万物的自然属性，并在此基础上将其含义在时间、空间及万象上进行了不断地拓展与延伸。《素问·金匮真言论》曰："西方白色，入通于肺，开窍于鼻，藏精于肺，故病在背，其味辛，其类金，其畜马，其谷稻，其应四时，上为太白星，是以知病之在皮毛也，其音商，其数九，其臭腥。"《素问·阴阳应象大论》："西方生燥，燥生金，金生辛，辛生肺，肺生皮毛，皮毛生肾，肺主鼻。其在天为燥，在地为金，在体为皮毛，在脏为肺，在色为白，在音为商，在声为哭，在变动为咳，在窍为鼻，在味为辛，在志为忧……"

4. 水 水曰润下。于冬三月，古人仰观天象，北斗星的斗柄指向北方；俯察地理，此时岁暮天寒，白昼时短，水冰地坼，虫兽深蛰，万物闭藏。整个自然界都处在一个深深潜藏的时期。天地之间一派生机闭藏、蛰伏不出之象，都在为来年的萌动做准备。水之性寒凉而趋下，却能滋润万物而内藏生机。故用"水"来代指此时空内万事万物的自然属性，并在此基础上将其含义在时间、空间及万象上进行了不断地拓展与延伸。《素问·金匮真言论》曰："北方黑色，入通于肾，开窍于二阴，藏精于肾，故病在溪，其味咸，其类水，其畜彘，其谷豆，其应四时，上为辰星，是以知病之在骨也，其音羽，其数六，其臭腐。"《素问·阴阳应象大论》曰："北方生寒，寒生水，水生咸，咸生肾，肾生骨髓，髓生肝，肾主耳。其在天为寒，在地为水，在体为骨，在脏为肾，在色为黑，在音为羽，在声为呻，在变动为栗，在窍为耳，在味为咸，在志为恐……"

5. 土 土爰稼穑。不同于其余四象，土用"爰"字而不用"曰"。"爰"字《说文》释为"爰，引也"，又曰："爰，物落也，上下相付也。从爪又。"（段玉裁注："以覆手与之，以手受之，象上下相付。"）由此可知，"爰"字之意为"援引"，即拿过来用、接受的意思。古人在仰观俯察之中，发现"周天"的四象（木、火、金、水）有着太少阴阳之分（木为少阳、火为太阳、金为少阴、水为太阴），或阴或阳，或虚或实，只能周天而分属四时，却难主四时的变化之中不居四时的时，四方之中也不居四方的"中"。居于万物之中的为大地。五行之中有天有地，四象主天，而中土位地，天地之间，天授地受，天授地以四象，地受天之四时之气以"稼穑"，天地交泰，阴阳二气氤氲交感则可化生万物。"土"独孤居以为"地"，"四时"则轮流上临以匹之，各以其序，春来因稼，秋至用穑。大地为土，而土之性则可承载万物、化生万物，故用"土"来表示不主时而居中位的万事万物的自然属性。如《素问·太阴阳明论》曰："帝曰：脾不主时何也？岐伯曰：脾者土也，治中央，常以四时长四脏，各十八日寄治，不得独主于时也。脾脏者，常著胃土之精也，土者生万物而法天地，故上下至头足，不得主时也。"而其类象也不断地得到了拓展与延伸。如《素问·金匮真言论》曰："中央黄色，入通于脾，开窍于口，藏精于脾，故病在舌本，其味甘，其类土，其畜牛，其谷稷，其应四时，上为镇星，是以知病之在肉也，其音宫，其数五，其臭香。"《素问·阴阳应象大论》曰："中央生湿，湿生土，土生甘，甘生脾，脾生肉，肉生肺，脾主口。其在天为湿，在地为土，在体为肉，在脏为脾，在色为黄，在音为宫，在声为歌，在变动为哕，在窍为口，在味为甘，在志为思……"

五行理论赖以形成的实体原型在《素问·气交变大论》中被阐述得比较清楚。其曰："帝曰：五运之化，太过何如？岐伯曰：岁木太过……上应岁星……甚……上应太白星。岁火太过……上应荧惑星……甚……上应辰星。岁土太过……上应镇星……甚……上应岁星。岁金太过……上应太白星……甚……上应荧惑星。岁水太过……上应辰星……甚……上应镇星。帝曰：善，其不及何如？岐伯曰：悉乎哉问也！岁木不及……上应太白星……复……上应荧惑、太白星。岁火不及……上应辰星……复……上应镇星、辰星……岁土不及……上应岁星……复……上应太白、岁星……岁金不及……上应荧惑星……复……上应辰星……岁水不及……上应镇星……复……上应岁星。"

上面引用的内容，就是古人在长期的天象和物候观测的基础上，运用五行理论阐述物候的变化。物候变化包括平气、不及与太过三个方面，五行的生克关系也在其中得到了完美而又具体的展现。它表明物候变化的各个表征对应的正是天上的五星对地表生物的交互影响。如岁木太过，对应岁星对万物强势的影响，太过必然要受到克制，而克木者为金，于是随着岁星出现的就是太白星。五行理论是五星运行对人与万物影响的规律的高度总结，它把人与万物同五星联系成一个整体，继而使古人能够观天象而知人事。人们利用五行理论指导生活，与宇宙天体运行同步，进而顺应整体，趋吉避凶，并形象地总结出了五行生克制化的规律。

金：金旺得火，方成器皿。金能生水，水多金沉；强金得水，方挫其锋。金能克木，木多金缺；木弱逢金，必为砍折。金赖土生，土多金埋；土能生金，金多土变。

木：木旺得金，方成栋梁。木能生火，火多木焚；强木得火，方化其顽。木能克土，土多木折；土弱逢木，必为倾陷。木赖水生，水多木漂；水能生木，木多水缩。

水：水旺得土，方成池沼。水能生木，木多水缩；强水得木，方泄其势。水能克火，火多水干；火弱遇水，必然熄灭。水赖金生，金多水浊；金能生水，水多金沉。

火：火旺得水，方成相济。火能生土，土多火晦；强火得土，方止其焰。火能克金，金多火熄；金弱遇火，必见销熔。火赖木生，木多火炽；木能生火，火多木焚。

土：土旺得水，方能疏通。土能生金，金多土变；强土得金，方制其壅。土能克水，水多土流；水弱逢土，必为淤塞。土赖火生，火多土焦；火能生土，土多火晦。

在五行学说的影响下，五行理论被用于认识人体，并在五行理论的指导下诞生了脏腑理论，进而在脏腑理论的基础上又产生了经络理论。人体相对于天地亦为一个小宇宙，天人相应，人受天地之气的影响也随之运动变化。因此，古人将人体也如同天地自然一样用五行来划分其象，根据人体各个脏腑与气血功能作用的不同和其感受天地自然之气的不同，将之划分为具有五行不同属性的五脏，即肝、心、脾、肺、肾。因五脏是感天地之气而生，故而五脏之间也有着同其他自然万物一样生克制化的关系，在一个不可分割的统一整体之中相互作用、相互影响。

五行学说不仅是中医学的理论基础，在中医临床实践中也具有重要的指导意义，在疾病的预防、诊断、治疗、预后等方面都处于核心地位。人体本身是一个有机的整体，内部脏腑有病可以反映于机体的体表，从色泽、声音、形态、口味、脉象、舌苔等多方面反映出来。由于对五脏与五色、五音、五味等都以五行进行分类归属，并予以一定的联系，形成了五脏系统的层次结构，所以为疾病的诊断奠定了理论基础。疾病的发生，主要在于机体脏腑阴阳气血功能的失调。而脏腑组织的功能失调也必然反映于五脏生克制化关系的失常。因此，疾病的传变常是一脏受病而波及他脏，或他脏受病而传及本脏。因此，在临床上除对所病本脏进行适当处理外，还应考虑到与其相关脏腑之间的传变关系，并根据五行的生克乘侮规律调整其太过或不及，以控制或防止其疾病的传变，使之恢复正常的功能活动。如肝脏有病，则应经常注意强健脾胃，以防其传变。脾胃不虚，则疾病不易传变，且易于痊愈。故《难经》曰："见肝之病，则知肝当传之与脾，故先实其脾气。"另外，中药学的理论基础也是在阴阳与五行的共同指导下形成的，中药的"四气五味"中，"四气"应阴阳，"五味"则应五行，在阴阳与五行理论的指导下，才有了中药气与味的升降浮沉，药与人体的脏腑相应，气血相通。

第五节　"天人合一"

"天人合一"的思想是中国传统文化的重要组成部分，而中医文化是中国传统文化的一个重要载体。"天人合一"在中医思想中有着深厚的理论基础和丰富的内容，在中医临床中也有着广泛的应用，具有重要的理论和临床应用价值。

一、"天人合一"思想概述

把人和社会、自然视为一个整体，这是中国思想文化表现出的又一基本精神。人类的命运与自然的变化状况往往联系在一起，人类对自然存在着极强的依赖关系。道家创始人老子曾经指出："人法地，地法天，天法道，道法自然。"（《道德经·第二十五章》）

《说文解字》说："一，惟初太始道立于一，造分天地，化成万物。"《庄子·达生》说："天地者，万物之父母也。合则成体，散则成始。"《道德经·第四十二章》曰：

"道生一，一生二，二生三，三生万物。"都说明包括人类在内的天地万物是一个相互联系的整体。

中国文化中的"天人合一"思想，一是认为人与天地的基本规律相同，二是认为人要顺应天地规律。人是天地所生的自然万物之一，故与天地秉持相同的规律。《素问·阴阳应象大论》说："天有四时五行，以生长收藏，以生寒暑燥湿风。人有五脏化五气，以生喜怒悲忧恐。"人与天地自然本是一体，人作为自然界的一部分，当自然界发生变化时，人体也会随之变化。所以人应当主动地去顺应自然规律。正如《素问·生气通天论》所言："苍天之气，清净则志意治，顺之则阳气固，虽有贼邪，弗能害也，此因时之序。"

"天地大宇宙，人身小宇宙。"宇宙自然是大天地，人则是一个小天地。人和自然在本质上是相通的，故一切人事均应顺乎自然规律，达到人与自然和谐。"天人合一"即是把人和宇宙联系起来探索它们的共性。中医学正是通过观察自然环境的变化对人产生的影响来指导临床诊治的。

二、"天人合一"思想溯源

先秦时期出现了"天人合一"思想的源头。《周易》为"天人合一"思想的重要来源。《周易》中的"天人合一"思想是通过卦象表现出来的，卦象的基本组成是阴爻和阳爻，每三爻组成一卦，三爻分别代表天、地、人三个方面。《周易·系辞下》曰："《易》之为书也，广大悉备，有天道焉，有人道焉，有地道焉。兼三才而两之，故六。六者非它也，三才之道也。""天""地""人"三才在卦象中以符号的形式展现出来，以此来表达天人一体的规律。《周易》正是通过这种符号，把一切自然现象和人事吉凶按照万物生成交替的规律，从天地到人伦编排为六十四卦，使其排列成一个相互联系、相互区别、相互影响而不可分割的整体。《周易·系辞下》曰："天地絪缊，万物化醇。男女构精，万物化生。""人"是"天"所生，"人"与"天"相感应，互渗互动。《易·乾·文言》记载："夫大人者，与天地合其德，与日月合其明，与四时合其序，与鬼神合其吉凶，先天而天弗违，后天而奉天时。天且弗违，而况于人乎？况于鬼神乎？"此四个"合"字，即是"天人合一"思想的体现。所谓"先天"即为宇宙亘古不变的变化规律，所谓"后天"即自然万物遵循自然规律而变化的法则。一方面尊重客观规律，另一方面又发挥主观能动作用。《周易·丰》曰："天地盈虚，与时消息，而况于人乎？"《周易·系辞上》曰："天地变化，圣人效之。"天地万物的变化具有其自身的运转规律，人们要遵循天行之道，使其所思所为符合自然规律。《周易》以天道推至人道，将天人合一的原则推行到生活与思想的各个方面。让人们在生命活动和社会伦理生活中，与天地自然之道保持一致，始终遵循天人合一的理念，以达到"人"与"人"、"天"与"人"和谐共生的状态。

"百家争鸣"时期，儒家侧重讲的是人与义理之天、道德之天的合一。"恻隐之心，仁也；羞恶之心，义也；恭敬之心，礼也；是非之心，智也"。仁、义、礼、智四者，人皆有之，称为"四端"，人心有四端，所以人性本善。人之善既为"天之所与我者"，又是"我固有之"，即天与人合一。道家主要讲的是人与自然之天的合一。《道德经》说："道生一，一生二，二生三，三生万物，万物负阴而抱阳，冲气以为和。""人法地，地法天，天法道，道法自然。""天人合一"在老子这里主要表现为与"道"合一。与道为一则"无为"，"无为"即顺应自然。人能顺乎"道"，顺乎自然之常即是"无为"，"无为"然后能"无不为"。庄子在老子"道"的基础上，更加注重人的精神境界。他的"天地与我并生，而万物与我为一"的精神境界，就是他所界定的一种"天人合一"境界。

汉代董仲舒对天、人及天人关系都作出了更加具体、深入的阐释。他在《春秋繁露》中说："天、地、阴、阳、木、火、土、金、水，九，与人而十者，天之数毕也"；提出"天人之际，合而为一"；并指出"天数右阳而不右阴"，阳为主导，阴作从属，阳表现为天之恩德，阴则表现为刑罚，阳尊阴卑；"喜气为暖而当春，怒气为清而当秋，乐气为太阳而当夏，哀气为太阴而当冬"，把春夏秋冬的季节变化说成天的喜怒哀乐的变化。他还提出了"人副天数"的著名命题，认为"天以终岁之数成人之身，故小节三百六十六，副日数也；大节十二分，副月数也"。人有五脏，天有五行；人有四肢，天有四时；人有视瞑，天有昼夜。从人的感情意识来说，人有好恶，天有阴晴；人有喜怒，天有寒暑。至于人的道德品质，更是"天志""天意"的体现，因为人和天具有相同的生理的和道德的本质，说明天与人是合一的，天与人可以交感。

"天人合一"思想到宋明时期发展到了顶峰。张载在《正蒙·诚明》篇中明确提出了"天人合一"的命题："儒者则因明致诚，因诚致明，故天人合一。"宋代理学家程颢第一个明确提出了"仁者以天地万物为一体"的论断，即人之至善的本性"仁"源于"以天地万物为一体"之"一体"。王阳明继承和发展了程颢的"仁者以天地万物为一体"的思想，成为中国文化思想史上"天人合一"说的集大成者。他认为人与天地万物一气流通，人心即是天地万物之心，人心使天地万物"发窍"而具有意义；离开了人心，天地万物虽然存在，却因没有开窍而没有意义。王阳明的"天人合一"思想使人与天地万物之间达到更加融合无间的地步。

三、中医学之"天人合一"

《灵枢·逆顺肥瘦》曰："圣人之为道者，上合于天，下合于地，中合于人事，必有明法。""天人合一"的思想一直是中医理论的宗旨。

（一）与天同气

人是大自然的一部分，是合天地之气而成者，也就是说人是天地之气合和的产物。《素问·宝命全形论》指出："人以天地之气生，四时之法成。""夫人生于地，悬命于天，天地合气，命之曰人。人能应四时者，天地为之父母；知万物者，谓之天子。天有阴阳，人有十二节；天有寒暑，人有虚实。能经天地阴阳之化者，不失四时。"人的生存与发展，是由大自然推动与生发的。如"天食人以五气，地食人以五味。五气入鼻，藏于心肺，上使五色修明，音声能彰。五味入口，藏于肠胃，味有所藏，以养五气，气和而生，津液相成，神乃自生。""夫自古通天者，生之本，本于阴阳。天地之间，六合之内，其气九州、九窍、五脏、十二节，皆通乎天气。"天与人情志之气密切相关。《素问·阴阳应象大论》曰："天有四时五行，以生长收藏，以生寒暑燥湿风。人有五脏化五气，以生喜怒悲忧恐。故喜怒伤气，寒暑伤形。暴怒伤阴，暴喜伤阳。"在药物的选择上，"四气五味"也是大自然所提供的法则，选用不同气味的药物使偏离中和的人体达到"阴平阳秘"的状态，便是中医的手段之一。如《素问·阴阳应象大论》记载："味厚者为阴，薄为阴之阳；气厚者为阳，薄为阳之阴。味厚则泄，薄则通；气薄则发泄，厚则发热……气味辛甘发散为阳，酸苦涌泄为阴。"

（二）与天同构

人身之小宇宙，有如大宇宙里的一个部分，宇宙是全息的、整体的，而部分正是整体的缩影，人体自身所构成小宇宙，每一处都包含着大宇宙的信息。如《素问·金匮真言论》中描述人的五脏六腑皆与天相应，曰："阴中有阴，阳中有阳。平旦至日中，天之阳，阳中之阳也；日中至黄昏，天之阳，阳中之阴也；合夜至鸡鸣，天之阴，阴中之阴也；鸡鸣至平旦，天之阴，阴中之阳也。故人亦应之。夫言人之阴阳，则外为阳，内为阴。言人身之阴阳，则背为阳，腹为阴。言人身之脏腑中阴阳，则脏者为阴，腑者为阳。肝、心、脾、肺、肾五脏皆为阴，胆、胃、大肠、小肠、膀胱、三焦六腑皆为阳。所以欲知阴中之阴、阳中之阳者，何也？为冬病在阴，夏病在阳，春病在阴，秋病在阳，皆视其所在，为施针石也。故背为阳，阳中之阳，心也；背为阳，阳中之阴，肺也；腹为阴，阴中之阴，肾也；腹为阴，阴中之阳，肝也；腹为阴，阴中之至阴，脾也。此皆阴阳、表里、内外、雌雄相输应也，故以应天之阴阳也。"《灵枢·邪客》也有相关的描述："天圆地方，人头圆、足方以应之；天有日月，人有两目；地有九州，人有九窍；天有风雨，人有喜怒；天有雷电，人有音声；天有四时，人有四肢；天有五音，人有五脏；天有六律，人有六腑；天有冬夏，人有寒热；天有十日，人有手十指；辰有十二，人有足十指，茎垂以应之，女子不足二节，以抱人形；天有阴阳，人有夫妻；岁有三百六十五日，人有三百六十五节；地有高山，人有肩膝；地有深谷，人有腋腘；地有十二经水，人有十二经脉；地有泉脉，人有卫气；地有草蓂，人有毫毛；天有昼夜，人有卧起；天有列星，人有牙齿；地有小山，人有小节；地有山石，人有高骨；地有林木，人有募筋；地有聚邑，人有肉；岁有十二月，人有十二节；地有四时不生草，人有无子。此人与天地相应者也。"因此，治疗疾病时须将人与自然看成一个不可分割的整体。

（三）与天同时

人的生理活动及疾病发展规律都与自然界息息相关。《素问·四气调神大论》对此有论述：一年之中，"春三月，此谓发陈，天地俱生，万物以荣，夜卧早起，广步于庭，被发缓形，以使志生，生而勿杀，予而勿夺，赏而勿罚，此春气之应，养生之道也。""夏三月，此谓蕃秀，天地气交，万物华实，夜卧早起，无厌于日，使志无怒，使华英成秀，使气得泄，若所爱在外，此夏气之应，养长之道也。""秋三月，此谓容平，天气以急，地气以明，早卧早起，与鸡俱兴，使志安宁，以缓秋刑，收敛神气，使秋气平，无外其志，使肺气清，此秋气之应，养收之道也。""冬三月，此谓闭藏，水冰地坼，无扰乎阳，早卧晚起，必待日光，使志若伏若匿，若有私意，若已有得，去寒就温，无泄皮肤，使气亟夺，此冬气之应，养藏之道也。"如未守常，"逆春气，则少阳不生，肝气内变。逆夏气，则太阳不长，心气内洞。逆秋气，则太阴不收，肺气焦满。逆冬气，则少阴不藏，肾气独沉"。一日之中，人体阳气的变化随自然界阳气的变化而变化。《素问·生气通天论》曰："平旦人气生，日中而阳气隆，日西而阳气已虚，气门乃闭。是故暮而收拒，无扰筋骨，无见雾露，反此三时，形乃困薄。"人体的阳气与自然界阴阳消长的变化密切相关。一天之中，早晨阳气开始生发，中午阳气最为隆盛，太阳西下时阳气渐渐潜藏于里，汗孔随之关闭。《灵枢·顺气一日分为四时》将人体出现疾病时的发生发展规律描述为"以一日分为四时，朝则为春，日中为夏，日入为秋，夜半为冬。朝则人气始生，病气衰，故旦慧；日中人气长，长则胜邪，故安；夕则人气始衰，邪气始生，故加；夜半人气入脏，邪气独居于身，故甚也"。说明一日之四时与一年之四季存在着共同的节律，人体阳气的活动能够影响邪正斗争的态势，病情在一天之中有旦慧、昼安、夕加、夜甚的不同表现。

（四）与天同存

自然界的规律是亘古不变的，作为自然界的人也是历代繁衍、生生不息的。人作为一个生命体，如何达到健康与长寿？如何达到"天人合一"的境界？《素问·上古天真论》被列为《黄帝内经》之首篇，自有其独特的含义。篇中记载了能够与自然界和谐统一且能长寿的原则，即"其知道者，法于阴阳，和于术数，食饮有节，起居有常，不妄作劳，故能形与神俱，而尽终其天年，度百岁乃去"。从某种意义上讲，人类社会的所有活动都是为了人类的生存、健康与长寿。《素问·上古天真论》正是黄帝和岐伯谈论如何达到健康与长寿的重要文献，其中"法于阴阳""起居有常"就是要求人们与天同存，与天共生。日出而作，日入而息，"春夏养阳，秋冬养阴，以从其根，与万物沉浮于生长之门"（《素问·四气调神大论》）。这里的"沉浮"代表的就是气的变化，这个气与万物的气是同一个气，说明古人早已将人与大自然融为一体。而人与自然同为一个整体，人就应当与自然节律相适应，顺应自然运动规律以达到养生防病的目的。

第五章 中医文化的基本理念

中医理论与实践的产生和发展，离不开其特有的生命认知、疾病认知及诊疗观念。中医学将人体生命看作阴阳气化的功能性开放系统，认为疾病是体内正气与外部邪气共同作用下机体阴阳失衡后所显现出的综合现象，而中医的诊疗观念主要体现为辅助人体正气发挥其自主调节功能。中医学的生命认知、疾病认知及诊疗观念共同构成了中医文化的基本理念。

第一节　中医学的生命认知

中医理论的发展和成熟建立在其独特的生命认知之上。中医学对生命的认知涉及天人关系、形神关系、生死本质、藏象关系、功能与器质关系等。本节主要从生命乃气化过程、生命为开放系统、生命重在功能三个方面对中医学独具特色的生命认知进行论述。

一、生命乃气化过程

受先秦至汉代的气论尤其是道家精气说和气化说影响，中医学亦从气化视角来理解人体的生命过程。人之生气与天地之气相通相应，人之死生乃阴阳二气聚散离合的体现，气还是人体"形"与"神"相互沟通的桥梁。与西医学原子论生命观不同，中医学气化生命观将生命理解为与自然合一的有机整体，生命的动力之源在于阴阳二气，生命不是机械的可分实体，而是有机的关系整体。

（一）生气通天

气是天地万物的本原，也是人类生命的本原，而气的动力源泉在于其自身所蕴含的阴阳属性。明代张介宾在《类经附翼·医易义》中说："乃知天地之道，以阴阳二气而造化万物；人生之理，以阴阳二气而长养百骸。"人类生命是天地合气的结果："人以天地之气生"，"天地合气，命之曰人"。（《素问·宝命全形论》）正是因为天与人同源于一气，故人与天之间能够以"气"相通。《素问·生气通天论》开篇即说："天地之间，六合之内，其气九州、九窍、五脏、十二节，皆通乎天气。"也就是说，人的生命之气与天地自然之气息息相通，无论是地之九州，还是人之九窍、五脏、十二节，都是和自然之气相通相应的。中医学的天人合一、天人相应，即是建立在气化宇宙观和气化生命观的基础之上。

（二）死生气化

阴阳二气为"生杀之本始"（《素问·阴阳应象大论》），故中医学认为人类的生死现象本质上也是阴阳之气聚散离合的体现。清代喻嘉言在《医门法律·大气论》中说："气聚则形存，气散则形亡。"《灵枢·天年》谓："百岁，五脏皆虚，神气皆去，形骸独居而终矣。"《素问·生气通天论》则指出，阴阳二气的关系状态决定人之生死："阴平阳秘，精神乃治；阴阳离决，精气乃绝。"如果阴气平和，阳气固密，精神才能正常；如果阴阳分离而决裂，精气也就随之而竭绝。此外，气在人体内的运行方式为升降出入，如果气的升降出入停止了，生命的化生功能也就消失了。如《素问·六微旨大论》所言："出入废则神机化灭，升降息则气立孤危。故非出入，则无以生长壮老已；非升降，则无以生长化收藏。"

（三）气贯形神

中医学认为，人之形体与精神是一个有机整体，形为神之舍，神为形之主，而形神之间则以"气"为沟通桥梁。《灵枢·决气》云："余闻人有精、气、津、液、血、脉，余意以为一气耳。"可见形体可归于一气。至于精神，亦是虚灵之气的功用。清代医家黄元御在《素灵微蕴·藏象解》中说："气之虚灵者即为神……阳性清虚，清虚之极，神明出焉。"中医学"心主神明""五脏藏神"等形神合一理论实质上皆建立于气一元论的基础之上。"人有五脏化五气，以生喜怒悲忧恐"（《素问·阴阳应象大论》），人之七情五志以五脏之气为形质基础，而七情五志等精神活动之所以能够影响形体健康，亦是通过气的中介作用，所以中医有"百病生于气也"（《素问·举痛论》）之说。金元医家李杲在《脾胃论·神内笺》中总结道："气乃神之祖，精乃气之子。气者，精神之根蒂也。"

（四）气化论生命观与原子论生命观之比较

中医学的气化论生命观也被称为元气论生命观，这种建立在古代气论哲学基础上的生命观与西医学建立在古希腊原子论哲学基础上的生命观有本质不同。概而言之，气化论生命观将人体生命理解为天地自然分化出来的元整体，所谓"元整体"，是指这种整体性具有第一性、原初性、不可分性，生命之局部皆须置于该元整体中才能获得说明。原子论生命观则将人体生命理解为由微观局部组合而成的"合整体"，故西医学通过解剖分解来认识人体生命。气化论生命观是有机的而非机械的，生命的本原为具有弥漫性、透达性、无限性和连续性的"气"而非具有实体性和不可入性的"原子"，生命的动力来自"气"内部所蕴含的阴阳属性而非"原子"外部的作用力，生命体现为一种关系性存在而非实体性存在。

二、生命为有机系统

中医学在气化生命观的基础上，借助象数思维发展出了藏象理论。藏象理论将人体视为一个有机的整体系统，从而与西医学的还原论生命观有所不同。

（一）藏象：作为"有机系统"的生命观

作为中医学的理论核心，藏象学说充分展示了中医对人体生命的独特认知。"藏象"二字首见于《素问·六节藏象论》。藏，是指藏于人体内的内脏；象，指表现于外、可观察到的外部征象。明代张介宾在《类经·藏象》中说："象，形象也。藏居于内，形见于外，故曰藏象。"清代张志聪在《素问集注》中说："象者，像也。论脏腑之形象，以应天地之阴阳也。"藏象是借助阴阳、五行等象数思维模型，将人体五脏、六腑、经络、身形、官窍及天地自然、社会的四时万象关联起来所构成的人体生命模型。古人认为，同象者同气，同气者相求，所以据象归类，将人体内外和天地自然沟通起来，最终形成了以"五脏应四时"为核心的普遍联系的生命系统。中医学认为，"藏气生象"，"有诸内，必形诸外"，内脏的气化功能能够表现于外，并通过同气相求与同类之象相通。因此，藏象生命观是气化生命观的深化和细化。

中医学认为，人是处在气化过程中的活体生命，所以藏象学说主要建立在气化论而非人体解剖学的基础之上。中医学的人体生命观虽也有一定的人体解剖知识作为基础，但却大大超越了人体解剖学的范畴。中医学主要从关系与功能的角度，将人体五脏之间、脏腑之间、脏腑与身形官窍之间、人体与自然万象之间、人体与社会现象之间关联起来，从而使人体生命呈现为一个动态、开放、有序的有机系统。

（二）系统论生命观与还原论生命观之比较

中医学以藏象理论为核心构建了系统论生命观，从而区别于西医学的还原论生命观。西医学主要采取分析还原的思维方法对人体进行研究。所谓"还原"（reduction）是指简化、缩减、降级、归并，"还原论"（reductionism）是指将复杂的事物或现象分解为简单的、低层级的构成单元或成分，并试图从这些简单的、低层级的单元或成分来研究和解释复杂事物或现象的一种思维方式。还原论是近代西方哲学和科学的产物，西医学采用还原论来研究人体生命虽然取得了一些令人瞩目的成果，但其局限与不足也是显而易见的。人体生命作为一种超级复杂现象，其整体功能不等于局部功能之和，其各构成单元脱离了整体系统亦不能显示其自身功能，而各构成单元之间的复杂关系在还原论生命观中也不能得到有效的揭示。当今哲学、科学和医学界的有识之士越来越认识到，还原论生命观具有天然的缺陷，而中医学将生命视为一个有机整体系统的观点与现代系统论思维具有高度的契合性。所谓"系统"，是指包含相互作用的若干要素并有确定性能的整体，而"系统论"（system theory）则是以系统为研究对象，研究和揭示系统特性和系统规律的科学理论。与现代系统论科学高度契合的中医学，将生命理解为具有整体性、动态性、联系性、开放性、有序性的系统，认为生命能够"阴阳自和"，即生命具有自组织、自调节并自动达到稳态的能力。可以预见，中医学的系统论生命观对于生命科学和西医学的研究和发展都将产生重要的启示作用。

三、生命重在功能

中医藏象生命观的立论基础不是解剖学而是古代气学，因此中医学展现出重气化功能、轻形态结构的理论倾向，并将生命的形态结构问题纳入到关于生理功能问题的整体思考之中。

（一）藏象：重视机体功能的生命观

虽然藏象学说的形成也参考了部分古代解剖学的知识，但在本质上却是借由象数思维构建起来的以人体五脏为核心的功能关系系统。藏象生命观认为，人体生命是形态结构与生理功能的统一体，而后者较前者具有优先性，形态结构方面的问题几乎都可以纳入关于生理功能问题的思考之中。藏象生命观之所以更为重视人体的生理功能而非形态结构，首要的原因在于作为藏象学说立论基础的"气"不像"原子"那样具有清晰的形态结构，而是主要体现在气化、气的升降出入等功能过程中。

藏象学说中的脏腑与现代解剖学中的脏器虽然使用相同的名称，但却具有不同的内涵与功能。中医藏象学说中某一脏腑的生理功能可能包含着现代解剖生理学中多个脏器的生理功能；而现代解剖生理学中的某一脏器的生理功能，也很可能分散在藏象学说的某几个脏腑的生理功能之中。此外，关于脏腑、经络，中医藏象学说主要是在象数思维的指导下从其功能属性进行描述的，而不注重其实际解剖位置与物质结构。例如，《素问·刺禁论》说："脏有要害，不可不察，肝生于左，肺藏于右，心部于表，肾治于里，脾为之使，胃为之市。"这里的"肝生于左，肺藏于右"显然不是从实际解剖位置而言的，而是说肝气属木、属阳，具生发之性，与东方、春季相应；肺气属金、属阴，具肃降之性，与西方、秋季相应。当人面南背北时，自然是左为东、为阳、为升，右为西、为阴、为降，故"肝生于左，肺藏于右"。其余关于心、肾、脾、胃的论述也都是就其功能而言，这就是《黄帝内经》所强调的"不可不察"的脏之要害。

（二）重功能生命观与重结构生命观之比较

所谓结构，是指系统的诸要素所固有的相对稳定的组织方式或联结方式。所谓功能，是指系统自身的形成与变化的过程流，及其与环境相互作用的属性、功用、能力。生命是结构与功能的统一体，生命功能建立和维持生命结构，而生命结构产生和负载生命功能。中医学在气化论的基础上所建立的生命认知侧重从活生生的"人"的角度研究生命的功能，而不是像 16 世纪以后的西医学那样将生命作为一个客观静体并通过解剖实验来研究其形体结构。与西医学的哲学基础原子论不同，中医学的哲学基础是气化论，气主要表现为一种过程流，所以中医学虽然也参照了形体解剖所获得的人体知识，但主要是以人体功能为视角，展开对精气神、阴阳、藏象、经络等方面的研究。美国科学家卡普拉就指出："中国的关于身体的概念始终以功能为主，并且着重考虑各部分之间的关系，而不重视其精确的结构。"与西医学擅长研究人体的微观形态结构不同，中医学发现了许多非解剖形态的功能性结构，如藏象、经络、六经等。与之相应的是，西医学认为人体的器质性病变是普遍的、基本的，功能性病变都是由器质性病变引起的；中医学则认为人体气化过程的异常才是器质性病变产生的基础，"百病生于气也"（《素问·举痛论》），"大凡形质之失宜，莫不由气行之失序"（石寿棠：《医原·阴阳治法大要论》）。以功能为主，以功能统驭结构，是中医生命观的显著特征。

第二节　中医学的疾病认知

中医学的疾病认知，包括理解疾病现象的思维方式，对病因的分类与分析，以及对疾病发生、发展和变化机制的解释。疾病是指生命机体偏离阴阳平衡的功能状态，这种由致病因素和机体正气交互作用所呈现出的动态现象称为"证"，中医学的主流观点是从"证"来理解疾病现象。导致人体生病的内外因素主要有外感六淫和内伤七情两大类。疾病发生、发展、变化的机制主要是阴阳失调和邪实正虚。

一、疾病概述

"疾"本义指人受了箭伤，所以古人称外伤为"疾"，称内患为"病"。《说文解字》说："疾，病也"，"病，疾加也"。可见，"疾"为小病、初病，"病"为"疾"之发展、加重。在《韩非子·喻老》篇所载《扁鹊见蔡桓公》中，扁鹊起初说"君有疾在腠理，不治将恐深"，而当其病势发展到肌肤、肠胃时，扁鹊却用了"君之病"，可见"病"比"疾"严重。在中医学看来，在人体内外诸因素的共同作用下，当人体原本正常的生命功能从阴阳平衡态发展为阴阳失衡态，并且不能在短期内通过自行调节得以恢复时，人便处于"疾病"状态。中西医学认识疾病的思维方式有所不同。中医学主要是运用象思维，将疾病理解为人体生命在致病因素影响下所做出的整体性反应，即所谓"证"。"证"是致病因素与人体生命在交互中所成之"象"，是人体功能的特殊状态，并具有多样性和演变性。

（一）偏阴偏阳

中医学认为，人体平时处在天与人、身与心、脏腑与经络、气与血等阴阳交互的平衡态，这种状态可被形容为"平""常""中""和"等。而一旦在某些内外因素的共同作用下，该阴阳平衡态被打破并在短时间内难以自行恢复时，生命便落入了不平、不常、不中、不和的疾病状态。《黄帝内经》将不病之人称作"平人"，《素问·平人气象论》说："平人者，不病也。"《灵枢·终始》说："所谓平人者不病，不病者，脉口人迎应四时也，上下相应而俱往来也，六经之脉不结动也，本末之寒温相守司也，形肉血气必相称也，是谓平人。"平人的脉口和人迎脉象与四时季节变化相适应，而且在体内的上下各部也是往来相应的；其六经脉气既不结涩也不躁动；从内脏到躯体，在寒温不同的气候中，都能保持协调的功能；其形、肉、血、气都是相称的。可见，中医所理解的健康便是阴阳平衡，而疾病则是阴阳失衡。《圣济总录·平补》曰："一阴一阳之谓道，偏阴偏阳之谓疾。"明代韩懋在《韩氏医通·绪论章》中说："气失其平之谓疾，疾甚之谓病。"人体生命理想的状态应该是"阴平阳秘"（《素问·生气通天论》）、"阴阳匀平"（《素问·调经论》），一旦偏阴或偏阳，便是疾病状态了，所谓"阴胜则阳病，阳胜则阴病。阳胜则热，阴胜则寒。重寒则热，重热则寒"（《素问·阴阳应象大论》），最坏的情形便是"阴阳离决，精气乃绝"（《素问·生气通天论》）。

（二）病证之别

在象思维的影响下，中医学没有将疾病当作独立的实体性因素，而是如实地将疾病视作内外因共同作用下人体生命功能的整体性反应，这就是中医学所强调的"证"。"证"是正邪交争之"象"，是人作为有机整体对致病因素的综合反应，是人体阴阳失衡后所表现出的功能异常状态。不同的病因、病机，以及不同的病变性质、病变过程，会导致人体功能产生不同性质和程度的异常，从而形成不同类型的"证"。"证"还会随着疾病的发展而转化、传变，从而使"证"具有多样性和演变性。

清代医家徐大椿在《医学源流论》中说："凡人之所苦谓之病，所以致此病者谓之因。"人若自觉有"苦"，即表明人体生命自我维持功能性平衡的机制出现了障碍。古人以"人之所苦"为病，以引起痛苦者为病因，这正是以人体功能为中心看待疾病的思维体现，所以这里的"病"也就是"证"，指的是人体在有病时的整体功能性反应。西医学看待疾病则采取还原论的思维，将认识的重点放在了器质性的、微观形态结构上的病变，可检测到具体"病位"和描述确切病因的"疾病"（disease）成为医学研究的中心，消除致病因子成为治疗的关键，而承受病苦的人则被忽视或遗忘。这正是现代"病"观念与中医传统的"证"观念的区别所在。

二、病因

导致人体功能失衡从而引起疾病的原因即是病因。中医学所总结的病因有六淫、疠气、七情、饮食、劳倦、外伤、虫兽伤等。古代医家曾对诸种病因进行归类，如《黄帝内经》将疾病归为阴阳两类，《素问·调经论》说："夫邪之生也，或生于阴，或生于阳。其生于阳者，得之风雨寒暑；其生于阴者，得之饮食居处，阴阳喜怒。"汉代张仲景按照疾病的发生途径将其归为三类，《金匮要略·脏腑经络先后病脉证》说："一者，经络受邪，入脏腑，为内所因也；二者，四肢九窍，血脉相传，壅塞不通，为外皮肤所中也；三者，房室、金刃、虫兽所伤。"晋代陶弘景在《肘后百一方·三因论》中将疾病分为内疾、外发、他犯三类。宋代陈无择提出"三病因说"，将六淫邪气侵袭视为外因，情志所伤归于内因，而其他如饮食劳倦、跌仆金刃、虫兽所伤等则属不内外因。以下主要从外感六淫、内伤七情两方面对病因进行论述。

（一）外感六淫

自然界存在着风、寒、暑、湿、燥、火"六气"，"六气"原本是万物生长的条件，人们也对其正常变化产生了一定的适应能力。但当气候变化过度异常时，六气就显得太过或不及，或者是非其时而有其气。如夏天本应炎热，但空调的过度使用却人为制造了风和寒；秋天本应凉爽，但天气却突然变热；等等。此时若人体正气不足，六气便会侵犯人体而成为致病因素。这种情况下，"六气"就变成了"六淫"。"六淫"乃不正之气，故又称"六邪"。六淫致病与季节和久居之处的环境密切相关。如春季多风病、夏季多暑病、长夏多湿病、秋季多燥病、冬季多寒病；久居湿地易发湿病、高温环境作业易发火热病证。六淫具有相兼性，六淫邪气既可以单独侵犯人体，又可两种以上同时侵袭人体而导致疾病的产生，如风寒、风热、风湿、暑湿等常常两相夹杂致人感冒。六淫邪气在致病过程中常常相互转化，如寒邪入里可以化热，暑湿日久可以化燥伤阴等。六淫邪气多从体表、口鼻侵犯人体，并可由表及里进行传变，故有"外感六淫"之称。

（二）内伤七情

中医学认为，人主要有喜、怒、忧、思、悲、恐、惊七种情志变化，即"七情"。七情分属五脏，以喜、怒、悲、忧、恐"五志"为主。《素问·阴阳应象大论》曰："人有五脏化五气，以生喜怒悲忧恐。"七情变化可影响脏腑气机，从而对脏腑功能产生影响。一般情况下，七情发作所导致的生理变化都在机体的可调节范围内；但当情志变化过于突然、强烈或者持久时，就会引起人体气机紊乱、脏腑阴阳失调，从而导致疾病的产生。因七情发于内，与五脏相关，故称为"内伤七情"。

与外感六淫由表及里的发病过程不同，内伤七情可直接伤及五脏。这是因为肝在志为怒，心在志为喜，脾在志为思，肺在志为忧，肾在志为恐，故有怒伤肝、喜伤心、思伤脾、忧伤肺、恐伤肾之说。中医学认为，形体官窍与精神情绪是通过"气"相互沟通的，七情内伤五脏便是通过影响脏腑气机来实现的："怒则气上，喜则气缓，悲则气消，恐则气下……惊则气乱……思则气结。"（《素问·举痛论》）因此，人的起心动念皆通过气的变化而影响到五脏六腑，"悲哀愁忧则心动，心动则五脏六腑皆摇"（《灵枢·口问》）。

三、病机

疾病发生、发展和变化的机制，称为病机。中医学将病机置于人体正气和致病邪气相互作用的历时性过程中进行考察，认为疾病发生、发展和变化的机制主要包括阴阳失调、邪实正虚等。

（一）阴阳失调

《素问·宝命全形论》云："人生有形，不离阴阳。"《素问·生气通天论》亦云："生之本，本于阴阳。"阴阳互根、阴阳消长是生命得以正常进行的内在机制，"阴阳匀平"（《素问·调经论》）、"阴平阳秘"（《素问·生气通天论》）是中医学所认为的健康标准。反之，阴阳失调、阴阳失衡则是疾病发生、发展的内在根据，六淫、七情、饮食、劳倦等致病因素作用于人体，必须通过机体内部的阴阳失调才能产生病理现象。生命有机体阴阳关系失调的具体表现有阴阳偏胜、阴阳偏衰、阴阳互损、阴阳格拒、阴阳亡失等。由于阴阳失调可以指脏腑、经络、气血、营卫等相互关系及表里出入、上下升降等气机失常，所以阴阳失调是对人体各种功能性和器质性疾病发生、发展和变化机制的高度概括。

（二）邪实正虚

疾病是致病邪气与人体正气交互作用所产生的生命功能异常现象。机体正气虚弱所造成的抗病能力下降、气候和环境适应能力下降，是外邪作用于人体并导致疾病产生的前提条件。《灵枢·百病始生》曰："风雨寒热不得虚，邪不能独伤人。卒然逢疾风暴雨而不病者，盖无虚，故邪不能独伤人。此必因虚邪之风，与其身形，两虚相得，乃客其形。"突然遭遇疾风暴雨，有的人生病，而有的人却不生病，其原因就在于不同的人在当下生命状态上存在个体差异，如果正气充足，邪气便不能侵犯人体，正所谓"正气存内，邪不可干"（《素问·刺法论》），"精神内守，病安从来"（《素问·上古天真论》）。如果邪气实、正气虚的内外条件同时具备，那么疾病就会产生，这就是"邪之所凑，其气必虚"（《素问·评热病论》）的道理。当然，正邪间的虚实也是不断消长变化的相对性状态。当邪气超过了正气对机体的调控能力时，人体便受邪而发病。当邪气不断增长而亢盛时，正气便在抗邪反应过程中不断损耗而渐趋虚弱；而当正气在治疗作用的扶助下由弱转强时，邪气则会由盛转衰。总之，邪正之间的相互关系决定了疾病的产生、发展和变化趋势。

第三节　中医学的诊疗观念

中医学在其独特的生命认知和疾病认知的基础上，形成了以辅助人体生命发挥自主性功能为核心的诊疗观念，具体体现在防治未病、调和阴阳、辨证论治、治病求本、扶正祛邪、三因制宜六个方面。

一、防治未病

中华文化中素有忧患意识，其在中医诊疗实践中体现为善于防治未病。在疾病尚未产生时、疾病初起时、疾病已深入但尚未传变时、疾病初愈而尚未复发时，中医学都善于调和人体阴阳平衡，增强机体防病、抗病能力，从而做到未病先防、有病早治、既病防变、病愈防复。《素问·四气调神大论》曰："是故圣人不治已病治未病，不治已乱治未乱，此之谓也。夫病已成而后药之，乱已成而后治之，譬犹渴而穿井，斗而铸锥，不亦晚乎。"圣人都是在疾病尚未产生时就开始调养预防，其根本法则就是顺应四时阴阳，保持机体阴阳平衡。当疾病初起，要及早治疗，以防疾病不断发展或传变。《素问·阴阳应象大论》云："故邪风之至，疾如风雨，故善治者治皮毛，其次治肌肤，其次治筋脉，其次治六腑，其次治五脏。治五脏者，半死半生也。"病邪入侵人体遵循由表及里的发展过程，如果不能早发现早治疗，疾病就会变得愈发复杂难治。此外，中医学还在医疗实践中发现了疾病的传变规律，所以能够提前采取措施防止疾病传变深入。东汉张仲景举"上工治未病"的例子时说："见肝之病，知肝传脾，当先实脾"，而

"中工不晓相传，见肝之病，不解实脾，惟治肝也。"（《金匮要略·脏腑经络先后病脉证》）此外，即便已经病愈，也要谨守养生调摄之道，以防病情复发。《素问·热论》就说："病热少愈，食肉则复。"热病初愈，尚有余邪未尽，此时若进食难以消化之物，就会使热病复发。总之，防治未病是中医诊疗的首要原则。

二、调和阴阳

人体产生疾病的内在机制在于阴阳失调，所谓"一阴一阳之谓道，偏阴偏阳之谓疾"。所以，中医辨证就是要辨明阴阳关系，中医治病就是通过调整机体的阴阳关系使其恢复本有的平衡，即"谨察阴阳所在而调之，以平为期"（《素问·至真要大论》）。《景岳全书·阴阳篇》说："凡诊病施治，必须先审阴阳，乃为医道之纲领。阴阳无谬，治焉有差？医道虽繁，而可以一言蔽之者，曰阴阳而已。"阴阳乃辨证之总纲，举凡表里出入、上下升降、寒热进退、邪正虚实、气血营卫等病理性变化，皆可以阴阳失调概括之。所以，治疗方法上的解表攻里、越上引下、升清降浊、寒热温清、虚实补泻、调和营卫、调理气血等，皆属于调和阴阳之法。

《素问·至真要大论》云："治诸胜复，寒者热之，热者寒之，温者清之，清者温之，散者收之，抑者散之，燥者润之，急者缓之，坚者软之，脆者坚之，衰者补之，强者泻之，各安其气，必清必静，则病气衰去，归其所宗，此治之大体也。"治病的"大体"就是根据阴阳关系而采取相应的调整措施，当正邪、脏腑、营卫、气血等阴阳关系能够"各安其气"，人体功能便会复归于中正平和、阴平阳秘的健康状态。

三、辨证论治

中医学在发展过程中逐渐认识到，疾病的本质不是外在的致病因素，而是生命机体在致病因素作用下，其自主调节功能所产生的一系列反应，是生命机体为实现其自稳调节目标而表现出的某些现象，是开放性生命系统在与外部环境进行适应性交互过程中表现在形体上的相关出入信息。这种围绕生命功能性反应探寻疾病发展演变规律的诊断方法被称为"辨证"。"辨证论治"是中医诊疗观念的显著特色，与西医学着重探寻病位、病因、病理的"辨病"思路有着显著区别。中医所辨之"证"是以生命机体的功能异常为关注点所认识到的病变过程，西医学所辨之"病"主要是以器质性病变为关注点所认识到的病变过程，"证"与"病"有时具有交叉性和相关性，但在大多数情况下却有着质的不同。事实上，中医学在早期发展过程中也曾产生过病因决定论和以消除病因、纠正病理为手段的拮抗疗法，但医疗实践中却会出现"服寒而反热，服热而反寒"等情况，这说明机体功能亢进是生命调节机制发动的抗病反应而非邪气本身，生命的这种自组织、自调节的"正气"才是医学应当依靠和帮助的对象。

四、治病求本

治标与治本的相互关系是中医诊疗观念的重要内容。《素问·标本病传论》云："知标本者，万举万当；不知标本，是谓妄行。""标"原指草木的末梢，"本"原指草木的茎干或根部，"标本"逐渐成为中医学用以分析事物主次、先后、现象与本质等相互关系的重要范畴。在治标与治本的关系上，中医学更强调治本，所谓"治病必求于本"（《素问·阴阳应象大论》），而这个"本"主要是指"阴阳"。张志聪说："本者，本于阴阳也。人之脏腑气血，表里上下，皆本乎阴阳……故曰治病必求其本。"（《黄帝内经素问集注·阴阳应象大论》）张介宾却认为，"起病之因，便是病本""万事皆有本，而治病之法，尤惟求本为首务……万病之本，只此表、里、寒、热、虚、实而已。"（《景岳全书》）事实上，无论是"阴阳"还是"表里寒热虚实"，其实质都是指生命机体的自主调节和自主平衡功能，这才是中医学治病所求之本。分而言之，病人为本，医生为标；内藏为本，外象为标；脏为本，腑为标；脏腑为本，经络为标；元气为本，形体为标；先病为本，后病为标；本症为本，兼症为标；等等。总之，治病求本是中医诊疗过程中的重要理念，贯穿于防病、诊病、祛病、愈病的全过程，可被概括为防病养本，诊病求本，祛病治本，愈病固本。

五、扶正祛邪

疾病过程本质上是人体正气与致病邪气相互作用的过程，正邪之间的力量对比和胜负结果直接影响着疾病态势的发展和转化。《素问·通评虚实论》云："邪气盛则实，精气夺则虚。"因此，中医诊治疾病就要从正邪关系入手，扶助正气，祛除邪气，"实则泻之，虚则补之"（《素问·三部九候论》），从而使机体从疾病状态向健康状态转变。扶正多采用补虚的方法来提高机体的自主调节功能，从而增强机体抵抗外邪的能力。祛邪多采用泻实的方法，邪去自然正安。扶正与祛邪看似是两种不同的方法，其实二者具有内在的统一性，无论是扶正还是祛邪，都必须通过作用于人体生命所本具的自组织、自调节机制才能发挥作用。扶助正气有助于祛除邪气，而祛除邪气则有助于正气的保存和恢复。在具体的诊疗实践中，医者需要仔细分辨病患正气与邪气的消长盛衰状况，从而决定扶正与祛邪的主次和先后。临床上可以采用扶正法、祛邪法、扶正祛邪兼用法、先祛邪后扶正法、先扶正后祛邪法，总之要以正邪变化的相对关系为准绳，采取适合的治疗方法与治疗次第。

六、三因制宜

三因制宜，即因时、因地、因人制宜，是指治疗疾病时要综合考虑时令气候、地域环境和患者的体质、性别、年龄等因素，从而制定适宜的治疗方案。"夫四时阴阳者，万物之根本也。"（《素问·四气调神大论》）所以使用药物进行治疗时，首先要考虑时令气候对疾病康复的影响。一般而言，春夏时节，人体阳气生发，腠理疏松开泄，故不宜过用辛温发散药物，以免开泄太过，耗伤气阴；而秋冬时节，人体阳气敛藏，腠理致密，故应慎用寒凉药物，以防伤阳。《素问·异法方宜论》中，黄帝问岐伯："医之治病也，一病而治各不同，皆愈，何也？"岐伯的回答："地势使然也。"例如，同样是外感风寒证，在西北严寒地区用辛温解表药时药量就较重，常用麻、桂；东南温热地区用辛温解表药时药量就较轻，且多用荆、防。这是地理、气候不同的缘故，故治病应当因地制宜。最后，治病还应充分考虑病患的个体差异，如年龄、性别、体质等。例如，小儿生机旺盛，但气血未充，脏腑娇嫩，病情传化较快，故用药宜轻，少用补益之药，忌用峻猛之药；老年人生机减退，气血亏虚，故多用补虚之药，有实邪时攻邪要慎重；妇女有经、带、胎、产等特殊生理特点，治疗用药时均需加以考虑；阳盛或阴虚体质要慎用温热之药，而阳虚或阴盛之体要慎用寒凉之药。总之，疾病的产生和发展变化是天地人共同作用的结果，诊疗时应加以综合分析才能取得良好的治疗效果。

第六章 中医文化的核心价值

中医文化的生命认知、疾病认知和诊疗观念突出地体现了"阴阳中和"这一核心理念。包括中医学在内的中华传统文化认为，"和乃生，不和不生"（《管子·内业》），阴阳相交所成之"和气"是孕育生成万物的基础性条件。所以，中医对"阴阳中和"理念的体认和运用是为了协助病患构建和谐的生命环境，从而恢复和长养其生生之气，保障并促进人类生命的生生不息，并在利用生生之具践行生生之道的过程中实现参赞天地之化育的终极理想，这就是中医文化的核心价值。

第一节 构建和谐的生命环境

"和"是中华传统文化的核心理念之一。西周末期思想家史伯说："夫和实生物，同则不继。以他平他谓之和，故能丰长而物归之；若以同裨同，尽乃弃矣。"（《国语·郑语》）不同事物达到平衡与和谐就会生成新的事物，单一而相同的事物则不能生成新物。"和"的定义是"以他平他"，即多元事物之间的互相平衡。老子《道德经·第四十二章》说："道生一，一生二，二生三，三生万物。万物负阴而抱阳，冲气以为和。"大道生一气，一气产阴阳，阴阳交合而成"三"，这里的"三"即"和气"，故"三生万物"其实就是"和气"生万物，故万物"负阴而抱阳，冲气以为和"。这里的"冲"本作"沖"，《说文》曰："沖，涌摇也。"阴阳精气，"涌摇"为"和"，故用"沖"。《管子·内业》云："和乃生，不和不生。"可谓对"和气生物"思想的高度概括。《周易》将"太和"作为至高境界，提出"保合太和，乃利贞"（《周易·乾·彖传》）；《礼记·中庸》则将"中和"作为最高修养，提出"致中和，天地位焉，万物育焉"。总之，无论是"冲和""太和"还是"中和"，都强调事物阴阳两方面的平衡与和谐。和气生物，和谐的内外环境是包括人类生命在内的万物生生不息的基础和前提。

受传统和谐观影响的中医学也以"阴阳中和""中正和平"为人体健康的标准，以"调和致中"为核心诊疗理念。人体生命时刻处在人与自然、人与社会及自我生命内部所构成的整体关系的影响之中，中医学的核心价值首先体现在构建人体生命的和谐环境上，具体包括人与自然和谐、人与社会和谐及自我身心和谐，而这三种和谐关系都可以用"阴阳和谐"加以概括。

一、人与自然和谐

中医学认为，天地自然与人类同源于一气，且遵循共同的阴阳消长节律和五行生克规律。《素问·宝命全形论》说："人以天地之气生，四时之法成""夫人生于地，悬命于天，天地合气，命之曰人"。《素问·生气通天论》说："天地之间，六合之内，其气九州、九窍、五脏、十二节，皆通乎天气。"因为人是天地合气而分化出的生命体，所以人能够与天地自然以气相通相应。例如，人与自然拥有共同的阴阳消长节律，人体的疾病也常常随着自然天时的阴阳消长而进退变化："春生，夏长，秋收，冬藏，是气之常也，人亦应之。以一日分为四时，朝则为春，日中为夏，日入为秋，夜半为冬。朝则人气始生，病气衰，故旦慧；日中人气长，长则胜邪，故安；夕则人气始衰，邪气始生，故加；夜半人气入脏，邪气独居于身，故甚也。"（《灵枢·顺气一日分为四时》）除天时外，人还与其所居地域环境密不可分，《素问·异法方宜论》就详细论述了东、西、南、北、中五方的地理环境和自然气候对于人体健康的不同影响。

鉴于人与天地自然存在着如此密切的关系，中医学提出了"人与天地相参"（《素问·咳论》）的命题，无论养生还是治疗都要"法于阴阳，和于术数"（《素问·上古天真论》），以天地人三才和谐共生为健康目标。明代李盛春认为，中医的目的就在于使人与自然达于"太和"之境："庶起轩黄岐伯于当年，以常回太和之宇也"（《医学研悦·伤暑全书》）。明代万密斋认为，医者治病的首要原则便是不破坏人与自然之间的和谐："所谓无伐天和，无翼其胜也"（《痘疹心法·自序》）。人得病以后，天人之间的和谐关系就被破坏了，而医者凭医术治病的过程就是使"失和"重新恢复到"天和"："是以疾病交攻，天和顿失，圣人悯之，故假以保救之术，辅以蠲疴之药，俾有识无识，咸臻寿域"（《重刊本草衍义·总叙》）。

二、人与社会和谐

人不仅是天地自然的产物，还是社会关系的总和，后者更是人类区别于动物的本质特征。中医学不仅关心人与自然之间的和谐关系，而且高度重视人与社会之间的和谐关系。人与社会存在同构关系，社会关系的和谐可促进人体生命状态的和谐，而在人与社会的和谐关系中，医患关系又是中医最为重视的方面。

（一）象思维视域下的"人与社会同构"

中医学运用象思维说明了人体与社会之间具有同构关系，人体五脏六腑的正常运转恰如社会各种角色各司其职、默契配合从而保持整体和谐一样。《素问·灵兰秘典论》曰："心者，君主之官也，神明出焉。肺者，相傅之官，治节出焉。肝者，将军之官，谋虑出焉。胆者，中正之官，决断出焉。膻中者，臣使之官，喜乐出焉。脾胃者，仓廪之官，五味出焉。大肠者，传道之官，变化出焉。小肠者，受盛之官，化物出焉。肾者，作强之官，伎巧出焉。三焦者，决渎之官，水道出焉。膀胱者，州都之官，津液藏焉，气化则能出矣。"由于人所处的社会环境会影响其生活条件、生活习惯、思想意识和精神状态，并最终通过"精神－气化－形体"的传导机制影响其脏腑气血功能，因此和谐的社会环境是人体保持健康状态的重要保障之一。

（二）人与社会和谐可促进生命状态和谐

中医学详细分析了政治经济地位、道德修养、社会心理和风尚习俗等社会因素与人体健康之间的关系。《素问·疏五过论》说："凡未诊病者，必问尝贵后贱，虽不中邪，病从内生，名曰脱营；尝富后贫，名曰失精，五气留连，病有所并。"一般在给患者诊治之前，必须询问患者地位的变迁，先贵后贱者，虽然不中外邪，疾病也会由内而生，此谓"脱营"；先富后贫导致发病的，谓之"失精"。这些都是因为五脏之气郁结，气血不行，并而为病，其本质是人与其社会关系之间"失和"。

人在社会活动中，如果贪婪纵欲，对酒、色、财、权等追求无度，在生活习惯上不知节制，就会"忧患缘其内，苦形伤其外"（《素问·移精变气论》），并导致"半百而衰"（《素问·上古天真论》）。反之，如能加强心性修养，做到"恬惔虚无""精神内守""志闲而少欲，心安而不惧，形劳而不倦"，在生活上知足常乐，"美其食，任其服，乐其俗，高下不相慕"，在处事上"适嗜欲于世俗之间，无恚嗔之心，行不欲离于世，被服章，举不欲观于俗，外不劳形于事，内无思想之患，以恬愉为务，以自得为功"，便能达到健康长寿的目的。这是人与其社会关系达成和谐以后促进生命状态和谐的体现。

（三）人与社会和谐的突出体现是医患关系和谐

中医还追求医患关系的和谐。医患关系是人在生病求医时所形成的社会关系，其和谐与否对患者能否病愈影响甚大。《素问·汤液醪醴论》就提出了以患者为根本、以医生为辅助的宝贵思想，其曰："病为本，工为标，标本不得，邪气不服。"患者的正气或自愈能力是医生治愈疾病的依靠对象，患者战胜疾病的信心是疾病获愈的关键保障。中医将自己置于辅助者的位置，借助本草药物的自然之性及合乎病情的配伍组合，与患者共同形成了战胜疾病的命运共同体。《灵枢·师传》云："人之情，莫不恶死而喜生，告之以其败，语之以其善，导之以其所便，开之以其所苦。"医者对于骄恣轻人的王公大人尚能如此，对于普通百姓更是能够体察其苦、开导其心，从而做到"上合于天，下合于地，中合于人事"（《灵枢·逆顺肥瘦》）。

三、自我身心和谐

人体生命是形与神、身与心合一不二的有机整体，也是自然与社会交相影响的体现。生命的整体功能状态和谐与否，本质上是人与自然、人与社会和谐与否的集中体现。仅就生命现象本身而言，其和谐关系包括身体诸构成要素间的和谐、心理情绪的和谐及身心之间的和谐。

（一）心神和谐

"得神者昌，失神者亡。"（《素问·移精变气论》）中医养生与疗疾以养心神、调心神为先。心神易受外界信息干扰而导致情志产生过与不及的情形。《中庸》云："喜怒哀乐之未发谓之中，发而皆中节谓之和，致中和，天地位焉，万物育焉。"情绪达至无过无不及的"中和"状态，是修养的最高境界。中医学认为，"怒则气上，喜则气缓，悲则气消，恐则气下……惊则气乱……思则气结"（《素问·举痛论》）。所以，调和情志使其无过无不及，就能使人体气机和顺而血脉畅通。

（二）形体和谐

人体四肢百骸、五脏六腑、气血津液等都通过经络之气贯通为一个有机整体，故调整身形使其调和，则能疏通气机而反向作用于心神。身形相对于心神属阴，主要体现为节制生命活动以使之达到稳态，身形与心神共同构成了阴阳相反相成的生命自主调节机制。与关注解剖学意义上的形态结构不同，中医学主要是从生理功能角度的气化活动来理解人的形体。所以中医养生与治疗都强调"谨察阴阳所在而调之，以平为期"（《素问·至真要大论》），即通过疏通阴阳之气而使形体之阴阳达于自和状态。

（三）心神与形体和谐

形神相守、身心相合，是中医学所追求的"阴平阳秘"的健康境界。《素问·上古天真论》提出养生有四大要点，即"食饮有节，起居有常，不妄作劳，形与神俱"。饮食要与自己的体质、身体状况相和，起居要与时令、昼夜规律相和，运动要与自己的年龄、身体状态相和，心神要与形体相和。虽然饮食、起居、运动表面上看都属于"形"的层面，但这三方面都需要心神的参与，都需要最终落实在形神相和、身心相合上。人自身的起居服食、视听言动、喜怒哀乐无过无不及，达到身体的情志和、气血和、脏腑和、经络和，也就是形神合一、心身合一，就一定能够宝命全形、臻于寿域。

总之，心神和谐可促进形体和谐，形体和谐则自然心神和谐，而身形与心神的和谐自然使人百骸安泰、七情顺畅，这是中医养生与疗疾的最高目标。身心相合、形与神俱是人与自然、人与社会形成和谐关系在人体生命上的集中体现，所以人与自然、人与社会、自我身心这三方面的和谐关系是彼此关联、密不可分的。"顺四时而适寒暑，和喜怒而安居处，节阴阳而调刚柔"（《灵枢·本神》），构建和谐的生命环境是中医文化核心价值的首要体现，因为"和乃生，不和不生"（《管子·内业》）。

第二节　追求生生的价值取向

中国传统文化是"天人合一"视野下以人为本的文化。尊崇并礼敬宇宙生命与人体生命所展现出来的"生生"精神，是传统哲学和中医学的共同价值取向。所谓"生生"，是指生而又生这样一种连续不断的生成、创造、演化过程。"生生"是天地自然的基本存在方式。《周易·系辞上》曰："日新之谓盛德，生生之谓易。"《京氏易传·讼卦》云："生生不绝之谓道。"大易之道就是日新不已的生生之道，而生生之道是以阴阳交互不停的方式展开的。《京氏易传·归妹卦》对此解释说："阳入阴，阴入阳，二气交互不停，故曰生生之谓易。"人类生命是天地自然生生之德的杰作，所以人的生命最能体现"生生"精神："天覆地载，万物悉备，莫贵于人"（《素问·宝命全形论》）。人之贵，不仅在于人类自身即是生生过程的体现，更在于人能够利用天地自然的生生之德使人类族群健康地繁衍生息下去。中医学之道，其实就是遵循自然的生生之道，合于天地的生生之德，凭借医术、药物等生生之具，辅助病患的生生之气，从而实现益寿延年的生生之效。

一、生生之道

一阴一阳之谓道，阴阳往来交互，至于中和、冲和、太和则化生新物，以至日新不已、生生无穷，这就是天地自然的生生之道。《素问·宝命全形论》说："人以天地之气生，四时之法成"，"天地合气，命之曰人"。人体之生气与天地之气相通相应，故天地之生生节律对人体生命的生生节律具有重要影响。《灵枢·顺气一日分为四时》说："春生夏长，秋收冬藏，是气之常也，人亦应之。"可见，人体生命也是按照四时阴阳的节律不断地生生化化。

在中医学以五脏为核心的藏象系统中，与中土相应的脾胃受到了医家的格外重视。脾胃为后天之本，气血生化之源，这与土生万物的思想是一致的。《素问·平人气象论》云："人以水谷为本，故人绝水谷则死，脉无胃气亦死。"李东垣《脾胃论·脾胃虚实传变论》也说："五脏皆得胃气，乃能通利""元气之充足，皆由脾胃之气无所伤，而后能滋养元气；若胃气之本弱，饮食自倍，则脾胃之气既伤，而元气亦不能充，而诸病之所由生也"。因此，医家治病多重视在祛邪的同时或者祛邪以后建中、理中，此即顺应中土生生之道、助长脾胃生生之气的体现。

二、生生之德

"德"者，得之于"道"也。"生生之德"是指"生生之道"在自然及人类生命中的具体体现。《素问·天元纪大论》云："太虚寥廓，肇基化元，万物资始，五运终天，布气真灵，总统坤元，九星悬朗，七曜周旋，曰阴曰阳，曰柔曰刚，幽显既位，寒暑弛张，生生化化，品物咸章。"万物皆天地阴阳氤氲摩荡所生，故《周易·系辞上》说："天地之大德曰生。"天地生物的功能与人心能够生出良知、仁义相似，所以宋明理学家常以"生生"训"仁"，认为"仁"即"生生之心"，朱熹《朱子语类·性理二》引程颐语曰："仁者，天地生物之心。只天地便广大，生物便流行，生生不穷。"所以，天地之德、人心之德的最高体现都是"生生"。中医学继承了这一观点，认为人不仅是天地生生之德的最高产物，还能够自觉地、理性地学习天地的生生之德，以"仁"为医德，以"生生"作为医者的最高价值追求。元代王海藏《此事难知》说："盖医之为道，所以续斯人之命，而与天地生生之德不可一朝一泯也。"明代张介宾《类经图翼·序》也说："夫生者，天地之大德也；医者，赞天地之生者也。"

三、生生之具

《汉书·艺文志》云："方技者，皆生生之具也。"中医属于"方技"范畴，即诊断与防治疾病的方法和技术。作为"生生之具"，中医学是一种生发与扶助病患"生生之气"的实践活动。刘禹锡曾说："天之所能者，生万物也；人之所能者，治万物也。"（《刘禹锡文集》）中医学的治病模式一般不采用彻底消灭病邪的对抗疗法，而是采用调节、疏通、扶助等顺应人体生生之气的方法，通过药物、针灸等治疗方法，配合患者在饮食、起居、运动、情志等方面的调整。中医学的治病理念就是帮助患者恢复和提高其本具的抗病能力、调节能力，调动和激发其生命潜能，从而通过调节其机体的阴阳关系来实现祛病健身的目的。所以，中医实质上是自然界生生之气与人体生生之气相互沟通的桥梁，其主要特色在于"以调求和"。

中医学多以天然方法来防病治病，如中药、针灸、按摩、导引等，采用这些方法的目的在于充分调动和恢复人体自身的生生之气。以中药为例，中药大多是天然动植物，此类皆属于生命体，其中动物为血肉有情之品，植物则有欣欣向荣之象，故二者皆具生生之气，其与人体生生之气的相通程度无疑高于以化学方法合成的西药。中药不从化学成分、有效物质的角度理解药效，而是从这些动植物药物所含有的"生生之气"的多少及性味归经的性质来理解药效。徐大椿在《神农本草经百种录》中解释桃核仁时说："桃得三月春和之气以生，而花色最鲜明似血，故凡血郁血结之疾，不能调和畅达者，此能入于其中而和之、散之。然其生血之功少，而去瘀之功多者，何也？盖桃核本非血类，故不能有所补益。若瘀血皆已败之血，非生气不能流通，桃之生气，皆在于仁，而味苦又能开泄，故能逐旧而不伤新也。"这里的"三月春和之气"及"桃之生气，皆在于仁"，即是从生生之气解释药性的代表，这样的药物也就成了"生生之具"。当然，有些中药具有毒性，但广义上的毒性其实就是药物的偏性，中医正是利用药物的偏性来纠正人体之气偏离中和的状态。徐大椿《神农本草经百种录》说："凡物之生于天地间，气性何如，则入于人身，其奏效亦如之。盖人者得天地之和气以生，其气血之性，肖乎天地，故以物性之偏者投之，而亦无不应也。"

总之，中医学作为"生生之具"，其治病方式不是彻底消灭细菌病毒等病邪，而是利用自然的生生之气以助人体的生生之气，并最终通过人体生生之气的自主调节而恢复健康。

四、生生之气

中医学认为，人是天地和气的产物，气聚气散决定着生命的形成与消亡。"天地合气，命之曰人"（《素问·宝命全形论》），"气聚则形成，气散则形亡"（《医门法律》）。人体之气主要有三个来源，即禀受于父母的先天精气、来源于饮食的水谷精气及来源于呼吸的自然清气。通过饮食和呼吸所获得的后天之气不断补给先天之气，从而维持和推动人体生命功能的正常发挥。《难经·八难》曰："气者，人之根本也。"张介宾也说："人之有生，全赖此气。"（《类经·摄生类》）"此气"即人体的"生生之气"。

生生之气是保障人体生存、生长、生活、生育等生命功能的物质基础。生生之气也就是人体正气，是人体适应环境、抗击病邪、自主调节、达于稳态的功能基础。人体生生之气，旺则健康，衰则虚惫，偏则生病。中医养生治病，即在于辨别并依靠此生生之气，扶助并调和此生生之气，从而使其由偏到正、由乱到和、由弱到强。

五、生生之效

生命的生生不息是中华传统文化的核心价值取向，而中医学正是这一核心价值的体现者和保障者。中医理论来自于活体生命而非尸体解剖；中医关注生命的动态功能而非静态结构；中医诊断并不过分依赖无生命的仪器设备，而是体现出医者生命对病者生命的真实关怀；中医治疗并不主张有损生生之气的抗邪方法，而是充分地团结和依靠生生之气的自我调节能力。中医追求"生生"的价值取向，使中医学取得了世所公认的"生生之效"：中医不仅能够处理已经发生的疾病，还能提前预防尚未发生的疾病；中医不仅能为患者解除痛苦，还能增强患者的抗病能力；中医不仅能延长病患的生存时间，更能提高病患的生存质量。在中国历史发展进程中，中医对中华民族的生存与发展功不可没。没有中医为中华民族的身体健康保驾护航，很难想象中华民族如何在无数次战争、饥荒、瘟疫等灾难中幸存下来并创造出世界上唯一未中断的灿烂文化。可以说，正是以中医为代表的中华文化所追求的"生生"价值取向，才使中华民族和中华文化绵延不绝、生生不息。

第三节　赞天化育的终极理想

中华传统文化认为，天地自然演化出万物，而人又是万物之灵。如葛洪《抱朴子·内篇》说："陶冶造化，莫灵于人。"作为万物之灵，人类不应以自我利益为中心而凌驾于万物之上，而是要充分承担起人类协助、辅助、赞助天地自然化育万物的责任，并在此过程中成己成物。早期道教经典《太平经》就说："人乃天地之子，万物之长也。""人者，乃理万物之长也。""人者，其中和万物之长也。"人是"理万物之长""中和万物之长"，既肯定了人在万物中的理性优势，又强调了人协助天地打理、中和万物的责任担当意识。《老子·六十四章》所说的"以辅万物之自然而不敢为"也表达了类似的观点，即人应当辅助万物按照其自然本性去发展，而不是强力作为、破坏自然规律、征服并役使万物。

除了道家，儒家之《中庸》对此亦有充分表述："唯天下至诚，为能尽其性；能尽其性，则能尽人之性；能尽人之性，则能尽物之性；能尽物之性，则可以赞天地之化育；可以赞天地之化育，则可以与天地参矣。"只有天下至诚之人，才能充分发挥他的本性；能充分发挥他的本性，就能充分发挥众人的本性；能充分发挥众人的本性，就能充分发挥万物的本性；能充分发挥万物的本性，就可以帮助天地化生和养育万物；可以帮助天地化育万物，就可以与天地并列为三了。

赞天化育是体现人类理性光辉的终极理想，这在中医学中同样有所体现。人体为小天地、小宇宙，医者对待人体生命恰如人类对待天地自然一样，应当以仁慈精诚的大医精神以尽己之性，发现并扶助患者的自愈本能以尽人之性，同时充分发挥并转化药物的自然之性以尽物之性，最终实现"参赞生命之化育"这一最高医学理想。

一、至诚尽性：仁慈精诚方为苍生大医

《中庸》云："唯天下至诚，为能尽其性。"在中医诊疗实践中，为医者只有做到对病患至诚相待，才能将医者的潜能充分发挥出来。

"诚"有真诚、诚实、诚敬、诚信等含义。面对病痛缠身、羸弱无助的患者，为医者应当推己及人、换位思考。当医者切身感受和体会患者的痛苦时，自然就会产生一心赴救的情感，这就是"至诚"之心，这种诚心也可谓仁心、慈心。唐代孙思邈在《大医精诚》中说："凡大医治病，必当安神定志，无欲无求，先发大慈恻隐之心，誓愿普救含灵之苦。若有疾厄来求救者，不得问其贵贱贫富，长幼妍媸，怨亲善友，华夷愚智，普同一等，皆如至亲之想。亦不得瞻前顾后，自虑吉凶，护惜身命。见彼苦恼，若己有之，深心凄怆，勿避险巇，昼夜、寒暑、饥渴、疲劳，一心赴救，无作功夫形迹之心。如此可为苍生大医，反此则是含灵巨贼。""至诚之心"意味着医者对各种患者都一视同仁，能够超越个人利害而一心赴救，能够不辞劳苦，超越虚名。此外，"至诚"还意味着医者不以虚言诳人，不以危言恐人，不以神方秘术惑人，不曲顺人情以保己名，不以假药、劣质药或者过度诊疗牟取私利，等等。即便在人所不见的地方，医者也应严于律己，始终保持诚敬之心。

"至诚"不仅是医德的体现，更是提高医疗效果的内在要求。晋代王叔和在《脉经·序》中说："医药为用，性命所系。"宋代朱肱在《活人书·序》中说："夫术至于托生命，则医非小道矣。"元代王珪在《泰定养生主论·序》中也说："医者人之司命，任大责重之职也。"人体生命是一个超级复杂系统，医者的每一步诊疗活动都是性命所系，因此需要慎之又慎、精益求精，没有对生命的尊重、敬畏与爱护，就不可能取得良好的治疗效果。孙思邈在《大医精诚》中认为，医道乃"至精至微之事"，不能"求之于至粗至浅之思"。中医学的人体观建立在源于实体而又超越实体的意象思维基础上，这就需要医者对藏象、脉象、证象等有更多的直觉体悟。只有在"至诚"的心境下，医者才能突破许多先入之见而对病患的情况产生整体性体悟，这也是"唯天下至诚，为能尽其性"在医者身上的体现。

二、尽人之性：发现并扶助病患的自愈本能

《中庸》云："能尽其性，则能尽人之性。"就中医诊疗实践而言，医者除了以"至诚"之心"尽其性"以外，还要发现并扶助病患的自愈本能，即"尽人之性"。医患之间通力合作，才能使患者从疾病状态向健康状态迈进。

患者一般多将自身健康寄托于医者及其医术，而中医学则强调患者自身的自愈能力是疾病康复的根本。《素问·汤液醪醴论》认为"病为本，工为标""标本相得，邪气乃服"。"病"是指患者及其所患疾病，而"工"则是指医者及其医术。"病为本，工为标"，是指医者的一切诊疗活动都是围绕患者进行的，医者应当根据患者的实际情况，采用适宜的治疗方法，充分调动和激发患者自身的抗病能力和自愈本能。中医学认为，人体具有适应环境、抗击病邪、自主调节、自我康复的能力，这就是人体的正气。"病

为本"的本质是以患者的正气为本，发现并扶助患者的正气，使其自愈本能得以最大限度地发挥，便是医者"尽人之性"的责任所在。

国医大师陆广莘先生认为，中医学的研究对象是"天人之际的健病之变"，即人在与环境的相互作用下，健康与疾病不断转化的动态过程。这就揭示了中医学对待疾病的态度，不是将其视作孤立的、静止的、实体化的病灶、病原、病因、病位，而是将其视为人与自然在进行物质、能量、信息交换过程中所产生的历时态的不平衡现象，而这些现象所共同反映的正邪交互状态则是中医所辨之"证"。中医的辨证论证就是为了发现患者自身正气抗击病邪的反应状态，从而找到治疗过程中所需团结和依靠的愈病主体，这就是治病必求之"本"。这个"本"就是人体的"正气"或"生生之气"，就是生命这一自主开放系统自组织、自演化、自调节、自稳态的本能机制，或者说是中医学意义上的"神"的功能。《灵枢·九针十二原》曰："粗守形，上守神。"临床上，医者不应仅关注"形"这一层面的疾病现象，而应透过疾病现象发现形而上的"神"，即生命正气的抗病反应状态及发展阶段。中医的治疗方法即是充分依靠并扶助人体的正气，利用疾病的传变规律，扭转邪实正虚的态势，激发人体阴阳自和的愈病本能，最终实现阴阳调和的健康目标。

三、尽物之性：转化利用万物的药用属性

《中庸》云："能尽人之性，则能尽物之性。"中医学在发现并扶助人体正气所具有的抗病愈病本能的同时，还发现并转化天地万物的自然之性以为药用，可谓"尽物之性"的典范。

"天人合一"是中华传统文化的主流思想。古人认为，人不是自然的绝对控制者和征服者，人与自然之间是和谐共生的关系，所谓"万物并育而不相害"（《中庸》）。春生夏长，秋收冬藏，人"与万物浮沉于生长之门"（《素问·四气调神大论》），所以万物与人之间具有某种全息相应的关系。在象数思维的指导下，古人以阴阳五行等思维模型对万物之性进行归纳分类，发现了可供药用的动物、植物、矿物，并对其性味归经、升降浮沉的特性有了充分的了解与认识。

《周礼·天官冢宰》曰："医师……聚毒药以共医事。"中医所发现的自然药物都是广义上的"毒药"，即具有某种偏性作用。古人认为，万物并非按照人类的意志和利益而生长，它们只是顺其本性而已，因此物无利害，关键是人类如何辨别利害，化害为利，所谓"万物章章，以害一生，生无不伤；以便一生，生无不长"（《吕氏春秋·孟春纪·本生》），"四时之化，万物之变，莫不为利，莫不为害。圣人察阴阳之宜，辨万物之利以便生"（《吕氏春秋·季春纪·尽数》）。事实上，中医正是利用万物之偏性来调整人体之偏，从而使人体恢复阴阳中和的健康状态。

当然，根据临床的需要，自然药物还需要经过一定的炮制加工，这体现了中医在认识万物之性的基础上还可对其进行相应的转化以更好地服务于临床治疗。药物经炮制后，其四气、五味和毒性会发生改变。如白矾经煅制后，其燥湿与收敛作用得到增强；栀子姜汁制后，能降低苦寒之性，以免伤中；原本辛温的天南星加胆汁制成胆南星后，

其性味转为苦凉，具有清热化痰、息风定惊的功效；川乌、草乌加热煮制后，其毒性显著降低；等等。炮制后药物的升降浮沉趋势会发生改变，如酒制可引药上行，盐制可引药下行入肝经等。药物加辅料炮制后，其归经也会发生改变，如醋制入肝经，蜜制入脾经，盐制入肾经等。在炮制药物的基础上，再根据辩证结果配伍组方，就能更好地利用药物之性达到治愈疾病的目的。

四、赞天化育：中医的终极理想

《中庸》云："能尽物之性，则可以赞天地之化育。可以赞天地之化育，则可以与天地参矣。"中医在尽己（医者）之性、尽人（患者）之性、尽物（药物）之性的过程中，充分地彰显了作为万物之灵的人类协助天地自然化育万物的精神。唐代药王孙思邈说医有三品，"上医医国，中医医人，下医医病"（《备急千金要方·诊候》）。事实上，中医的理想境界和终极追求没有停留在"医国"的层面，而是指向了协助天地万物使其自生、自化、自愈的境界，这就是"赞天地之化育"，中医也正是凭借这样的宏大胸襟与高超智慧而与天地相参。

第七章 中医文化的思维方式

思维方式的差异是造成文化差异的根本原因。孕育于中华传统文化之中的中医学，有着与西方医学迥然不同的思维方式，不理解并掌握这种思维方式，就不能有效地理解和掌握中医学。从不同的角度来看，中医文化的思维方式可概括为象数思维、直觉思维、整体思维、变易思维、中和思维、虚静思维、顺势思维、功用思维。这八种思维方式既相对独立，又有交叉重叠，鉴于前面章节对其中一些思维方式已多有涉及，本章重点介绍其中的象数思维、直觉思维和整体思维。这三种思维方式又以象数思维为核心，因为象数思维是主客交融的思维方式，故其内在地包含直觉思维；又因象数思维构建了涵盖天、地、人三才，融通自然、社会、人体的统一世界，故其又内在地包含整体思维。气化的宇宙观和生命观是中医学象数思维、直觉思维、整体思维的观念基础，气化使世界成为连续性的动态整体，气化使人心能够对世间万象进行直觉感通，而同气相求则使人类能够据象分类。

第一节 象数思维

象数思维，是指运用带有直观、形象、感性的图像、符号、数字等象数工具来揭示认知世界的本质规律，通过类比、象征等手段把握认知世界的联系，从而构建宇宙统一模式的思维方式。象数思维是中医思维方式的核心，其应用体现在藏象理论、诊断辨证、治则治法、本草方剂、经穴针灸等各个方面。

一、象数思维概述

（一）象数思维的文化渊源

象数思维在儒学、道学中均有充分体现，但其源头则可追溯至易学文化，中医文化中的象数思维也主要是受到了易学象数思维的影响。

"象"首先指物象或自然之象。《周易·系辞上》云："见乃谓之象。"此处"见"当作"现"解，即动词意义上的"现象"，也就是正在发生和涌现的动态之象。故"象"不仅仅为视觉所见，举凡人之视、听、嗅、味、触等官能与自然万物相接所形成的形状、颜色、声音、气味、味道、质地等，皆属于"象"。在物象的基础上，经过思维加工形成了符号之象，这种人为之象又称意象。《周易·系辞上》云："圣人有以见天下之赜，而拟诸其形容，象其物宜，是故谓之象。"圣人有感于天下万事万物复杂微妙，于是以卦象模拟和象征万物变化的情态。卦象是符号之象的一种，其他的符号之象包括太极图、河图、洛书、阴阳五行、天干地支等，其作用是概括和说明万事万物的状态和特性，模拟、象征和推演其变化规律，从而使人据象以行事。"象"还可作动词讲，即取象、象征之义。《周易·系辞下》云："易者，象也。象也者，像也。"凡事物有相似之象者，即可被关联为一类，这就是取象比类的"象思维"。

"数"有实测的、定量的数与表象的、定性的数之分。象数思维中的"数"侧重于表象与定性，故这种"数"实为一种特殊之"象"，它将"象"形式化、简约化，所以可被视为意象的一种，如一气、两仪、三才、四象、五行、六合、七星、八卦、九宫等，再如易数中的阳九阴六之数、阴阳奇偶数、五行之数、八卦次序数、天地生成数、河图数、洛书数、大衍之数等。运用"数"进行比类和象征就是"数思维"或者"运数思维"，而数思维本质上是一种特殊的象思维。中医学理论多采用定性、表象的意象之数，例如五脏、六腑、十二正经、奇经八脉、三阴三阳、五运六气、六淫七情、三部九候、四气五味、五输穴、八会穴、灵龟八法、九宫八风等。

象与数密不可分，象中含数，数中蕴象，二者结合即为象数思维。古人运用象数思维从具体物象中归纳出符号化的意象，如六爻、八卦、六十四卦、阴阳、五行、天干、地支、河图、洛书、太极图、奇偶数字等，再以这些意象作为思维模型去类推和比拟万事万物。象数作为归纳与演绎合一的思维中介，将看似不相关联的事物有机地联系起来，建立起了意象与物象、物象与物象之间的普遍联系，从而将纷纭复杂、互相割裂的事物统一起来，使之形成简约有序的关联系统。

（二）象数思维的主要特征

象数思维具有下列一些主要特征：第一，象数思维是形象的物象与较为抽象的意象符号的统一，它视现象与本质为一体，故与西方哲学与科学通过纯粹的抽象思维从现象中抽取出本质有所不同。第二，象数思维是"象"之定性与"数"之定量的结合，但以定性为主，这是因为"数"本质上也是一种特殊的"象"，这就使其与注重定量分析的西方科学迥然有异。第三，象数思维是感性与理性、主观与客观的相互融通，取象运数需要整体感知、静心体悟，这就使其与物我二分、排除主观追求客观的西方科学之间存在较大差别。

象数思维源于易学而渗透于传统文化的各个方面，中医文化则是当代最能体现这一思维方式的文化系统之一。运用象数思维的中医学注重从宏观整体上把握人体生命的功能关系，而非从微观局部上把握人体的物质结构。可以说，正是象数思维的运用才使中医学发展出与现代西方医学完全不同的医学体系。

二、中医文化中的象数思维

象数思维在中医藏象理论、诊断辨证、治则治法、本草方剂和经穴针灸等诸多方面均有广泛应用。人体有形象、色象、舌象、声象、气味象、脉象、经络象、穴位象、藏象、病象、证象等；药物有气象、味象、升降象、色象、部位象、形状象、质地象、时间象、地域象、配伍象等；经络穴位上应天时之象，下合地理之象，内应脏腑之象。中医运用一气、阴阳、三才、四象、五行、八卦等象数符号系统对上述诸象进行比类，从而获得了关于生理、病理、药物、诊治的整体性、系统性理论与实践。

（一）藏象理论中的象数思维

中医学认为，生命无时不在气化之中，体内的气化活动虽不可见，但其在体外必有与其相应之象，通过取象、观象，即可司外揣内、以表知里，中医学正是运用这种象数思维构建了藏象理论。藏象理论以阴阳五行这一象数符号系统作为思维中介，将人体脏腑、经络、身形、官窍、情志等与自然界的声音、颜色、气味、方位、时令等按其功能进行关联与分类，从而形成了"四时－五脏－阴阳"这一以人体五脏为核心的藏象系统。

《素问·金匮真言论》中关于"五脏应四时"的一段论述完整地体现了象数思维对中医藏象理论的深刻影响，以东方肝木系统为例："东方青色，入通于肝，开窍于目，藏精于肝，其病发惊骇。其味酸，其类草木，其畜鸡，其谷麦，其应四时，上为岁星，是以春气在头也，其音角，其数八，是以知病之在筋也，其臭臊。"根据取象比类的原则，在功能属性上关联度高的方位、颜色、内脏、官窍、疾病、味道、植物、动物、谷物、星辰、季节、躯体部位、声音、天地生成数（河图之数）、病位、气味等均被归为一类，于是形成了以肝木、心火、脾土、肺金、肾水统驭天、地、人、物的整体藏象系统。

（二）诊断辨证中的象数思维

中医临床诊断强调望、闻、问、切四诊合参。通过望神、望面色、望形态、望头颈五官九窍、望皮肤、望络脉、望排泄物与分泌物、望舌、听声音、嗅气味、问症状、切脉、触按身体部位等，可获得大量有关人体病证表现的可感之"象"。以脉诊为例，李时珍在《濒湖脉学》中形容浮脉之象为"如循榆夹似毛轻"，涩脉之象为"如雨沾沙容易散，病蚕食叶慢而艰"，形容滑脉时说"滑脉如珠替替然"，形容芤脉时说"芤形浮大软如葱"，等等。脉象是医者以虚静之心触按患者脉位时，通过指下感觉所形成的"心象"，它以生动的物象作比喻，将微妙难辨的脉动情态分为若干类型，一旦掌握就能比单一的数据指标更能全息地反映人体的脏腑功能。

在通过四诊搜集多方面的典型证象以后，中医需要通过取象运数将诸象纳入六淫七情、五脏六腑、十二经脉、六经、三焦、卫气营血等中医辨证的象数模型中，通过体悟、类推、分析而得出患者当下所表现出的"证"，这就是辨证论治。"证"是运用象数思维将一组具有内在关联的症状群进行综合与概括而得出的"象"。例如，症见头晕耳鸣、失眠多梦、健忘、腰酸软、口燥咽干、潮热、盗汗、五心烦热、舌红少苔、脉细数等，可以概括为肾阴虚证。再如，眩晕欲仆、手足抽搐、震颤、瘛疭等症状具有动摇的特征，与风"善行而数变"（《素问·风论》）的特性相类，而"风胜则动"（《素问·阴阳应象大论》），故可将其概括为风证，《素问·至真要大论》即有"诸风掉眩，皆属于风"的说法。

（三）治则治法中的象数思维

中医学运用太极、阴阳、三才、四时、五行、六气、八卦、九宫等象数思维模型将人体内外与自然万象关联起来，从而形成了一个同类相感、同气相应的整体系统。因此，中医学在治疗上主要是通过一气、阴阳、三焦、五脏、六腑、六经、十二正经、奇经八脉等象数思维模型调整人体的气化功能，至于人体的微观形态结构和相关理化分析，则非中医学所必须。

以五脏中的脾脏为例。脾五行属土，土生万物，故脾气上升可承托升举内脏，此即坤土"厚德载物"之意。凡见内脏下垂诸症，如胃下垂、肾下垂、子宫脱垂、脱肛等，皆因土薄力衰，承载不力，故可治以补中益气汤，脾气升则卜垂诸脏自然归位。若升而未果，可加附子温心肾以暖脾土，阳气暖土，地气自升。另外，土质密实易致气机不畅，而木可疏土，土松则其气易升，故生肝气亦有助于升脾气。再者，脾喜燥而恶湿，湿性重浊而黏滞，湿遏脾土则气难升，故可用白术、苍术等性温味苦、燥化水湿之药，湿气除则脾气升。上述治疗思路，皆建立在对土之象的体悟之上，故与现代生理解剖所研究的脾脏没有太大关系。

再如著名的"提壶揭盖"疗法。《丹溪心法》记载：朱丹溪曾治一男子小便不利，前医治以利水之药，而病益加甚。丹溪诊后，以宣肺之法治疗，果然小便大利而愈。他指出，这是积痰在肺，"肺为上焦，而膀胱为下焦，上焦闭则下焦塞，譬如滴水之器，必上窍通而下窍之水出焉。"这就是"提壶揭盖"治法的由来。朱丹溪的治疗效果表明，中医的治疗思路并非天马行空或突发奇想，而是基于以象相推的思维方式，故生活常理亦能启发医理。

（四）本草方剂中的象数思维

本草药物的四气五味、形色质地、升降浮沉、归经功效等，是运用象数思维进行观察、体悟、推理、验证所得出的。清代医家徐大椿在《神农本草经百种录·丹砂》中说："凡药之用，或取其气，或取其味，或取其色，或取其形，或取其质，或取其性情，或取其所生之时，或取其所成之地，各以其所偏胜而即资之疗疾，故能补偏救弊，调和脏腑。深求其理，可自得之。"

例如，附子、干姜等药物温热，黄连、石膏等药物寒凉，这是取其"气象"。甘草、苦参、酸枣、细辛等直接以味命名，这是取药物的"味象"。《本草纲目》云："五参五色配五脏。故人参入脾，曰黄参；沙参入肺，曰白参；玄参入肾，曰黑参；牡蒙入肝，曰紫参；丹参入心，曰赤参。"这是取药物的"色象"。《本草问答》云："药有用根、用苗、用首、用尾、用节、用芽、用刺、用皮、用心、用汁、用筋、用瓢……只取药力专注处，以与病相得而已。"麻黄苗"细长中空，象人毛孔，而其气又轻扬，故能发汗"，而麻黄根"坚实味涩，故能止汗"，这是取药物的"部位象"。《本草备要》云："药之为枝者，达四肢；为皮者，达皮肤；为心为干者，内行脏腑。质之轻者，上入心肺；重者，下入肝肾。中空者，发表；内实者，攻里。枯燥者，入气分；润泽者，入血分。此上下内外，各以其类相从也。"连翘似心而入心，竹荪象周身之筋脉故能和筋脉，松节象人身之骨节故能和骨节，这都是取药物的"形状象"。"滋益之味，骨肉为重；疏利之气，草木为先"（《医暇卮言》），"安魂魄、定精神、填塞镇降，又以金石为要"（《本草问答》），这是取药物的"质地象"。《本草疏证》中形容麻黄时说"故栽此物之地，冬不积雪，为其能伸阳气于至阴之中，不为盛寒所凝也"，这是取药物的"习性象"。《本草问答》曰："夏枯草生于冬末，长于三春，是正得水木之气。遇夏则枯者，木当火令则其气退谢，故用以退肝胆经之火。款冬花生于冬月冰雪之中，而花又在根下，乃坎中含阳之象，故能引肺中阳气下行，而为利痰止咳之药。"这是取药物的"时间象"。中药还讲究道地药材，如山药以河南怀庆府所产为佳，因为中原土气最厚，怀山味甘有液，是得土湿之气，故补脾阴之效最佳，这是取药物的"地域象"。总之，中医学没有通过研究本草的物质成分来论断其效用，而是以象数思维将药物诸象进行合参，从而判断其与人身的阴阳象、五行象、部位象、藏象、证象等的相类关系。若运用得当，药象与人象通过同气相感、同类相应的作用，人体之阴阳即能在药物之阴阳的纠偏调和下达于平衡。

为了更充分地发挥药效，中医学还在象数思维的指导下将药物配伍为方剂。方剂既含有各种药物之象，更含有药物之间相互配合、协同、互动之象。方剂之象与古代兵家阵法相类，它既可以有组织地破坏病邪的战力，更可以破坏病邪整体上的组织协调。例如，《伤寒瘟疫条辨·卷四》所载太极丸即显示出分工明确的协同之象："处方必有君臣佐使，而又兼引导，此良工之大法也。是方以僵蚕为君，蝉蜕为臣，姜黄为佐，大黄为使，米酒为引，连蜜为导，六法俱备，而方乃成。"再如，近代医学教育家彭子益在《圆运动的古中医学》中，运用升降圆运动的象数思维分析了理中汤的组方原理："人身分上下左右中五部。上部之气，由右下降。下部之气，由左上升。中气居中，以旋转升降。""上部之气，不能右降，则头痛。下部之气，不能左升，则行动无力。而实由于中气虚寒，不能运化于中所致。中气虚寒，所以胃土之气上逆，而作吐；脾土之气下陷，而作泻也。中轴的旋转停顿，四维的升降倒作，圆运动成了不运动，故上下左右俱病。""此方白术燥中土之湿，干姜温中土之寒，参草补中气之虚。中土温运，胃经复下降之常则吐止，脾经复上升之常则泻止。胃气降则上部气降，头自不痛。脾土升则下部气升，自能行动。中气运而整个升降复，是以诸病皆愈也。""人身中气如轴，四维如轮，轴运轮行，轮运轴灵。中医之法，运轴以行轮之法，运轮以复轴之法，轴轮并运之法而已。此方，运轴行轮之法。"

（五）经穴针灸中的象数思维

中医学对经络腧穴的分类、命名，以及针灸治疗的具体思路，均体现出鲜明的象数思维。

首先，人体经脉的分类与命名是运用象数思维进行理论构建的结果。例如，人体十二正经的确定就经过了一个建构过程。马王堆帛书《足臂十一脉灸经》和《阴阳十一脉灸经》中只有十一条经脉，对应五脏六腑相加之数"十一"。到了《灵枢·经脉》篇，手足分别配以三阴三阳，于是共有十二条经脉。这是将心与心包在功能上一分为二以符合手足三阴三阳共为"十二"这一象数模型的需要。十二经脉在天以应六气、十二月、十二时辰、二十四节气，在地以应十二经水，在人以应五脏六腑。此外，人体经络还被分为"井、荥、输、经、合"五输穴，这是将经气循经络流注比作河水循河道流注，并运用五行这一意象进行划分的结果。《针灸大成》引项氏曰："所出为井，井象水之泉。所溜为荥，荥象水之陂。所注为俞，俞象水之窬。所行为经，经象水之流。所入为合，合象水之归。皆取水义也。"

其次，人体腧穴的数量和命名都体现出鲜明的象数思维。《素问·气穴论》曰："气穴三百六十五以应一岁。"中医学将人体腧穴的数量定为三百六十五，除了经验观察和临床验证以外，主要是受到了人体法象天时这一象数思维的影响。关于人体腧穴的命名，也主要是依据其所处部位及其作用功效，按照取象比类的思维方法而制定。例如，根据腧穴所在位置及气血流注情况，参照自然地貌中的山、陵、丘、墟、谷、溪、沟、渎、海、泽、池、泉、渊等而命名的有承山、阳陵泉、梁丘、丘墟、合谷、阳溪、水沟、中渎、血海、尺泽、风池、涌泉、太渊等。根据腧穴所处位置及作用特点，参照门、户、窗、关、枢、堂、室、宫、庭、阙、府、房、舍、仓、井等建筑名称而命名的有耳门、脑户、天窗、膝关、天枢、印堂、志室、听宫、神庭、巨阙、中府、库房、气舍、地仓、肩井等。

最后，针灸治疗的思路也体现出法天则地的象数思维。《素问·八正神明论》曰："凡刺之法，必候日月星辰、四时八正之气，气定乃刺之。是故天温日明，则人血淖液而卫气浮，故血易泻，气易行；天寒日阴，则人血凝泣而卫气沉。月始生，则血气始精，卫气始行；月郭满，则血气实，肌肉坚；月郭空，则肌肉减，经络虚，卫气去，形独居。是以因天时而调血气也。是以天寒无刺，天温无疑。月生无泻，月满无补，月郭空无治，是谓得时而调之。因天之序，盛虚之时，移光定位，正立而待之。"除了因应天时之象，针灸治疗还要参考人体经穴与地理诸象，尤其是十二经水之象的关系。《管子·水地》云："水者，地之气血，如筋脉之通流者也。"张介宾在《类经·经络类》中说："以经脉配经水，盖欲因其象，以辨血气之盛衰也。"所以借十二经水比喻十二经脉，可以说明各经血气多少，从而使其具有临床指导意义。《灵枢·经水》就说："十二经之多血少气，与其少血多气，与其皆多血气，与其皆少血气，皆有大数。其治以针艾，各调其经气，固其常有合乎。"

第二节　直觉思维

直觉思维是认识主体突破主客对立的认识惯性后，心灵所涌现出的对认识对象的直观感知和统全把握。中医文化中的直觉思维与其象数思维密不可分，注重主客融通、在现象中把握本质的象数思维必然带有直觉思维的特点，这在中医的诊断辨证、处方用药、运针调针等方面均有体现与应用。

一、直觉思维概述

在易学、儒学、道学等传统文化注重直觉体悟的影响下，中医文化也表现出偏重直觉的思维倾向。与分析思维、逻辑思维、概念思维相比，直觉思维具有整体性、模糊性、身体性等特征。

（一）直觉思维的文化渊源

易学、儒学和道学注重直觉体悟的传统是中医直觉思维的文化渊源。《周易·系辞上》说："易无思也，无为也，寂然不动，感而遂通天下之故。""易"是无思虑、自然无为、寂然不动的，只有在虚静的状态下对其进行整体感悟，才能通晓天下变化之道。儒家的十六字心传也体现出注重身心感悟的直觉性特征："人心惟危，道心惟微。惟精惟一，允执厥中。"（《尚书·大禹谟》）人心危殆不安，道心微渺难见，唯有精诚专一、持守中道，才能转化人心、彰显道心。这种微妙难言的工夫心法，自然需要在生活践履中不断地进行直觉体悟。道家更是偏爱直觉思维。"为学日益，为道日损"（《老子·四十八章》）、"致虚极，守静笃"（《老子·十六章》）、"涤除玄览"（《老子·十章》）、"堕肢体，黜聪明"（《庄子·大宗师》）等，都体现了道家融通主客、离言绝象、直观静悟的思维倾向。

受上述传统文化的影响，中医学也形成了偏重直觉的思维方式。范晔《后汉书·郭玉传》云："医之为言，意也。腠理至微，随气用巧，针石之间，毫芒即乖。神存于心手之际，可得解而不可得言也。"郭玉所说的"医者，意也"是说，医者应当息心静虑，对患者之病情细心体察，施治时要心手合一、随机应变。《素问·八正神明论》亦曰："神乎神，耳不闻，目明心开而志先，慧然独悟，口弗能言，俱视独见，适若昏，昭然独明，若风吹云，故曰神。"这种"慧然独悟""昭然独明"的状态，是在对经典和临床实践不断进行体悟琢磨的过程中，突然心开悟解的一种思维过程。这种直觉思维也体现在古代医家偏爱以"心解""心悟""心法"等命名自己的医学著作上，如窦材的《扁鹊心书》、朱丹溪的《丹溪心法》、薛己的《外科心法》、万全的《痘疹心法》、程钟龄的《医学心悟》、黄元御的《四圣心源》等。

（二）直觉思维的主要特征

法国哲学家柏格森在其《形而上学导言》一书中说道："所谓直觉，就是一种理智的交融，这种交融使人们自己置身于对象之内，以便与其中独特的、从而是无法表达的东西相符合。反之，分析则是一种这样的活动，它把对象归结为已知的要素，也就是归结为这个对象及其他对象所共同的要素。因此，进行分析，也就是把事物表达为一种不同于其自身的某种东西的函项。"可见，直觉思维与分析思维、逻辑思维、概念思维不同，它强调主体将自己置身于对象之内，在与对象相互融合的状态中获得关于对象的整体性洞见。

概而言之，直觉思维具有整体性、模糊性、身体性等特征。首先，与分析思维将事物归结为某些已知要素不同，直觉思维将自身置于事物自身的整体之中，故能获得对事物的整体性认知。其次，分析思维需要将事物视为不动的静体，从而运用概念和逻辑形成关于认识对象的清晰的知识。直觉思维则将自身置于事物的可动性之中，故其直觉体悟具有模糊性的特点。最后，与分析思维主要运用概念和逻辑在头脑内部完成不同，直觉思维需要身体的整体性参与，故直觉思维体现出鲜明的身体性，尤其是在诊脉、按摩、针灸、炮制药物等技艺类活动中更是如此。

二、中医文化中的直觉思维

直觉思维在中医文化中主要体现在诊断辨证、处方用药及运针调针等方面。

（一）诊断辨证中的直觉思维

中医通过望、闻、问、切四诊合参，从患者的诸种症状中分析判断出主证，从而为处方用药提供依据。察色、按脉、闻声、问苦、辨证，需要大量的临床练习和经验积累，熟练掌握后即可超越一般的逻辑分析而进入直觉体悟的境界。以最能体现直觉思维的望神和诊脉为例，清代石寿棠在《医原·望神须察神气论》中论述望神时说："期望而知之谓之神，既称之曰神，必能以我之神，会彼之神……人之神气，在有意无意之间流露最真，医者清心凝神，一会即觉。"这是强调医者要善于抓住病患自然流露的神态，从而形成第一印象的直觉诊断。至于"只可意会，不可言传""心中易了，指下难明"的脉诊，医者则须"得之于手而应于心"（《庄子·天道》），通过与患者体、脉合一获得直觉感受并对其脉象进行辨识。清代周学霆认为："医理无穷，脉学难晓，会心人一旦豁然，全凭禅悟。"（《三指禅》）

（二）处方用药中的直觉思维

生命是一个超级复杂的有机系统，机械地方证对应并不能适应复杂多变的病情。孙思邈《大医精诚》谓："世有愚者，读方三年，便谓天下无病可治；及治病三年，乃知天下无方可用。"故对医者而言，只有将经典理论与临床经验结合起来，不断体悟人体脏腑气机的变化规律及疾病的传变过程，才能依据经典而不拘泥于经典，合乎规矩而又超越成方定法，从而在临证时达到灵活处方用药的化境。陈修园在《医学心传》中说道："仲景之方法，犹规矩也，有方外之方，法外之法。其中奥旨，可以意会，难以言传。贵能超于规矩之外，不离规矩之中，云为神妙。"据明代许浩《复斋日记》记载，元代医家滑寿"其治人疾，不拘物虞方书，而以意处剂。投无不立效"。时值秋日，有孕妇难产，滑寿见地上有新落的梧桐叶，于是拾取一些让患者家属回去煎汤服用，结果胎儿顺利产出。当别人问及此为何方之时，滑寿说："医者意也，何方之有？夫妇已十月而未产者，气不足也。桐叶得秋气而坠，用以助之，其气足，宁不产乎？"偶然看见梧桐禀秋气而叶落，便联想到此物肃降之气能助胎儿产出，这是应用直觉思维的典型案例。

（三）运针调针中的直觉思维

诊脉、针灸、按摩、中药炮制等，都是需要身体充分参与的一种技艺，故最能体现出直觉思维的特点。以下以运针调针为例，对此予以说明。金代窦汉卿在《标幽赋》中说："轻滑慢而未来，沉涩紧而已至……气之至也，如鱼吞钩饵之浮沉；气未至也，如闲处幽堂之深邃。"这是将针刺后气感的"至"与"未至"比作"鱼吞钩饵"和"闲处幽堂"，其微妙变化只有在内心极为静定专注时才能在手指上感应得到。经络腧穴的经气变化非常微妙，邪气游走往来而与精气交争，正邪二气的进退盛衰瞬息即变。故医者当对患者的气机变化心领神会，从而根据指下气感而运针调针。深浅进退、虚实补泻、迎随疾徐、提插捻转，全在身、心、意、气贯通为一，方显神奇之效。

第三节　整体思维

整体思维是指在观察分析和研究处理问题时，注重事物本身固有的完整性、统一性和联系性，以普遍联系、相互制约的观点看待宇宙和万事万物的思维方式。整体思维是易学、儒学、道学的传统思维方式，气化论、天人合一思想和象数思维都与整体思维密不可分。整体思维所谓的"整体"，是指元整体、象整体和时间性整体，它将人与自然、人与社会、生命自身关联为一个有机系统，从而对中医学的预防、养生、诊断、治疗都产生了深刻影响。

一、整体思维概述

中医文化的整体思维受到了易学、儒学、道学等传统文化的影响。气化论是整体思维的观念基础，天人合一是整体思维的主要表现，而象数思维则是整体思维的运思方式。整体思维所谓的"整体"是指元整体、象整体和时间性整体，这也是其主要特征所在。

（一）整体思维的文化渊源

古人认为，包括人在内的天地万物都是"气"的聚散流行，所谓"通天下一气耳"（《庄子·知北游》）。"气"具有弥散性、渗透性、连续性，所以气化论就使世界成为一个动态、连续的有机整体。气化整体观的突出表现便是"天人合一"思想。《易传》提出"三才"之道，认为天、地、人是相互关联着的有机整体。儒家的孟子认为，人可以通过"尽心""知性"而达于"知天"。《中庸》也认为，人可以"赞天地之化育""与天地相参"。通过修身尽性，人的最高境界便是"与天地合其德，与日月合其明，与四时合其序，与鬼神合其吉凶"（《周易·乾卦·文言》）。道家的老子认为，人为"四大"之一，人可以通过效法"地""天""道"而与自然大道相合。无论是主张将自然人化的儒家，还是主张将人自然化的道家，都将"天人合一"视为最高的价值追求。需要特别指出的是，整体思维与象数思维的运思模式密不可分。"古者包牺氏之王天下也，仰则观象于天，俯则观法于地，观鸟兽之文，与地之宜，近取诸身，远取诸物，于是始作八卦，以通神明之德，以类万物之情。"（《周易·系辞下》）易学所发展出的象数思维将自然、社会、人体关联为一个有机的整体系统，万事万物通过"同气""同象"而彼此感通。

受传统文化的影响，中医学运用整体思维建立了藏象、经络等生理学模式，阴阳失调、邪正盛衰等病理学模式，六经辨证、八纲辨证等诊断学模式，调和阴阳、补偏救弊等治疗学模式。在"人与天地相参"的整体思维影响下，中医学运用阴阳五行等象数思维模型建构了以人体为核心，囊括天文、地理、物候、音律、矿产、植物、动物、社会等外部因素的整体开放系统。几千年来，中医学始终坚持整体观而没有走上分析还原的道路，整体思维可以说是中医思维的主要特色。

（二）整体思维的主要特征

随着文化交流的发展，现代西方哲学、科学和医学也逐渐开始接受和运用整体观，但中国古代的整体思维有其自身的独特特征，从而使其与一般意义上的整体观有所区别。概而言之，包括中医学在内的传统文化中的整体思维强调的是"元整体""象整体""时间性整体"，而非"合整体""形整体""空间性整体"。所谓"元整体"是指万事万物都是从天地自然的整体一气中分化而来，因此具有原初的整体性和不可分性，任何局部皆须置于该元整体中才能获得说明。而西方建立在原子论基础上的整体观，则是将微观局部组合而成的"合整体"，故其整体具有可分性，整体需要被还原为微观局部才能得到说明。所谓"象整体"是指将万物视作气化过程中所显现出的"象"，万象通过气的聚散屈伸而相互感通，从而形成一个动态的有机整体。而"形整体"则将万物视作由原子构成的物质实体，自然界即是由这些有形实体组合而成的整体。所谓"时间性整体"是指借由直觉感知所把握的流动的、变易的、质性的整体，而"空间性整体"则是通过逻辑分析所把握的静态的、量化的整体。中国古代整体思维的上述特征也是中西医学产生差异的本质原因。

二、中医文化中的整体思维

中医文化中的整体思维主要体现在人与自然为统一整体、人与社会为统一整体、人体自身生命为统一整体三个方面。

（一）人与自然为统一整体

中医学认为，"人与天地相参"（《素问·咳论》），四时阴阳、地域环境皆与人体相关相应，故人类应效法天地自然以养生治病。

首先，人体与天时具有一致的变化节律。人体脏腑经络的气血盛衰及机体内邪气的盛衰，都会随着一年中的春夏秋冬或一日中的昼夜晨昏而发生变化。《灵枢·顺气一日分为四时》云："春生、夏长、秋收、冬藏，是气之常也，人亦应之。以一日分为四时，朝则为春，日中为夏，日入为秋，夜半为冬。朝则人气始生，病气衰，故旦慧；日中人气长，长则胜邪，故安；夕则人气始衰，邪气始生，故加；夜半人气入脏，邪气独居于身，故甚也。"因此，在疾病治疗中一定要结合时令进行整体考虑，正如《素问·脏气法时论》所云："合人形以法四时五行而治。"

其次，地域环境及其气候特点也对人体生命活动有较大影响。如《素问·五常政大论》云："东南方，阳也，阳者其精降于下，故右热而左温。西北方，阴也，阴者其精奉于上，故左寒而右凉……故治病者，必明天道地理。"因此，在疾病治疗时还要考虑不同地域对人体体质和易患疾病的影响，以便采取适宜的治疗方法。如孙思邈《备急千金要方·诸论·论治病略例》所言："凡用药皆随土地所宜，江南岭表，其地暑湿，其人肌肤薄脆，腠理开疏，用药轻省；关中河北，土地刚燥，其人皮肤坚硬，腠理闭塞，用药重复。"

（二）人与社会为统一整体

人是社会关系的总和，社会属性是人的本质属性。因此，人体生命活动除了受自然因素影响外，还会随着社会环境和人际关系的改变而发生变化。

首先，社会的政治环境和治乱安危对人体的发病倾向具有重要影响。金元之际，社会动荡、战乱频仍，百姓多在恐惧、奔波、挨饿之中伤及脾胃，故李东垣应机而创脾胃学说，提出了补脾胃、治诸虚的治疗思路。

其次，个人的经济状况、贫富贵贱对其易患疾病和治疗方式也有影响。李中梓在《医宗必读》中说："大抵富贵之人多劳心，贫贱之人多劳力。""劳心则中虚而筋柔骨脆，劳力则中实而骨劲筋强。""故富贵之疾，宜于补正；贫贱之疾，利于攻邪。"

最后，社会的整体生活方式决定了易患何种疾病，以及宜采取何种治疗方式。例如，上古时期的社会环境和生活方式使邪气不能深入人体，即便偶感疾病，采用移精祝由之法即可恢复健康："往古人居禽兽之间，动作以避寒，阴居以避暑，内无眷慕之累，外无伸宦之形，此恬憺之世，邪不能深入也。故毒药不能治其内，针石不能治其外，故可移精祝由而已"。而当今之世就不行了，这是因为人们"忧患缘其内，苦形伤其外，又失四时之从，逆寒暑之宜，贼风数至，虚邪朝夕，内至五脏骨髓，外伤空窍肌肤，所以小病必甚，大病必死，故祝由不能已也"（《素问·上古天真论》）。在现代社会，人们在衣食住行等物质条件上已经取得了极大的进步，然而加班熬夜、长时上网、吹空调、大吃大喝、过食冷饮等现代生活方式又造成了焦虑、失眠、抑郁、肥胖、高血压、糖尿病、癌症等现代病和富贵病的多发频发。这就要求中医在诊治疾病时，要将患者的经济状况、人际交往、家庭关系、工作种类、生活变故、起居作息等社会性因素纳入整体辨证之中。

（三）生命自身为统一整体

首先，中医学认为人体的"形"与"神"是一个有机统一体，形为神之舍，神为形之主，而形神之间则以"气"为沟通桥梁。其次，人体以五脏为中心，通过经络系统将六腑、五官、九窍、四肢百骸等周身内外联络为一个有机整体，并通过精、气、血、津液的作用完成机体统一的生命活动。《灵枢·五癃津液别》曰："五脏六腑，心为之主，耳为之听，目为之候，肺为之相，肝为之将，脾为之卫，肾为之主外。"可见，人体各个脏腑器官无时不处于协调合作之中，任何脏腑官窍、皮肉筋骨的局部活动，都是有机生命整体的功能体现。最后，人体周身内外都统一于"气"，生命本质上是一种气化过程。《灵枢·决气》云："余闻人有精、气、津、液、血、脉，余意以为一气耳。"

　　生命自身的整体性要求医者在辨证、诊断和治疗时要如实地将人体视为一个动态的开放系统。通过望、闻、问、切四诊合参，将搜集到的病证之象与其相应的脏腑系统联系起来进行综合分析，从而超越局部的、暂时性的"病象"而得出能够反映病情整体态势的"证象"。在具体治疗方法上，则可以采用"异病同治""从阴引阳，从阳引阴""以左治右，以右治左""病在上者下取之，病在下者上取之"等方法，这都是整体思维在治疗上的具体体现。

第八章 中医文化的制度规范

国家诞生和医学出现后，医政和医学教育就应运而生了。中国是最早实行国家医学教育的国家。本章主要介绍中国各朝代的医政特点。

第一节 中国古代的医政制度

一、先秦时期的医政制度

上古时代直到西周以前，巫在社会政治中都发挥着很大的作用，巫的一部分兼职即为人们治病，医巫不分。如徐春圃《古今医统》中称："巫彭初作周医官，谓人惟五谷五药养其病，五声五色视其生，观之以九窍之变，参之以五脏之动，遂用五毒攻之，以五药疗之，以五气养之，以五味节之，以祛百病。"巫可以称得上是历史上最早的医生。

到西周中后期，医与巫祝之间有了相对明确的区分，所属管辖机构也不同。如《周礼·天官》说"医师掌医之政令"，而《周礼·春官》载"司巫掌群巫之政令""大祝掌六祝之辞"。周代设立医师，为王公贵族治病兼有医事管理的职能。"医师"是具体负责医药事务管理的最高行政长官，其职责是"掌医之政令，聚毒药以共医事。凡邦之有疾病者，疕疡者，造焉，则使医分而治之"。医师还负责年终医生的业绩考核，"岁终则稽其医事，以制其食：十全为上，十失一次之，十失二次之，十失三次之，十失四为下"。依据医生的治愈率，来确定其俸禄和等级的升降。医师分为四科：食医，疾医，疡医，兽医。医师中又分上士、下士二等，都兼有治病业务与行政管理职责。四科医师外还配有不同等级的辅助人员府、史、徒等，其职责则完全属于医政管理。另外，据《周礼·天官》记载，周代还设立了酒正、酒人、浆人、凌人、醢人、盐人等部门及官员，他们的职责都不同程度地与医药防疫相关。

由此可见，先秦时期，我国的医政管理制度虽然处于初步形成阶段，但已经初见规模，有了一定的系统。

二、秦汉时期的医政制度

秦始皇统一全国后，建立了中国第一个中央集权的君主专制国家，在全国范围内进行了一系列改革。秦国原本就有较好的医学基础，名医辈出，如医缓、医和等，在此基础上秦朝建立了理论较为系统的官医制度，对后世产生了重大的影响。

据现有资料可知，春秋战国时期的秦国已经设置了太医令，秦统一全国后，承袭原制，《通典·职官七》记载："秦有太医令丞，亦主医药，属少府。"少府为九卿之一，在少府下设有六丞，太医令丞为六丞之一。太医令丞包括太医令和太医丞，太医丞为太医令的佐官，助令掌医政。太医不但负责中央官员的疾病诊治，也掌管地方的医疗事务。地方设置医长，对太常、太医丞负责。药府中的药长主持药物之事。《通典·职官八》载："秦置六尚，谓尚冠、尚衣、尚食、尚沐、尚席、尚书。"衣、食、住、寝、沐浴等有关卫生保健事项，有人专职其事，给国君服务。国君日常工作生活场合还有侍医。

秦王朝的县一级基层政权中，官员需具有相当的法医知识，《睡虎地秦墓竹简》提供了秦法医方面的资料，在进行检查讯问后规定必须写出详细记录和报告，即所谓"爰书"（古代记录囚犯供词的文书）。这是世界法医学史上最早的检验报告。

两汉时期，政府最高医官为太医令，分为太常太医令和少府太医令两个系统。太常太医令内部分工为两类：负责诊治疾病的太医和主持药物方剂的药府。太常太医不仅负责中央官吏的疾病诊治，还掌管地方郡县的医疗事宜。各郡均设有医长，对太医负责。少府太医令负责宫廷医事，属职有太医监、侍医、女医、乳医、尚方和本草待诏。侍医有两种称谓：侍医和医待诏。女医专门服务于皇后、公主等皇室女性成员。尚方和本草待诏系御药系统的职官，二者的区别是：尚方是固定医职，负责为皇宫保管和收集医药；而本草待诏则系临时设置，专为皇帝采集延年益寿的"仙药"。在药府系统中，药长主持医事，并由药藏府储存药物。

东汉时期太常所属太医令丞被删减，仅在少府中设立太医令丞，太医令下除设有专门负责诊治疾病的员医二百余人，员吏十余人外，还有药丞、方丞各一人。侍医的分工更为细密，增设了三种药职：中宫药长、尝药监和尝药太官。中宫药长为皇族调配药剂，尝药监和尝药太官的职责是在君王患病需要服药时预先尝药。东汉时规定：在皇帝、太后病重时尝药监等要先行尝药，而且要服用超过应服药量的十分之二，以确保患者安全。

各中央机构中均配有数额不等的属医，掌管该职中官吏的医疗。具体配置是：廷尉，一人官医；卫尉，一人官医；太仆，一人官医；大鸿胪，五人官医；中正，一人官医；大司农，一人官医；少府，一人官医。同时，掖庭承担起部分女医职责。

东汉地方官医体制大体沿袭西汉，但有两点不同：一是增设了医曹吏一职；二是地方官医不再隶属中央官医系统，改由地方官医管理。

汉代的医疗机构已逐渐形成。西汉时的"乳舍"，相当于产院。《太平御览》记载："汝南周霸字翁仲，为太尉掾。妇于乳舍生女，自毒无男。时屠妇比卧得男，因相与私货易，裨钱数万。"产妇中有屠夫之妻，说明产院不是专为统治阶层设置。在疫病大流行的时期，汉政府曾设立过临时医院，用以救治群众。

由于汉代的官办医学教育尚未形成，官医主要从民间征召。

三、三国两晋南北朝时期的医政制度

三国两晋南北朝时期，政权更迭频繁，由于时局动荡不安，有关医事制度上的记载非常零散，大体承袭汉制而有发展，简单总结如下。

晋初管理皇家宗室事务的宗正下辖太医令、丞。名医王叔和曾任此官。南渡后太医隶属门下省。

刘宋设置太医署，隶属于侍中，也有令丞各一人，下辖太医、御医、行病帅、医工、医药权衡等。刘宋对人民的医药卫生事业比较重视，疫病多发时常常提供医药诊治，敛埋无亲死者。

北魏的医制多承袭前朝，值得一提的是，政府对人民医药的救助更为广泛，从现存文献可见，献文帝诏令地方官员派遣医生到患者家里进行诊治。在太常设馆，京畿内外的患者可入住，由太医署派遣医生治疗，并考核其治疗成绩加以赏罚。

总之南北朝时期中央医疗机构较以前更为细密，特别是北朝，不仅已经细分为太医、兽医等七类，各类再分阶，形成了自上而下的等级系统。

四、隋唐时期的医政制度

隋代作为长期分裂后重新统一的国家，对全国典章制度作了大刀阔斧的改革，医事管理制度也更为完善。隋代的医事制度主要建立了三个系统：一是尚药局和食医，为君主服务；二是药藏局和掌医，为太子服务；三是为百官服务兼医学教育机构的太医署及地方医疗机构。

尚药局：南朝梁代为了加强宫廷药品管理，始在太医署中设尚药局，自梁、陈后由太医署中的太医兼职。北齐时为了直接服务于皇族的医疗，从太医署独立后归门下省管理。主管称为奉御，掌管为帝王合和御药及诊候方脉事，要亲自诊断并立法处方和尝药。据《隋书·百官志》记载，隋文帝（589—604 年）时，"尚药局，典御二人，侍御医、直长各四人，医师四十人"。炀帝大业时，尚药局改归殿内省，又增加"司医四人"，"司佐八人"，"医佐员八人"，"主药四人"，"药童二十四人"，"按摩师一百二十人"。直长是奉御的助手。侍御医的职责为经常在皇帝身边侍奉并观察病情，调和用药。司医则协助御医分疗众疾。主药、药童掌刮削捣药物。按摩师、咒禁师所掌同太医。食医掌膳食四时五味配合之宜。

药藏局：是为皇太子医疗保健服务的机关。南梁在詹事府下已有"中药藏局"的设置，到北齐时已在门下坊设有药藏局，隋继续在门下坊设药藏局。

太医署：隋太医署由行政人员、医疗人员和教学人员三批人员组成，太医署的教师不仅担负着繁重的教学任务，还经常施医送药至民间进行防病治病工作。

唐代医政继承隋制，太医署为医疗行政和医学教育机构。唐德宗时出现了翰林医官，为皇帝的侍从机构，为宋代设置翰林医官院奠定了重要基础。

隋唐五代时期，医政管理事业也初步呈现出制度化、法律化趋势。有关医生道德、选任、考核、奖惩等方面的法律、制度相继产生，医生的社会职责初步得到明确，与病患之间的关系初步理顺。医生已开始作为社会中的一个独立阶层，并以一定的法律依据与社会中其他阶层的人接触并履行自己的职责，因而其社会地位也就逐渐地稳定下来，相应地也出现了初步的法律规定。唐代对医生的惩处有若干法律规定，主有以下方面：

①合御药有误医生处以绞罪，拣择不精处徒刑。②和合普通人药有误处徒刑。③以药毒人者绞，买卖毒药未用者流放。④针对医生欺诈患者而制定法律。⑤如果有人为避官役而诈病或诈伤，医生受命检验报告不实，或受雇为人出具虚假伤残报告，都要负法律责任。如"诸诈病及死伤，受使检验不实者，各依所欺，减一等。若实病死及伤，不以实验者，以故入人罪论"。要求医生治病收费和为官方诊断病患，都要以病情为根据，不能欺瞒或协同犯罪。

五、宋元时期的医政制度

宋朝在继承唐制的基础上，医政机构较唐代为多，有主管医官行政的翰林院医官院，专掌医学教育的太医局，各种供奉政府的医药机构尚药局、尚食局、御药院、太医局、翰林医官局、合剂局、惠民局、收买药材所等，主要负责皇家及中央官吏医药，同时也诊视兵民，从事医学教育等。各种医政机构容纳了大批医官，这些医官初期并无专门医阶系列，宋徽宗政和年间正式设立十四阶医阶，表现出统治者对医学的重视。宋代医官由翰林医官局统管，内廷或朝中各部门供职的医官多由翰林医官局派出。地方机构也有医学博士和医官，有的由中央翰林医官局轮换派驻，有的由本地医学生通过考试获任。

元代医政管理机构是太医院，太医院下辖医学提举司、官医提举司、广惠司、回回药物院、惠民药局；主要为皇族服务，次及中央官吏、民间的医疗。元代还有一些不属太医院直接管辖的其他医政和药政机构，主要有掌医监、典医监、御药院、御药局、立行御药局、御香院、尚药局等。亲王府和中央多个机构也配备了一定数量的医生。与汉族政权不同的是，蒙古人不以医为鄙伐而轻视，即使在元代太医院在地位最低之时，医官也比前朝的品秩要高。在大德五年太医院甚至升为正二品，地位高于六部。医官为终身制。

元朝实行医户制度，将所有行医人等编为医户，要求医户子弟世代承袭，不得逃籍。这种制度保证了元代在战争频仍的状况下，保证有稳定的供应军役的医生人数。医户必须保证有"户头"从医，而后代即使有不学医的，分家后也仍归太医院管辖，以免减少医生数目。医户必须服军医、狱医等与行医有关的差役，一般的工役是可以免除的。

元代最早提出要以考试来决定行医资格，制定了医生资格考试制度，保证了医生的专业质量。元代还进行了医学科举，这在历朝历代是绝无仅有的。

六、明清时期的医政制度

明洪武元年（1368年），设立太医院，为全国最高医药行政管理机关。由于明朝为两京，所以有两套医疗管理机构，组成功能基本相同，太医院的医官负责皇族中央官吏的医疗、教授医学生、各种官差。明代对各级医官颁布了不同的印信制度。明代继承了元代户籍管理的经验，制订了一套更加严格的分行分户、子袭父业的行户世袭制度，从而形成了明朝的世医制度。明朝统治者制订了一套严格的行户世袭制度，户部登记造册，定期查报。礼部还要"务必备知，以凭取用"。如果妄行叛籍，惩处非常严重，"凡军、民、医、匠、阴阳诸色户，许各以原报抄籍为定，不许妄行变乱，违者治罪，仍从原籍（《大明会典》）"。作为官方最高医学机构的太医院，选拔医学生主要从登记造册的医户子弟中挑选。医户如果无嫡派子孙，可在近支中选拔补任。

清代医事制度沿袭明代，中央卫生机构也叫太医院，掌医疗教学之事。历代皇帝统治期间，负责宫廷医药的部门略有增删改变。康熙二十年（1681 年），曾于京城设置药厂十五处，每厂有医官医生各一人，给老百姓免费医疗。

第二节　中国古代的医学教育

我国古代的医学教育在很长一段时期内，都是在民间以师带徒的形式私相传授，国家教育并没有参与其中。一直到晋代，才有医官教习，这是我国医学教育事业的开端。刘宋时期开始，我国正式由政府设置医学教育，设置太医博士，教授医学。

一、隋唐时期的医学教育

隋统一全国后，不但继续沿袭家传和师徒传授的优良传统，更在前代基础上，先后建立和完善了太医署，作为医学教育的专门主管机构，教授学生各种医术，开创和发展了学校式的医学教育。太医署太常寺统领，有太医令、丞，主药、医师、药园师、医博士、助教、按摩博士、咒禁博士等。隋炀帝时又增医监、医正。太医令掌诸医疗之法，并掌管该署之政令，丞则为其助理。医师、医正主要为人诊疗疾病、协助管理学生的医疗实习。诸博士及助教除医疗外，主要是以医术教授学生。隋太医署医学教育分为医学教育和药学教育两部分，并有分科施教的开端，设四个科系，分为医师科、按摩科、祝禁科、药学科，四科教育初步成形，为唐代的医、针、按摩、咒禁四科教学体制的建立奠定了基础。隋代所设医学校之师生最多时达 580 多人，可知当时学院式医学教育已得到统治者的高度重视。

唐代从中央到地方形成了比较完整的医学教育体系，在历史上已经达到了相当完备的程度，规模宏大，学制健全，考核严格，在中国古代医学教育史上具有重要地位。唐代的中央医学教育主要由太常寺的太医署负责。太医署分医学为四科，即医科、针科、按摩和咒禁科，另有药园一所。医科之下又"分而为业，一曰体疗，二曰疮肿，三曰少小，四曰耳目口齿，五曰角法"，大体相当于内科、外科、儿科、五官科和外治法科。各科学制不同。与隋朝相比，按摩教学在唐代被大大削弱。药学教育与医学分离，也由太医署统一掌管，药园师负责教授课程，在药园种植采摘药物，药学生在药园边学理论边实践，掌握各类药物各种知识。

太医署的教师队伍职称、职责分工明确。医博士一人（正八品上），助教一人（从九品下），医师二十人，医工一百人，医生四十人，典药二人。博士掌以医术教授诸生。医博士为医科教师之长，医助教帮助医博士教学。其他如针科、按摩科等，也均有博士、助教、医师、医工等。

学生入学资格存在着等级观念。《唐六典》曾明确指出："其考试登用，如国子监之法。"医药学教育虽然规定了"如国子监之法"，但实际上由于传统上医生地位低下，其学生很少来自官僚子弟。

唐太医署的教学有三个特点：一是强调基础课程；二是重视分科理论学习和专科技术；三是注意实际临床和操作技术的培养。不论学习哪一科都必须学习《明堂》《素问》《黄帝针经》《本草》《甲乙经》《脉经》等。这些科目基本上囊括了中医学的基础理论、药物学、针灸学及脉学方面的知识。在基础课程考试合格的基础上，再分科学习本行专业知识。这就是所谓"诸医生既读诸经，乃分业教习"的规定。

医学教育对不同专业有不同学制及浮动学制，考试中旬试、月试、岁终试、毕业试的分段考试制度，既十分严格又有很大的灵活性。医学人才的选拔任用呈现出生徒的考试选拔、制举、贡举、待诏等多样化的特点。医学人才的考核贯穿于教学始终，有助于提高医学教学与医疗的质量。

唐代的地方医学教育也很发达，各地方政府大力推行官办教育的同时，提倡办私学。地方官办医学教育规模较小，形制模仿中央医学教育。同时地方医学还为官僚和平民提供医疗服务。

总之，唐代医学教育、考试与人才选拔、考试的制度与方法，对后世产生了积极的影响，有许多方面仍值得现今的中医教育、考试及人才选拔与考核借鉴。

二、宋元时期的医学教育

北宋熙宁九年（1076年），宋神宗正式下令将太医局设官建制，作为专门的医学教育机构独立出来，成为一所高级的医学教育机构。太医局通过入学考试招收一批有一定医学基础的学生，制定了一系列严密的教学和考核规章制度，以保证教学质量。正式的局生，享受国家俸禄。关于入学考试的内容，太医局设有九科，不同科别的局生，其考试科目、录取标准有所不同。局生在日常学习中也需要考核来评定等级，实行末尾淘汰制。考试形式以临床实践为主。考核结果与平时待遇挂钩，也是将来任用医官时的参考。针灸铜人的发明是宋代实践考试形式的一大创新，是中国医学实践教具的创举。

北宋中央政府出于提高医生的社会地位以利于提高医术的考虑，宋徽宗崇宁年间，设置了中央"医学"，与太学、武学、律学等同级并列，共同从属于国家最高学政机构国子监。"医学"仿照三学之制，实行三舍法，并将太医局的九科按性质相近合并成三大科。在一段时间内，中央"医学"取代太医局成为主要的医科教育机构。得中后的学生，同三学学生一样，可以出任各级官职。虽然中央"医学"实施的时间并不长，但当时的各种探索实践对后来的医学教育产生了不少的影响。

北宋州县医学的分科与科目完全与中央医学相同，但另外规定学生要兼治儒学五经中的一经。地方医学的行政管理由地方官员负责。

南宋沿用北宋医制，但由于国用不足，太医局的规模较小，医官教师少，从而创造出用题库抽取试题的方法考试。

元代掌管医学教育的是医学提举司。医学学校称为"医学"，中央不设学，主要设在地方。元代大都、上都、和林及各路、州、县均设立了医学校，体制仿当时的"儒学"，逐级设置。太医院颁布医学十三科，分别为大方脉、杂医、小方脉、风、产、眼、口齿、咽喉、正骨、金疮肿、针灸、祝由、禁，使医学分科更为细致。课程设置继承前制，无论哪科学生，必须以《素问》《难经》《神农本草经》为必修科目，其他根据专业分科学习。在待遇上，除要求各地提供医学负责人的俸给和办学所需房舍外，对医学教授和医学生免除差役。延祐三年（1316 年），准予医学官员穿戴制服，制度与儒学相同，这是医学教官享受官服之始。

元代医学校有个独特之处，就是与当地的三皇庙合一，这其实也是照搬儒学体例。这种设置有利于提高从医者的社会地位，保证兴办医学的场所经费等。

元代对医学教授的选拔相当严格，必须先是同行推举，获选者提供既往治验病案，再由太医院进行考试，确实合格者才任职。已任教授之后，仍然要定期考试。

医学学校的学生有两个来源，一是医户子弟，二是自愿学医。每月考核，考核内容基本围绕太医院制定的十三科题目进行。

三、明清时期的医学教育

明代除了太医院设置中央医学教育外，政府对地方医学教育也颇为重视，明确要求地方政权必须设立医学。明代的医学分为十三科，即大方脉、小方脉、妇人、疮疡、针灸、眼科、口齿科、咽喉科、按摩科、正骨科、金镞科、祝由科和伤寒科。与元代的专科设置相比较，无禁科、风科、杂医科，增设了伤寒、金镞、按摩三科。其中伤寒科的独立设置以此为开始，这说明明代对伤寒的认识更为深入和丰富。

鸦片战争前的清代医学教育大体承袭宋明以来的制度，没多少创新。清朝初期，医学分为大方脉、伤寒、妇人、小方脉、痘疹、疮疡、眼科、口齿、咽喉、针灸及正骨等十一科。与明朝相比，废金镞、祝由、按摩三科，增加了痘疹科。清初建立痘疹一科，是适应当时天花、麻疹流行的客观需要。道光二年（1822 年），政府以针灸袒胸露乳有伤大雅为由，决定在太医院中永远取消针灸科，大大影响了针灸学的发展。

第三节　中国古代的医学规范

本节所论医学规范，指的是古代医生在行医过程中行为思想上的戒律及需要遵从的规则等。

《帝王世纪》记载："伏羲画八卦，所以六气、六府、五藏、五行、阴阳、四时、水火、生降，得以有象，百病之理，得以类推；乃尝味百药而制九针，以拯夭枉。"《史记》有"神农氏尝百草，始有医药"的记载。《通鉴外记》曰："古者民有疾病，未知药石，炎帝始味草木之滋……尝一日而遇七十毒，神而代之，遂作方书，以疗民疾，而医道立矣。"这些记载说明自古从医之道者，是一种自我牺牲的精神。《黄帝内经》把尊重人的生命价值作为医学的基本原则，指出行医是为了"上以治民，下以治身，使百姓昭著，上下和亲"。这个时期产生和形成的医德思想，既继承了远古时期医生为患者谋利益的传统，又丰富和扩大了医生义务论的内容，为传统医德的完善奠定了基础。《伤寒论》提出济世救人是从医目的，谴责"惟名利是务"的不良风气，批判了"不留神医药"的错误倾向。总之，治病救人事业的特殊性决定了从医者必须有高尚的医德规范。

一、思想规范

（一）以人为贵

我国古代医学经典中，反复申明要重视人的生命。如《黄帝内经》中说："天覆地载，万物悉备，莫贵于人。"孙思邈《备急千金要方》中指出："人命至重，有贵千金，一方济之，德逾于此。"以人为贵，以人为本，体现了中国传统文化的精髓，也是行医之目的。

（二）医乃仁术

医乃仁术，以济人为本，是儒家的仁义与医学本质的完美结合，孙思邈《大医精诚》中说："先发大慈恻隐之心，誓愿普救含灵之苦。"医者对患者必须有仁爱之心，而不是把医术当成牟利的手段。同时，由于医学在中国古代社会长期被人为地贬低轻视，医术被看成是低贱的技艺术数，所以医生的社会地位很低。而把医看成仁术，"仁"是官方正统思想儒学的核心思想，用"仁"来形容规定医术，无疑是对这种属于"贱"艺的褒扬，医生只有如此认识自己技术的性质，才能更好地发挥作用。除了行医不能以获利为目的外，古代业医者还提出"再遇贫难者，当量力微赠，方为仁术"，"不然有药而无伙食者，命亦难保也"，即医生不仅要治病救人，还要帮助贫穷困难的患者生活，要尽量捐赠物品以救其活命。

（三）反对迷信

《黄帝内经》认为，百病生于风寒暑湿燥火、喜怒悲忧恐。此意为六淫气、七情过激皆为百病所生之源，从而否定了鬼神致病之说。《素问·五脏别论》指出："拘于鬼神者，不可与言至德。"扁鹊诊病时，提出六不治原则，其中之一就是"信巫不信医"者不治。巫术等迷信活动与医疗是对立的，迷信巫术之类必然带来严重的后果。即使在先秦时期，逐渐懂得生命规律的高明医生已经充分认识到这一点，所以提出治病不能掺杂迷信思想，而且需要患者的配合。

二、行为规范

（一）一视同仁

对待患者要有同情心，不分贵贱，一律平等对待。我国古代，非常强调要平等对待所有患者。如孙思邈在《大医精诚》中说："若有疾厄来求救者，不得问其贵贱贫富，长幼妍媸，怨亲善友，华夷愚智，普同一等，皆如至亲之想。"对患者一样看待，同施仁爱，不论亲疏，不分厚薄。

（二）医术高明

医生首先要有精湛的医术，才能达到治病救人的目的，所以拥有高超的医术是达到济世救人的从医目的的前提。《黄帝内经》提出要"上知天文，下知地理，中知人事"。《医学集成》要求"医之为道，非精不能明其理，非博不能至其约"。这些都说明要成为技术高超的医生，不仅要精通，而且要博学；不仅要明理，还要善于抓住要害。《伤寒论》中就谴责"惟名利是务"的不良风气，批判了"不留神医药"的错误倾向。孙思邈的《大医精诚》认为医道是"至精至微之事"，习医之人必须"博极医源，精勤不倦"。医术高明是实现仁爱救人的一个基本条件。

（三）医风严谨

医生身系患者的安危，必须严肃认真、一丝不苟，切忌粗心大意、敷衍塞责。《黄帝内经》中就曾斥责过看病草率的庸医，指出："诊病不问其始，忧患饮食之失节，起居之过度，或伤于毒，不先言此，卒持寸口，何病能中，妄言作名，为粗所穷。"同时指出："所以不十全者，精神不专，志意不理，外内相失，故时疑殆。"张仲景更明确指出："省疾问病，务在口给；相对斯须，便处汤药；按寸不及尺，握手不及足；人迎趺阳，三部不参；动数发息，不满五十；短期未知决诊，九候曾无仿佛；明堂阙庭，尽不见察，所谓窥管而已。夫欲视死别生，实为难矣！"以上均强调临床诊病要有认真负责。

（四）有礼有节

古代行医，要求医家必仪表端庄、谈吐和蔼、举止有度；而肆欲轻言、举止浮夸，都会失去病家的尊重与信任。医生诊病还要注意尊重病家的风俗习惯，所谓"入国问俗，入家问讳，上堂问礼，临病人问所便"。所便，就是所宜，意思是说，医生临证时要问患者怎样才觉得适宜。孙思邈指出："未诊先问，最为有准。"

（五）廉洁正直

济世救人的从医目的，决定了治病不能以牟利为先，不能把自己的专长当成牟利的工具。生活要朴素，不奢靡浪费。不要夸耀自己，贬低同道。注意保守患者的隐私。男性医生不要独自做妇科检查，必须有第三者在旁。

第九章　中医文化的物质形态

中医物质文化是中医文化几千年的结晶，承载着中医文化的核心精神，体现着中医文化的独特魅力。

第一节　器　具

在长期的医疗实践中，中医医者发明了很多独具特色的医疗器具，这些充满医者智慧的医疗器具有些仍然在今天的医疗实践中发挥着重要的作用。中医器具既具有治病救人的实用性，又体现了独有的中医文化特色。

一、脉枕

脉枕是医者为患者诊脉时垫置在患者手腕下的枕状物，其材质多种多样，古代脉枕有瓷质、陶质、木质、青铜质、玉质、棉质等。现存最早的脉枕是唐代的瓷脉枕。目前最常见的是棉质脉枕，轻便易于携带。

二、针具

针刺疗法是中医学独特的一种外治法，历史悠久，疗效显著，在临床上广泛使用。其所用的针具有数千年的历史，从材质上看经历了原始社会的石针、骨针，文明社会的青铜针、铁针、金银针、不锈钢针的历史发展过程。冶铁术发明之前，古人主要依靠石制工具进行医疗保健活动，砭石是最早的外治工具，是治疗伤痛、疾病的尖锐石器，主要通过医者将其用于病患身体，从而发挥疏通经络、调理气血、安神定志的治疗作用。随后出现了石针。《礼记》记载："古者以石为针，所以为刺病。"古人用其来刺破皮肤，排脓放血，或者通过刺激身体的一定部位达到消除病痛的作用。此后随着生产技术的进步，出现了青铜针、铁针、金银针、不锈钢针。《黄帝内经》中记载的针具有九种，有些至今仍在临床上使用。

三、针灸铜人

铜人是我国医学史上珍贵的遗产，是用青铜铸造成的人体经络腧穴模型，是古代医家发明的针灸教习用具，开创了中国医学以人体模型为教具的先例，由宋代天圣年间王惟一设计并主持制作。铜人完全按照真人实际比例铸造，身高、外形与成年男子一致。身体外壳可以拆卸，打开胸腹腔，五脏六腑的位置、形态、大小都与真人脏器一样。铜人体表还刻有人体十四条经络循行路线及穴位，同时标注名称。考试时，铜人体表涂上蜡以遮盖经络路线及穴位，体内注入水银。考生依题用针，针刺部位错误，就不能扎进铜人体内；如果取穴正确，针刺到铜人体内，拔针之后，水银即从孔中流出。此针灸铜人后来亡佚，国内现存的都是后来历朝的复制品。

四、串铃

古时医者行医有两种形式，一为坐堂医生，一为走方医。走方医因其身背药箱，手摇串铃，走街串巷，为百姓治病，又被称为铃医。串铃是走方医的标识，其作用主要是以串铃之声招徕患者，听到串铃声，就知道是医生到了，可请到家中为患者治疗，非常方便。

五、招幌

古代行医或药店有代表自己身份行业的标识，即"招牌"和"幌子"，合称"招幌"。各药店、医馆及走方医的招幌都不同。如葫芦是药店的标识，《后汉书·费长房传》载"市中有老翁卖药，悬一壶于肆头"；还有药店以悬挂名贵药材为模型招幌的。宋代以后开始有字牌幌和画牌幌，字牌幌悬于门首檐下，如写有"调元气""养太和""参茸饮片""虎鹿药酒"等介绍名贵药材的招牌。清代、民国时期，药店往往悬挂膏药模型招幌和丸药模型招幌。古代医家经常用葫芦装药，携于身边，游走四方，治病救人，所以葫芦也被看作是医生的标记，"悬壶"也成为行医的代称，医馆外也往往悬挂葫芦作为自己的招牌。

另外，还有用来粉碎加工药材的碾船、称量药物的戥称等等，都是中医千百年来的常用器具，它们不仅具有重要的实用价值，还承载了厚重的中医文化意蕴。

第二节 药 店

如今我们看到的中药店铺常常被称为"某某堂"。据说张仲景官居长沙太守时，为方便百姓看病，于每月初一、十五坐于公堂之上行医，后世为纪念张仲景，就称中药店铺为"某某堂"，称在药店行医的医生为"坐堂医生"。

我国历史上最早由政府开办的制药厂和国营药店出现于宋代。北宋神宗时期设立的"太医局熟药所"，是宋代官办制药厂和国营药店的名称。它创立于熙宁九年（1076年），隶属于太医局。根据《续资治通鉴长编》记载，在熟药所成立之前已有制药卖药的官办机构了。根据《宋会要辑稿》记载，熟药所是合并熟药库、合药所而成。熟药所由政府经营，主要是出售丸、散、膏、丹等中成药。该店出售的中成药具有服用方便、携带便利、宜于保存等优点，受到医生和患者的欢迎。

中药店铺老字号是历史悠久，拥有世代传承的产品、技艺和服务，具有鲜明的中华民族传统文化背景和深厚的文化底蕴，取得社会广泛认同，已形成良好信誉的品牌。它们是民族产业几百年沉淀的独特标识，是民族中药工商业的百年品牌。其积淀的丰富独特的文化，可以说是中国传统文化的精华，其中蕴含的仁爱情怀、济世精神和诚信观念体现了中医学"重生贵生"的人本思想。这些百年老字号最著名的是北京同仁堂、天津达仁堂、长沙九芝堂、杭州胡庆余堂。

1. 同仁堂 北京同仁堂历史悠久，文化底蕴深厚，由清太医院吏目乐显扬创建于清康熙八年（1669 年），堂名"同仁"由乐显扬亲自拟定并立"同仁堂"匾。

乐显扬之子乐凤鸣承继父业，于康熙四十年（1702 年）在北京前门外大栅栏路南开设同仁堂药铺，并提出"遵肘后，辨地产，炮制虽繁必不敢省人工，品味虽贵必不敢减物力"。为同仁堂制作药品建立起严格的选料、用药、配比及工艺规范，在社会各阶层迅速树立起良好信誉。

康熙四十五年（1706 年）乐凤鸣在宫廷秘方、民间验方、家传配方基础上总结前人制药经验，完成了《乐氏世代祖传丸散膏丹下料配方》一书，该书序言明确提出"炮制虽繁必不敢省人工，品味虽贵必不敢减物力"的训条，成为历代同仁堂人的制药原则。清雍正元年（1723 年）由皇帝钦定同仁堂供奉清宫御药房用药，独办官药，历经八代皇帝，188 年之久。

供奉御药近二百年间，同仁堂战战兢兢、小心翼翼地严格遵照皇家的药材标准挑选药材，恪守宫廷秘方和制药方法代制丸散膏丹。就这样代代相传、口传心授、潜移默化，形成了一套固定的制度供奉清宫用药。把皇家用药标准与同仁堂选购药材的标准，把清宫医药秘方、制药方法与同仁堂的配方、制药方法完全融合在一起，形成了同仁堂在国药事业上的独特风格，使同仁堂的药品质量达到了清宫医药的标准。

同仁堂为了扩大自己的声誉，在会试之期，向来自全国各地的考生赠送药品（平安药），花费不多，宣传效果良好，这样就使得同仁堂的药物和名声传播到全国各地。

同仁堂是我国最出名的中药老字号，作为中华医药文化的传承者，独特的传统手工配方、上乘的选料、精湛的工艺、明显的疗效等使其产品被认为是高质量的代名词。

2. 达仁堂 由乐氏第十二代传人乐达仁先生于 1914 年在天津创办，是有着三百年历史的"乐家老铺"正宗后裔。"乐家老铺"以用药地道、炮制如法深得民间信任，并于 1723 年承办御药，名声显赫。"达仁堂"取自创始人乐达仁先生名字，"达"即通达之意，"仁"代表仁爱之心。近百年来"达则兼善，仁者爱人"作为达仁堂独有的个性文化，已经成为一种企业精神。

达仁堂与同仁堂同出一脉，具有三百余年"家传秘制"的制药经验和对先进技术的吸收融合，加上几代人传承和恪守的经营信条"只求药料真实，不惜重资，炮制之术必求其精"，使"达仁堂"品牌经历百年，历久弥新。达仁堂始终恪守"炮制虽繁必不敢省人工，品味虽贵必不敢减物力"的祖训，由于质量上乘，获得了"饮片华北第一，蜜丸全国之王"的美誉。20 世纪 20 年代盛传一句名言就是达仁堂的药"望之似不甚宝贵，服之实效应如神"。民国时期京津一带名医开方时，都指定患者购买达仁堂的药。

3. 九芝堂 其前身"劳九芝堂药铺"起源于清顺治七年（1650 年），一位名叫劳澄的老者来到古城长沙坡子街开了一家小药铺，这就是老九芝堂的前身。劳澄之子劳楫取其父所绘《天香书屋图》（图中植双桂，桂生九芝）之意，给药铺取名"劳九芝堂"。

4. 胡庆余堂 系清末"红顶商人"胡雪岩于清同治十三年（1874 年）创建，地处杭州历史文化街区清河坊，距今 140 多年，始终秉承"戒欺"祖训、"真不二价"的经营方针。

每家中药老字号的堂号都有独特的寓意，大多体现出"济世救人"的意境。如"同仁堂"寓意"同修仁德，济世养生"；"胡庆余堂"的堂号取自《周易》"积善之家，必有余庆；积不善之家，必有余殃"；"九芝堂"祖训"药者当付全力，医者当问良心"；"达仁堂"则强调"达则兼善世多寿，仁者爱人春可回"。

产品质量是企业的立身之本，而中药企业尤其需要重视产品质量，因为它的产品是用来治病救人的。许多中药老字号能历百年而至今一脉相传，依靠的就是其过硬的产品质量和疗效。各家中药老字号的产品质量正是立足于精选原料，使用道地药材。如九芝堂尊崇"药者当付全力，医者当问良心"的祖训，在药物选材方面，非道地药材不用，如肉桂选用越南产的上桂；为了保证成药的品质，还从采收季节上加以注意，如薄荷必用秋叶，蜂蜜则用水分少、浓度高的冬蜜，制麝香蟾蜍丸需取端午节时的蟾蜍毒汁制成。"胡庆余堂"制药遵守祖训"采办务真，修制务精"，所生产药品质量上乘，所以在竞争上提倡货真价实，有"真不二价"的坚持。中药老字号对中药材的炮制多遵古法，精益求精。"同仁堂"强调"炮制虽繁必不敢省人工，品味虽贵必不敢减物力"的质量观，"达仁堂"则有"只求药料真实，不惜重资，炮制之术必求其精"的追求。

胡庆余堂有一块"戒欺"匾，其店训"凡百贸易均着不得欺字，药业关系性命，尤为万不可欺"发人深省。"同仁堂"强调的"修合无人见，存心有天知"正是中药老字号传承百年的核心精神。

第三节　医　院

医院是以诊治、照护患者为主要目的的医疗机构，是备有一定数量的病床与设施，通过医务人员的集体协作，对特定人群进行治病防病的场所。

我国医院的雏形最早可以追溯到周代。周成王执政时，曾在成周大会的会场旁设立过为诸侯治疗疾病的病坊。春秋初期，齐国的管仲在都城临淄设立了"养病院"，专门收容聋、盲、跛、蹩等残疾人到此集中疗养，可以说是最早的慈善医院。公元前 3 世纪，秦国官方设置有疠迁所，就是专门收容、安置麻风病患者的隔离所，借此来切断麻风病的传染源，这是隔离防疫的积极措施。西汉时出现了传染病的隔离治疗所，在其所采取的措施上显得更有效，更负责。汉平帝元始二年（公元 2 年），黄河流域干旱成灾，瘟疫流行，为防止疫情蔓延，汉平帝刘衍下令在疫区腾出大房子，集中收治患者。这种临时性的医疗机构被称为"时疫病院"，实际上是现代传染病医院的前身。

据《后汉书·皇甫规传》记载，在汉桓帝延熹五年（162 年），时任中郎将的皇甫规率部在外作战，彼时甘肃陇坻一带发生疫病，此地亦在战区之中，军中兵士死亡率高达 30%～40%。为保证军队的战斗力，皇甫规征用民房，开设"庵庐"给染病的兵士治疗。这种"庵庐"是目前已知的见于史载的最早的野战医院。

汉代宫廷内，也利用"暴室""隐宫"作为收治失宠或有罪宫廷妇女治病的地方，与今天的专科病房颇为相似。

到北魏时，高祖诏令设立救护医坊。永平三年（60年），世宗下诏设立医馆，并对医师治绩进行考核，以此作为奖惩的依据。北魏的医坊、医馆属官办性质，而南齐时吴兴还出现了私立性质的临时医院。据《南齐书》载：南齐永明九年（491年），吴兴一带发大水，疫病流行，竟陵王萧子良把自己住宅拿出来收养贫病，并分发衣物，给予治疗。

北魏太和二十一年（497年），北魏孝文帝曾在洛阳设立"别坊"，派遣医生，准备许多药物，为有病而无钱医治的人们提供免费治疗。永平三年（510年），南安王拓跋余命令太常选择宽大的房屋作为为贫病者治疗疾病的场所，这也是公立慈善医院的形式。在这一时期，还出现了专门收治老年患者的专坊，类似现在的老人病院。

魏晋南北朝时期，佛教在我国得到了迅猛发展。佛教传入我国后借身弘道，此后的慈善医疗多由佛教寺院开展。《高僧传》记载，晋洛阳太守滕永文，曾寄住洛阳满水寺求医，治疗两脚挛屈，不能起步、行走，直到行步如故。后来政府和贵族也效法寺庙，相继在各地建立慈善医院——"疾馆"。南北朝时期，齐文惠太子与竟陵王萧子良崇信佛教，设立了专门的"六疾馆"。

隋朝的西京大兴善寺，还出现了专门收治麻风病患者的疠人坊。

唐朝政府和佛教寺院都建有专门给贫困人群提供免费医疗服务的医疗机构，佛教寺院创办的是"悲田坊"，政府创办的是"养病坊"，免费收治贫困患者。后来，政府接管了佛教寺院创办的"悲田坊"，统称为"养病坊"，成为政府独立投资的为贫苦百姓服务的免费医疗机构。唐末，我国还出现了专门为患病僧侣疗疾的"延寿寮"。

宋朝继承了唐朝的免费医疗救助制度，由国家财政负担，继续大力兴办免费医疗保障医院，称之为"安济坊"。当时法律规定，各州县都要有一所安济坊。而且，政府还鼓励民间个人集资创办公益性的免费医疗机构，称"养济院"。对养济院，政府在医疗专业人员和药物的供应等方面都给予大力支持。淳祐九年（1249年）在杭州建立专门收治遗弃婴幼儿的慈幼局。另外，还有专收军人的医药院，专收囚犯的病囚院，寒冬季节专收老弱病人的福田院等等。这种为了保障贫苦百姓能免费就医的免费医疗制度，造福了百姓，缓和了社会矛盾，因此到了元朝和明朝时期，依然继续施行。

北宋元祐四年（1089年），苏东坡在杭州做官时，为了救助贫病交加的百姓，捐献50两私帑，与政府的经费合起来办了一所病坊，取名"安乐坊"。据记载，"安乐坊"在三年时间里就医好了上千个患者，这可以说是中国历史上第一个公私合办医院的雏形。

北宋熙宁九年（1076年），开封设立了太医局熟药所，接着各地又陆续开设了和剂惠民局（简称惠民局或和剂局）。这种药局既卖药也看病，完全是现代公立医院门诊的雏形。供宫廷患者疗养的保寿粹和馆也是宋代设置的医疗机构。

元代各路设有养济院和惠民药局外，还建立了一些阿拉伯式的医院——广惠司，回回药物院。元世祖九年（1272年）富兰克依赛在北京开设的医院，被认为是外国人在我国开设的第一所医院。

明初以内诊为主的惠民药局已遍设边关卫所和人口聚居的村镇。同时在天下郡县置养济院收治鳏寡孤独、疲癃残疾的平民。明代中叶，随着航海和海外贸易的发展，西方的商人和传教士纷纷来华，西方医学和医疗机构也相继传入我国。

第四节　典　籍

中医典籍是中医学思想和理论的重要载体，其内容丰富，形式多样。《汉书·艺文志》记载，中医典籍分为医经、经方、房中、神仙四类，后世还有医论、本草、医案、医话类等中医典籍。从典籍形式来说，也是样式繁多。

最早的有刻在龟甲与兽骨上的文献资料，这些甲骨文献记载的内容非常丰富，不仅涉及商代社会政治、军事、生活、生产等各个方面，而且还涉及天文、历法、医药等科学技术内容。其中有关疾病的记载共有 323 片，415 辞。1943 年胡厚宣先生发表《殷人疾病考》，根据甲骨文中有关记载首次考见商代后期疾病发生情况，把中国古代医学记录的开始年代向前提了数个世纪，奠定了商代医学史研究的基础。从甲骨文对疾病的记载来看，它对疾病的命名大部分是按照人体部位或功能失常来进行大致的区分，也有少部分疾病已能把握其主要特征而有了专名，还有以临床症状直接命名的；另外，还有对当时传染病流行情况的记载。这些有关医药的甲骨文献虽然不是专门的中医典籍，但是对于今天研究殷商时期人们所患疾病有着重要的意义。

中医典籍还有简帛典籍，其中以简牍为主，仅有少量缣帛文献。

1975 年 12 月湖北省云梦县睡虎地秦墓中出土了一批竹简，这些竹简以墨书秦篆写于战国晚期及秦始皇时期，其中有秦朝时的医学著作，具有重要的学术价值。1993 年湖北省沙市周家台秦墓出土的秦简，其内容涉及医药病方、祝由术等。1972 年在甘肃省武威市旱滩坡汉墓出土了医药简牍 92 枚，计木简 78 枚，木牍 14 枚。简牍内容为药方，保存了比较完整的药方 30 余个，方中药物共有近百种，并详细记录了药物的炮制、制作、剂型及用药方法。简牍中记载方剂多为复方，少则二三味，多则十余味，剂型有汤、丸、散、膏、醴等；涉及病名、病因、病机、诊断、治疗、针灸等方面的内容，在诊断方面已经初步运用了辨证论治的原则。这些医药简牍反映出当时药物学与方剂学等临床医学的进步，是研究汉代医药学的重要资料，具有极高的学术价值。

1973 年底，在湖南省长沙市马王堆汉墓出土了大量帛书和少量竹木简，其中共有医书 14 种。从出土的简帛医书内容看，其成书年代不一，最早的可能是在春秋时期，最晚的是战国末年到秦汉之际，其中的《足臂十一脉灸经》和《阴阳十一脉灸经》是现今已知的最早记载经脉学说的中医典籍。1980~1988 年在陕西省西安市未央宫建筑遗址出土有涉及医药的木简。1983~1984 年湖北省江陵地区张家山汉墓出土竹简《引书》《脉书》等重要的医学文献。1999 年在湖南省沅陵县虎溪山汉墓出土的竹简中，最为珍贵的是美食方，详细记载了各种食物的选料和加工方法，对食物熟煮火候也有很细致的记载，是迄今为止发现的最早的食谱。另外还有在长沙马王堆汉墓中出土的战国时期的青玉"行气铭"杖首，铭文记述了行气的要领，这是我国古代关于气功修炼养生的最早记录，有极高的科学价值和文字学价值。河南省洛阳龙门石窟的龙门药方是现存古老的药方刻石，涉及医药学、金石学、书法学、文献学等多个领域，具有重要的研究价值。

我们目前接触到的中医典籍大部分是纸质文献，其中尤以敦煌文献与吐鲁番文献更为珍贵，兼具文物价值和学术价值。敦煌文献中包含有大量的中医药学文献，大多为唐代写本，也有许多佛家道家所载方书。其中有许多后世散佚的医学著作，即便是后世有传本者，也多明显晚于敦煌文献中的写本，如现存的《素问》《灵枢》《脉经》《金匮玉函经》《本草经集注》《针灸甲乙经》等，多为元代以后乃至明、清的刻本，而敦煌文献大多为唐代抄本，因此更接近典籍原貌，为后世整理研究这些古代中医典籍提供了可靠的校勘依据。吐鲁番地区出土的中医药文献典籍大约有存于海外的《唐人选方第二种》残卷、《本草经集注》残卷、《耆婆五脏论》残卷、《诸医方髓》残卷、《亡名氏禁方第一种》《亡名氏本草目录》和钤有唐天宝年间"交河郡都督府之印"钤号的 18 种药价文书，以及存于国内的《针灸节抄》《熏牛鼻药方》《葳蕤丸服药法》三书的残卷。

另外，档案是人类历史活动原始、真实、可靠的记录，故其价值颇大。中医典籍中有部分文献资料也属于历史档案的范畴。如我国现存清代宫廷原始医药档案材料近 4 万件，为当年帝王后妃和王公大臣诊治疾病的原始记录。从顺治到宣统，其"脉案"或书于杏黄册中，或书于大红笺中，翔实完整；有的则逐日记载，一年订成一册。

除此以外，中医典籍主要以雕版印刷的纸质刻本为主，经过历代整理刊印，纸质刻本的中医典籍数量众多，成为医者教授学习的主要工具，也是中医学传承的主要载体。

第五节　药王庙

"药王"一词始见于佛经译本，是佛教菩萨的名称。《大藏经》中《妙法莲华经》卷 6《药王菩萨本事品》《佛说观药王药上二菩萨经》等均有"药王"一称。据佛经载，药王与药上为兄弟俩，均为药王菩萨。药王菩萨等到诸愿已满，于未来世成佛，号"净眼如来"，又号"药师琉璃光如来"。药王菩萨以慈悲为怀，救人危难，故民间常把这一类人称为药王菩萨。

"药王"是古代对医术高超的名医和有关传说人物的景仰并加以神化，而后奉为主司医药之神。"药王"信仰不仅是宗教与民俗的结合，更是中医药文化的体现。药王的原型是中国古代历史上的名医或传说人物，一般来说，历史上不同时代、不同地区，信奉的药王人物有一定的区别。著名的药王人物有史前的伏羲、神农、黄帝，春秋时期的扁鹊，东汉的邓彤、张仲景，三国的华佗，唐代的孙思邈、韦慈藏、韦善俊、韦古道、吕洞宾，明代的李时珍等。

因时代变化、地区差异，药王庙供奉的药王有所区别。上古三皇伏羲、神农、黄帝，据传伏羲疗民疾（制砭石），神农尝百草（《神农本草经》），黄帝著医书（《黄帝内经》），百姓感其恩而祀之，因此，他们被称为"医药之祖""医王""药皇"，地位比一般历史名医人物演化而来的"药王"要高。但从民间信仰基础来说，可能对名医药王的知晓度高于三皇。药王成为人们祈求生命安康、祛病禳灾的精神寄托，同时也反映了民间对历代名医的纪念和尊崇，这是药王信仰的基本特点，也是药王信仰在民间传播盛行的内在基础。

药王庙是祭祀药王神的民间祠庙，是民众祈求药王保佑赐福的场所。按照先秦以来中国社会形成的"有功于民则祀之"的祭祀原则，古代一些济世救人的名医，以其悲悯的医德和精湛的医术被民间百姓尊奉为药王，从而受到顶礼膜拜。药王信仰在明清时期十分普遍，全国各地都有药王庙专门进行祭祀。

历代药王庙供奉药王以孙思邈、韦慈藏居多。

孙思邈（581—682年），隋唐时期京兆华原（今陕西省铜川市耀州区）人，医术精湛，著作颇丰，以《备急千金要方》《千金翼方》为代表，宋徽宗追封为妙应真人。民国《静海县志》详细分析称孙思邈为药王的原因："按医药制自炎帝不宜称王；岐伯作《黄帝内经》，臣也；缓与和，陪臣也；扁鹊、仓公，末吏也；神医济世活人，均宜祀，不专指一人。称曰王，如海为百谷之王，王非爵也。又按：世传药王为孙思邈，然《旧唐书》但云高宗朝处士孙思邈者，精识高道，深达摄生。叶梦得《避暑录话》云，凡修道养生者，必以阴功协济，而后可以得仙。孙思邈为《备急千金要方》时，已百余岁；后三十年，作《千金翼方》。今举世言医者，皆以二书为司命。思邈之为神仙，固无可疑，世或因其仙而祀之，为王欤。"

韦慈藏，名讯，道号慈藏，唐代京兆（今陕西西安人），精于医术，武后年间（684—690年）为侍御医，中宗景龙年间（707—709年）任光禄卿，玄宗亦重其术，擢官不受，晚年归里，常带黑犬随行，施药济人。

药王人物皆是名留青史的大医，不仅医术被世人称赞，医德更是被后世传颂。古代医疗技术水平不发达，疾病对于人们健康甚至生命的威胁时刻存在。人们为了健康而去祭祀医药之神是人们对美好生活的追求的体现，对药王的崇奉不仅表达了对德艺双修的古代大医的崇敬之情，更表达了对未来大医的期盼之心。因此，历代学医行医之人也往往以药王为典范，不断精研医技、恪守医德规范，以减轻病患痛苦为己任。

主要参考书目

［1］冯友兰．中国哲学史．上海：华东师范大学出版社，2000.

［2］北京大学哲学系中国哲学教研室．中国哲学史．北京：北京大学出版社，2001.

［3］汤一介，张耀南．中国儒学大观．北京：北京大学出版社，2001.

［4］方立天．中国佛教哲学要义．北京：中国人民大学出版社，2002.

［5］金元浦，谭好哲，陆学明．中国文化概论．北京：首都师范大学出版社，1999.

［6］马伯英．中国医学文化史．上海：上海人民出版社，2010.

［7］张岱年．中国文化概论．北京：北京师范大学出版社，2000.

［8］孙以楷．道家与中国哲学．北京：人民出版社，2004.

［9］蔡方鹿．中华道统思想发展史．成都：四川人民出版社，2003.

［10］李约瑟．中国古代科学思想史．南昌：江西人民出版社，2006.